BIBLIOTHÈQUE SCIENTIFIQUE CONTEMPORAINE

LES ANOMALIES
DE
LA VISION

PAR

LE Dr A. IMBERT
Docteur ès sciences, Agrégé des Facultés de Médecine
Professeur à l'École supérieure de Pharmacie de Montpellier

Avec une Introduction

PAR E. JAVAL
Membre de l'Académie de Médecine
Directeur du Laboratoire d'Ophtalmologie à la Sorbonne

et 48 figures intercalées dans le texte

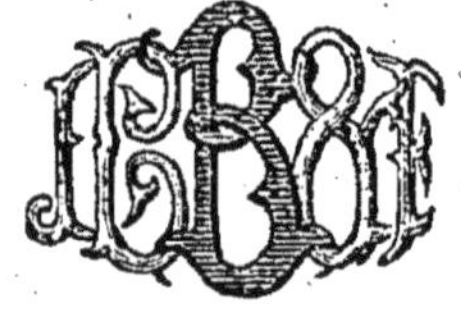

PARIS
LIBRAIRIE J.-B. BAILLIÈRE ET FILS
RUE HAUTEFEUILLE, 19, PRÈS DU BOULEVARD SAINT-GERMAIN

1889

BIBLIOTHÈQUE SCIENTIFIQUE CONTEMPORAINE

LES

ANOMALIES DE LA VISION

PRINCIPAUX TRAVAUX DU Dr A. IMBERT

Recherches sur l'élasticité du Caoutchouc, thèse de Doctorat ès Sciences; tirage à part, Lyon, 1880.

De l'étalement des Huiles sur le Mercure et l'Eau (*Lyon médical*, 1881).

De l'interprétation et de l'emploi du Pouvoir dioptrique et de la Dioptrie métrique en Ophtalmologie, thèse de Doctorat en Médecine, Lyon, 1883, couronnée par la Faculté; tirage à part, Paris, 1883.

De l'Astigmatisme, thèse de concours pour l'Agrégation; tirage à part, Paris, 1883.

Traité élémentaire de Physique médicale, par le professeur Wundt;, traduit par le professeur F. Monoyer; 2me édition française par le Dr Armand Imbert; Paris, J.-B. Baillière, 1883. 1 vol. gr. in-8o.

Contribution à la Mécanique des muscles du Membre supérieur chez l'Homme (*Journal de l'Anat. et de la Physiol., etc.*, de M. le professeur Robin, tom. XX, 1884).

Nouveau procédé de vérification des Verres cylindriques (*Annales d'Oculistique*. Bruxelles, mai-juin 1885).

Théorie des Ophtalmotonomètres (*Archives d'Ophtalmologie*, juillet-août 1885).

Remarque sur l'Examen ophtalmoscopique à l'Image droite; en collaboration avec le Dr Thau (*Gaz. hebd. des sciences méd. de Montpellier*, juillet 1885).

Calcul de l'effet prismatique des Verres décentrés (*Annales d'Oculistique*. Bruxelles, mars-avril 1886).

Nouveau Photomètre destiné à mesurer l'éclairage des Salles d'École (*Gaz. hebd. des sciences méd. de Montpellier*, septembre 1886).

De l'une des causes des Amétropies stationnaires (*Annales d'Oculistique*, juillet-août 1887).

Mesures photométriques dans les Écoles primaires de Montpellier; en collaboration avec M. A. Cure (*Gaz. hebd. des sciences méd. de Montpellier*, février 1888).

L'Asymétrie du crâne et l'Astigmatisme, avec figures (*Gaz. hebd. des sciences méd. de Montpellier*, juillet 1888).

Montpellier. — Typ. Charles Boehm.

LES ANOMALIES
DE
LA VISION

PAR

LE Dr A. IMBERT
Docteur ès sciences, Agrégé des Facultés de Médecine
Professeur à l'École supérieure de Pharmacie de Montpellier

Avec une Introduction

PAR E. JAVAL
Membre de l'Académie de Médecine
Directeur du Laboratoire d'Ophtalmologie à la Sorbonne

et 48 figures intercalées dans le texte

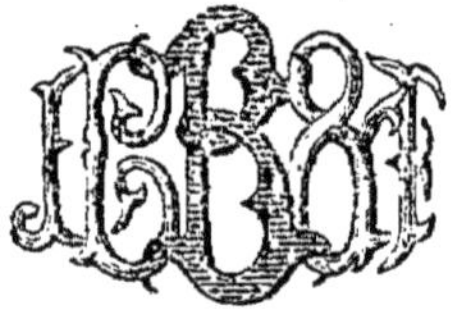

PARIS
LIBRAIRIE J.-B. BAILLIÈRE ET FILS
RUE HAUTEFEUILLE, 19, PRÈS DU BOULEVARD SAINT-GERMAIN

1889

INTRODUCTION

S'il est nécessaire de connaître un livre pour en parler, je me sens parfaitement en état de dire mon opinion sur celui-ci, car je l'ai lu sans manquer un mot, et avec le plus grand plaisir. C'est un régal assez rare pour un homme du métier de tomber sur un ouvrage correct d'un bout à l'autre ; or dans tout le livre de M. Imbert je n'ai pas rencontré une seule de ces erreurs dont fourmillent la plupart des traités analogues.

Il ne se passe pas de semaine sans qu'un client pourvu d'une bonne éducation scientifique demande au spécialiste des explications sur les procédés dont il fait usage pour examiner les yeux, et nous n'avons pas toujours le loisir de satisfaire avec quelque détail à cette légitime curiosité. Je m'étais souvent proposé de rédiger un petit livre où se trouveraient, d'une part les réponses aux questions dont je viens de parler, et d'autre part des indications minutieuses sur l'hygiène de la vue et en particulier sur l'emploi des lunettes. M. Imbert vient de remplir la première partie de ce programme avec une précision qui ne laisse rien à désirer. Il me permettra d'annoncer ici qu'un de mes amis, le Dr Geo. J. Bull, rédige un opuscule dans lequel la seconde partie du sujet que je viens d'indiquer est exposée avec un soin minutieux.

Le livre de M. Imbert contient bon nombre de pages originales (définition de la série métrique des verres de lunettes, mesure des distances en ophtalmologie, emploi des verres décentrés, vérification des verres cylindriques, etc.) ; quant au reste, M. Imbert remonte directement aux sources et n'attribue pas à des auteurs plus récents ce qui se trouve dans les immortels Mémoires de Thomas Young, dans l'*Optique physiologique* de Helmholtz ou dans le Traité de Stellwag. Nous voyons avec une légitime satisfaction que depuis vingt-cinq ans les principaux progrès de l'optique biologique ont pris leur origine en France. C'est nous qui avons conçu et réalisé la réforme de la numération des verres d'optique et fait adopter pour unité la quantité à laquelle M. Monnoyer a donné le nom de dioptrie. C'est nous qui avons inventé les meilleurs optomètres, parmi lesquels celui de Badal est le plus ingénieux. C'est à Cuignet qu'il faut attribuer l'invention de la skiascopie. C'est en France, et seulement en France, que l'ophtalmométrie a fait des progrès dont profitent des milliers de malades. C'est chez nous qu'ont été posées les meilleures règles pour la prophylaxie de la myopie, et c'est par Goulier qu'a été signalée la fréquence de l'astigmatisme; les travaux de Martin (de Bordeaux) et de Vacher (d'Orléans) ouvrent de nouveaux et vastes horizons aux oculistes qui voudront bien apprendre à mesurer les défauts optiques de l'œil plus exactement que par le passé. C'est en France également qu'ont été créés les procédés optiques de traitement du strabisme.

Nos Étudiants acquerront, en lisant l'ouvrage de M. Imbert, des notions théoriques très suffisantes sur les anomalies de la vision. En outre, bien que ce livre ne leur soit pas destiné, je crois que plusieurs de nos Confrères feront bien de le parcourir s'ils ne veulent pas s'exposer à s'en faire remontrer de temps en temps par quelque malade intelligent qui aura lu le petit volume que je suis heureux de présenter au Public.

Dr JAVAL.

Septembre 1888.

LES

ANOMALIES DE LA VISION

I.

CE QUE L'ON ENTEND PAR ANOMALIES DE LA VISION.

Pour que nous percevions nettement les objets extérieurs, plusieurs conditions sont nécessaires :

1° — L'œil doit faire former sur sa rétine une *image nette* de l'objet que nous regardons.

2° — L'*intensité* de cette image doit être *suffisante*, l'objet étant d'ailleurs convenablement éclairé.

3° — L'*excitation* que reçoit la rétine, de la part des rayons qui viennent y former l'image de l'objet visé, doit pouvoir être transmise *intégralement* au cerveau.

Laissant de côté les causes pour lesquelles les conditions relatives à l'intensité de l'image et à la transmission au cerveau de l'excitation rétinienne peuvent ne pas être remplies, nous étudierons seulement celles qui ont une influence sur la netteté des images formées sur la rétine.

Ce sont ces causes, en effet, qui seules donnent naissance aux diverses particularités de la vision que l'on désigne d'une manière générale sous le nom d'*anomalies*.

II.

DESCRIPTION SOMMAIRE DE L'ŒIL.

L'œil, logé dans l'orbite, dont les parois osseuses lui servent d'appareil de protection, est constitué par un *globe* ou *bulbe oculaire* (fig. 1), auquel un ensemble de six muscles peut imprimer, dans tous les sens, des mouvements limités de rotation; quatre seulement de ces six muscles sont visibles, en 9, 10, 11 et 12, sur la figure.

La forme du globe oculaire, variable dans une certaine mesure suivant les anomalies de réfraction que l'œil peut présenter, se rapproche de celle d'une sphère dont une portion de la surface, un sixième antérieur environ, serait plus bombée que le reste.

Cette partie plus bombée est constituée par la *cornée* (1, fig. 2, et 3, fig. 3), membrane transparente qui présente, en dehors de tout état morbide, des différences individuelles de courbure et des défauts de symétrie assez notables pour altérer la netteté des images rétiniennes et être cause d'une anomalie de réfraction extrêmement fréquente, l'astigmatisme.

La cornée est un peu moins épaisse au centre

($0^{mm}.9$) que vers les bords ($1^{mm}.12$) ; sa forme est

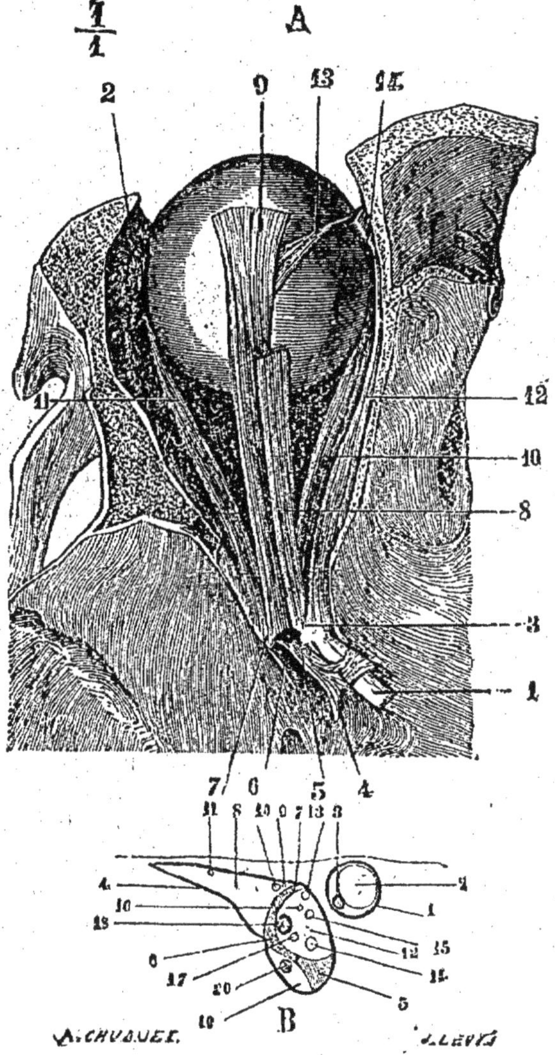

Fig. 1. — Muscles de l'œil gauche (d'après Beaunis et Bouchard, *Anatomie*). — A. Muscles de l'œil. — B. Trou optique, fente sphénoïdale et tendon de Zinn.

donc celle d'un ménisque divergent ; toutefois cette différence d'épaisseur est assez faible pour que

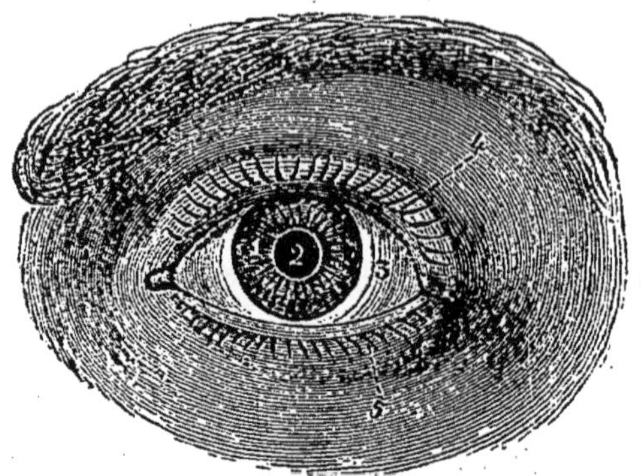

Fig. 2. — Parties extérieures de l'œil. — 1. Cornée, en arrière de laquelle se trouve l'iris. — 2. Pupille. — 3. Sclérotique. — 4. Paupière supérieure. — 5. Paupière inférieure.

l'effet propre de la cornée sur les rayons lumineux qui pénètrent dans l'œil soit négligeable.

L'autre portion de la surface du globe oculaire est constituée extérieurement par la *sclérotique* (3, fig. 2, et 1, fig. 3); c'est une membrane fibreuse et opaque, blanc-bleuâtre chez l'enfant, blanche chez l'adulte, jaunâtre chez le vieillard, sur laquelle s'insèrent, par une de leurs extrémités, les muscles moteurs de l'œil.

L'épaisseur de la sclérotique, qui est de 1 millim. environ au pôle postérieur, dans le voisinage de la papille ou entrée du nerf optique (16, fig. 3), va en diminuant depuis cette région jusqu'à la réunion de la sclérotique et de la cornée, où elle n'est plus que de $0^{mm}.5$ environ.

La sclérotique est tapissée intérieurement par la *choroïde* (9, fig. 3). Cette dernière est une mem-

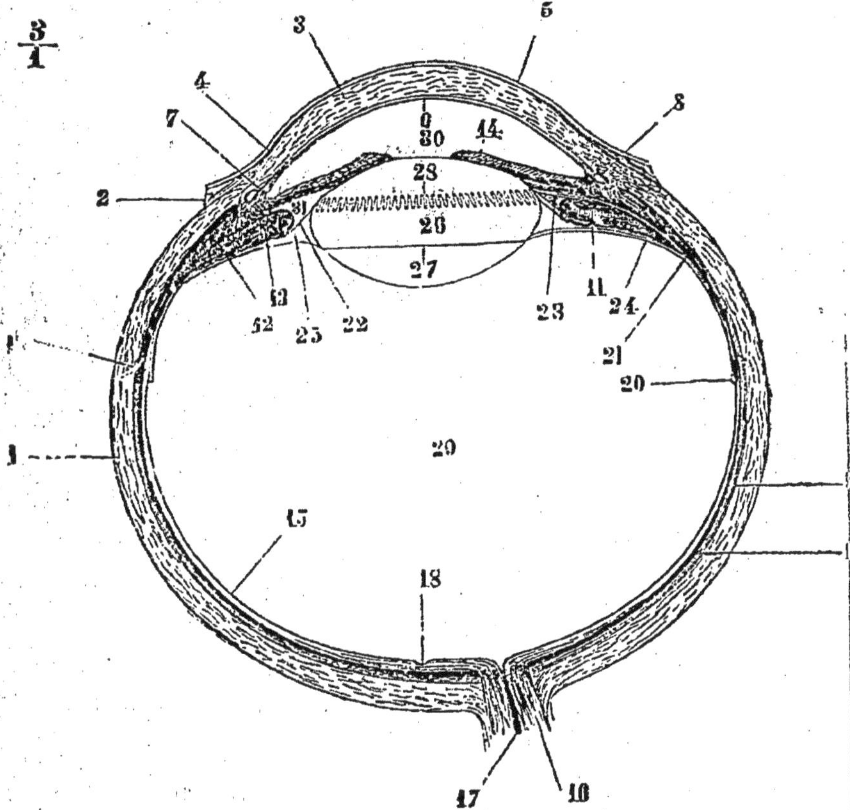

Fig. 3. — Coupe horizontale de l'œil gauche, d'après Beaunis et Bouchard, *Anatomie.*

brane vasculaire et élastique dont l'union avec la sclérotique est faible, sauf en arrière vers la papille et en avant vers la région où la sclérotique se réunit à la cornée. La face interne de la choroïde est recouverte d'une couche de cellules hexagonales très régulières contenant un pigment noir; ce pigment s'accumule de préférence vers la face de ces cellules en contact avec la *rétine*, membrane de nature nerveuse appliquée contre la face interne de la choroïde.

Un peu avant d'atteindre la cornée, la choroïde se continue par l'*iris* (14, fig. 3), sorte de diaphragme vertical diversement coloré suivant les individus et percé d'une ouverture centrale, la *pupille* (2, fig. 2, et 30 fig. 3) ; en dehors des cas où l'œil présente des altérations pathologiques de nature diverse (adhérence de l'iris avec le cristallin, atrophie du nerf optique, etc.), le diamètre de la pupille augmente ou diminue dans des proportions notables, suivant que la quantité de lumière qui pénètre dans l'œil est moins ou plus grande.

On distingue dans la choroïde deux régions : la région *choroïdienne* proprement dite et la région *ciliaire*, séparées par l'*ora serrata* (20, fig. 3), ligne ondulée, circulaire, parallèle aux bords de la cornée et située un peu en avant de l'équateur vertical de l'œil. Dans la région postérieure, ou *choroïdienne* proprement dite, la choroïde a une épaisseur de 0^{mm}. 6 environ ; cette épaisseur augmente progressivement à partir de l'ora serrata et atteint un millimètre et plus au voisinage de l'iris. Dans cette région plus épaisse de la choroïde, et appelée *zone ciliaire*, se trouve le *muscle ciliaire* (12 et 13, fig. 3), qui en occupe la partie la plus externe et dont les fibres sont dirigées, les unes suivant les divers méridiens de l'œil, les autres suivant des parallèles, c'est-à-dire suivant des cercles parallèles aux bords de la cornée. Ces dernières n'ont pas, à proprement parler, de point d'insertion ; quant aux fibres méridiennes, elles s'insèrent en avant sur un anneau tendineux qui existe vers le point de réunion de l'iris, de la cornée et de la sclérotique ; en arrière, ces mêmes fibres pénètrent jusque dans la zone choroïdienne proprement dite. La partie de la zone ciliaire la plus interne et la plus éloignée de l'ora serrata forme une série de 70 à 80 replis, appelés *procès ciliaires* (11, fig. 3), qui font librement saillie dans l'intérieur du globe oculaire, en arrière de la périphérie de l'iris.

La *rétine* (15, fig. 3) est simplement appliquée contre la choroïde, sans adhérence avec elle, sauf en une région très limitée, la *macula lutea* (18, fig. 3), dont nous parlerons plus loin. La rétine est la membrane sensible à la lumière, celle dont l'excitation, provoquée par les rayons lumineux qui pénètrent dans l'œil et transmise au cerveau par l'intermédiaire du nerf optique, produit la sensation de la vue.

On a distingué dans la rétine, dont l'épaisseur n'est guère que de $0^{mm}.3$, jusqu'à dix couches, non pas séparées comme les feuillets d'un livre, mais dont la différentiation est justifiée par la diversité des formes et probablement aussi du rôle physiologique des éléments qui les composent. De ces couches diverses, celle qui est en contact avec les cellules à pigment dont il a été parlé plus haut paraît être la plus importante. Elle est constituée par des éléments nerveux qui affectent, les uns la forme de cylindres ou *bâtonnets,* les autres la forme de *cônes,* tous dirigés normalement à la surface du globe oculaire. La couche la plus interne de la rétine est formée par un épanouissement des fibres du nerf optique qui, à leur entrée dans le globe de l'œil, s'irradient dans tous les sens autour de la papille. On pense, bien que les recherches microscopiques les plus minutieuses effectuées avec les plus forts grossissements n'aient pas démontré encore la réalité de cette hypothèse, que les couches intermédiaires de la rétine mettent en communication directe la couche des bâtonnets et des cônes avec celle des fibres du nerf optique.

Ajoutons que les bâtonnets et les cônes sont baignés par une substance spéciale de couleur rouge qui se décompose aux points où la lumière arrive et se régénère dans l'obscurité. Quand nous regardons un objet, il se forme donc sur notre rétine une sorte d'image photographique de cet objet, image que l'on a même pu fixer au moyen de réactifs convenables, comme on fixe, par un moyen analogue, l'image obtenue sur une plaque sensibilisée.

Lors de la découverte de ces faits par Boll, en 1871, on pensa immédiatement à attribuer au rouge rétinien un rôle important dans l'acte de la vision. Mais aucune théorie satisfaisante n'a pu être édifiée sur ces faits nouveaux réunis aux notions que l'on possédait déjà sur la rétine et le fonctionnement de l'œil. Il est permis de croire d'ailleurs qu'il en sera probablement ainsi jusqu'au jour où, connaissant plus intimement la nature de l'influx nerveux et celle des divers mouvements vibratoires qui donnent naissance aux différentes classes de phénomènes physiques, il deviendra possible de concevoir, sinon de calculer, les transformations successives qu'éprouve un mouvement vibratoire lumineux depuis son entrée dans l'œil jusqu'au moment où il chemine, sous une forme nouvelle, le long des fibres du nerf optique pour aller exciter le cerveau.

La rétine présente d'importantes modifications en une région de peu d'étendue, située à peu près au pôle postérieur de l'œil, c'est-à-dire au point diamétralement opposé au centre de la surface cornéenne, et appelée *macula lutea* (18, fig. 3), ou tache jaune, à cause de la coloration jaunâtre de ses bords.

Le centre de la tache jaune présente une excavation, *fovea centralis* ou fosse centrale, de 1 millim. à 2 millim. de diamètre. A ce niveau, la rétine est assez adhérente à la choroïde et n'a plus que $0^{mm}.1$ d'épaisseur par suite de la disparition ou de la fusion en une seule de ses couches les plus internes ; les bâtonnets, déjà plus rares à la périphérie de la tache jaune, disparaissent complètement vers la fosse centrale, où les cônes se rencontrent seuls et présentent un accroissement de longueur. Lorsque nous voulons voir nettement un objet, nous orientons notre œil de manière à ce que l'image du point visé vienne se former dans la *fovea centralis* ; cette région de la rétine doit être, d'après cela, la plus sensible à la lumière ; et comme, à ce niveau, la couche qui est en contact avec les cellules à pigments subsiste presque seule, on est fondé à croire que cette couche des bâtonnets et des cônes est celle qui joue le rôle le plus important dans l'acte de la vision nette des objets extérieurs. On trouve une confirmation de cette hypothèse dans ce fait que, sur la papille, il n'existe plus que la couche la plus interne de la rétine, celle des fibres du nerf optique, et que cette région, *punctum cæcum* de Mariotte, est absolument insensible à la lumière.

Au niveau de l'ora serrata, la rétine diminue brusquement d'épaisseur, et l'on ignore encore de quelle manière précise elle se termine.

L'intérieur du globe oculaire est occupé par le cristallin, l'humeur aqueuse et le corps vitré.

Le *cristallin* (26, fig. 3) est une lentille organique biconvexe, située en arrière de l'iris et en contact avec lui par sa face antérieure. Il est constitué par une mince enveloppe transparente et élastique, *cristalloïde* ou *capsule cristalline*, et une substance propre également transparente. Celle-ci présente de remarquables différences de consistance, depuis la surface de la lentille, où elle est presque fluide, jusqu'au centre, où elle forme un noyau résistant.

Le cristallin n'est pas en contact avec les procès ciliaires ; il est maintenu en place et réuni à la région ciliaire de la choroïde par la *zonule de Zinn;* celle-ci paraît, d'après les recherches d'Ivanoff, être formée par la réunion de minces fibrilles se détachant du corps ciliaire et venant aboutir, les unes à la face antérieure, les autres à la face postérieure du cristallin.

L'espace situé en avant du cristallin est divisé par l'iris en deux parties : la *chambre antérieure,* comprise entre la cornée, l'iris et la portion de la face antérieure du cristallin laissée à découvert par la pupille, et la *chambre postérieure,* espace annulaire limité par l'iris, le cristallin et le corps ciliaire.

Les chambres antérieure et postérieure de l'œil sont remplies par un liquide transparent, l'*humeur aqueuse.*

En arrière du cristallin, tout l'espace compris entre la lentille organique et les membranes enveloppes est occupé par le *corps vitré,* substance transparente à consistance gélatineuse, entourée d'une membrane également transparente, l'*hyaloïde,* laquelle adhère intimement à la cristalloïde sur la face postérieure du cristallin.

III.

VALEUR DES ÉLÉMENTS DIOPTRIQUES DE L'ŒIL.

Les rayons lumineux partis d'un objet situé en avant de l'œil traversent, avant d'atteindre la rétine, une série de milieux transparents : l'air, l'humeur aqueuse, la substance du cristallin et le corps vitré, séparés entre eux par des surfaces courbes, la cornée et les deux faces du cristallin.

La déviation que l'œil imprime à ces rayons, et par conséquent la position et la forme de l'image rétinienne de l'objet considéré, dépendent des indices de réfraction de ces milieux successifs, de la forme des surfaces de séparation, ainsi que des distances respectives de ces surfaces et de leur orientation les unes par rapport aux autres.

Dans la pratique, lorsqu'on doit examiner un œil en vue de déterminer les anomalies qu'il présente et les verres qui peuvent les corriger, il est inutile d'effectuer la mesure directe de tous ces *éléments dioptriques* que nous venons d'énumérer. Il suffit de connaître certaines données à la grandeur desquelles ces divers éléments concourent. Toutefois, pour évaluer la part qui revient à chaque surface réfringente dans l'effet dioptrique total de l'œil, pour rendre compte de la formation des images rétiniennes et de leurs particularités, pour découvrir les causes directes des anomalies de réfraction, il était nécessaire de déterminer la valeur normale de ces éléments dioptriques, ainsi que les variations de forme ou de grandeur qu'ils peuvent présenter.

Grâce aux méthodes imaginées et aux instruments que les ophtalmologistes ont fait construire, ces mesures peuvent être effectuées aujourd'hui avec toute la rigueur et toute l'exactitude qu'exigent l'importance et le rôle des éléments qu'il s'agissait de déterminer. Courbures de la cornée et des deux faces du cristallin, distance de la cornée au cristallin, épaisseur du cristallin, indices de réfraction des divers milieux transparents, on possède toutes les données nécessaires pour appliquer à l'œil, le cas échéant, les formules d'optique géométrique relatives à l'association de plusieurs surfaces réfringentes.

Les résultats de toutes ces mensurations montrent tout d'abord que chacun de ces éléments présente des différences individuelles relativement considérables, liées probablement dans une certaine mesure à l'âge, à la taille, au sexe, ou à la nationalité de chaque sujet, et dues quelquefois aussi à d'autres causes intervenant pendant la vie fœtale, et sur lesquelles nous aurons occasion de revenir.

1° Courbures. — C'est sur la cornée que le

plus grand nombre de mensurations de courbure ont été effectuées. Cela tient un peu à ce que l'expérience est alors plus simple et plus rapide, mais aussi à la part importante qui revient à la cornée dans l'effet réfringent total de l'œil et surtout au défaut de symétrie que présente souvent la surface cornéenne, défaut de symétrie qui est la cause d'une anomalie de réfraction très fréquente, quoique peu connue du public, et à laquelle on a donné le nom d'*astigmatisme*. L'expérience montre, en effet, que si la cornée, sans être absolument régulière, peut cependant être assimilée, en général, à une surface sphérique ou du moins à une surface de révolution, c'est-à-dire à une surface symétrique par rapport à un axe, chez un assez grand nombre de personnes cette assimilation n'est plus possible. Nous nous contentons, pour le moment, de signaler ce défaut de symétrie de la cornée, sur lequel nous reviendrons plus longuement à propos de l'astigmatisme, et nous citerons seulement ici quelques-uns des nombres relatifs à la courbure des cornées que l'on peut regarder comme affectant la forme d'une surface de révolution.

Donders a trouvé des rayons de courbure variant, chez les hommes, de $8^{mm}.396$ à $7^{mm}.280$, et chez les femmes, de $8^{mm}.487$ à $7^{mm}.115$; la courbure moyenne chez les premiers était de $7^{mm}.858$, chez les secondes de $7^{mm}.799$; Mauthner donne comme courbure moyenne de ses expériences

$7^{mm}.67$, les courbures extrêmes ayant d'ailleurs atteint $8^{mm}.04$ et $7^{mm}.51$; Bourgeois et Tscherning, en effectuant des mensurations sur des cuirassiers, c'est-à-dire sur des sujets dont la taille est au-dessus de la moyenne, ont constaté des courbures extrêmes de $8^{mm}.92$ et de $7^{mm}.20$ et une moyenne de $7^{mm}.82$.

Les différences entre les moyennes données par les divers observateurs tiennent d'ailleurs, en partie, aux nombres différents de sujets examinés par chacun d'eux, et si l'on veut arriver en quelque sorte à un nombre type pour représenter la courbure de la cornée, il faudra tenir compte du plus grand nombre possible de mensurations. En opérant ainsi, on a été conduit à choisir comme rayon de courbure moyen de la cornée le nombre $7^{mm}.829$.

Ajoutons que toutes les mensurations dont la cornée a été l'objet ont mis hors de doute ce fait que, en dehors bien entendu d'altérations pathologiques, la cornée reste toujours identique à elle-même, c'est-à-dire conserve invariablement sa forme symétrique ou non par rapport à un axe, quels que soient, en particulier, l'âge du sujet et la distance à laquelle il regarde.

Il n'en est pas de même pour le cristallin, dont les courbures dépendent essentiellement de la distance à l'œil de l'objet visé. Ce sont ces changements de convexité de la lentille oculaire qui produisent le phénomène de l'adaptation de l'œil pour la vision nette à diverses distances ou, pour employer l'expression consacrée, le phénomène de l'*accommodation;* et l'on verra dans le chapitre suivant comment on peut facilement constater la réalité de ces changements de forme et par quel mécanisme probable ils se produisent.

Ces variations de courbure nécessitent une double mesure pour chacune des faces du cristallin : il faut en effet déterminer pour chacune d'elles les courbures maxima et minima, qui correspondent d'ailleurs, la première à la vision à petite distance, la seconde à la vision des objets éloignés.

Ici encore, des différences individuelles notables ont été constatées; les moyennes d'un assez grand nombre d'observations ont conduit à admettre, pour la face antérieure une courbure minima de 10^{mm} et maxima de 6^{mm}, pour la face postérieure une courbure minima de 6^{mm} et maxima de $5^{mm}.5$ On voit que les variations portent surtout sur la face antérieure du cristallin.

En outre des changements de courbure, d'où résulte la vision nette à diverses distances, tous les ophtalmologistes, croyons-nous, sont aujourd'hui d'accord pour admettre que le cristallin est susceptible de déformations d'un autre ordre. D'après l'hypothèse généralement admise, la lentille organique, dont les faces à l'état normal sont au moins très sensiblement sphériques, pourrait prendre une forme dissymétrique dans le but de corriger plus ou moins complètement les troubles de la vision occasionnés par un défaut de symétrie de la cornée. A la vérité, ces déformations n'ont pas encore été constatées, ni par conséquent mesurées, objectivement; mais nous ferons connaître, à propos de l'astigmatisme, les faits qui militent en faveur de cette manière de voir.

2° Indices de réfraction des milieux transparents de l'œil. — Tandis que les mesures de rayons de courbure peuvent être effectuées sur le vivant, les mesures d'indice ne peuvent être prises que sur le cadavre. Mais les recherches faites sur des yeux de veau, soit immédiatement, soit plusieurs heures après la mort de l'animal, ayant conduit très sensiblement aux mêmes nombres, on est en droit d'attribuer aux milieux de l'œil humain vivant les indices qui, chez l'homme, ont pu être déterminés seulement *post mortem*.

Le tableau suivant, que nous empruntons à l'*Optique physiologique* de Helmholtz, contient les résultats auxquels des procédés différents de mesure ont conduit les observateurs mentionnés dans la première colonne.

Indices de réfraction d'yeux humains.

OBSERVATEURS.	CORNÉE.	HUMEUR AQUEUSE.	CORPS VITRÉ.	CRISTALLIN.		
				COUCHE externe.	COUCHE moyenne	NOYAU.
Chossat.	1.33	1.338	1.339	1.338	1.395	1.420
Brewster. (Indice de l'eau = 1.3358)		1.3366	1.3394	1.3767	1.3786	1.3839
W. Krause. (Indice de l'eau = 1.3342). maximum...	1.3569	1.3557	1.3569	1.4743	1.4775	1.4807
W. Krause. minimum...	1.3431	1.3349	1.3361	1.3431	1.3523	1.4252
W. Krause. moyenne..	1.3507	1.3420	1.3485	1.4053	1.4294	1.4541
Helmholtz. (Indice de l'eau = 1.3351)......		1.3365	1.3382	1.4189		

Les indices déterminés récemment au moyen de la méthode simple et rapide qui repose sur l'emploi du réfractomètre d'Abbe ne diffèrent d'ailleurs pas sensiblement de ceux que nous reproduisons plus haut.

Les nombres du tableau précédent montrent encore l'existence de certaines différences individuelles. Toutefois la substance propre de la cornée, l'humeur aqueuse et le corps vitré peuvent être regardés, sans grande erreur, comme ayant même indice de réfraction, cet indice étant d'ailleurs sensiblement égal à celui de l'eau.

Mais les résultats les plus intéressants sont ceux fournis par les nombres contenus dans les trois dernières colonnes du tableau. Ces nombres montrent que le cristallin n'est pas une lentille homogène comme nos lentilles de laboratoire; son indice de réfraction augmente d'une manière continue depuis la périphérie jusqu'au centre, et l'on peut le regarder comme formé d'une infinité de surfaces réfringentes successives, infiniment rapprochées les unes des autres et séparées par des substances d'indice de réfraction régulièrement croissant. Cette manière de concevoir la constitution du cristallin répond d'ailleurs à une réalité matérielle, car cette lentille organique, après macération, se décompose, au moins dans ses parties centrales, en feuillets concentriques, imbriqués les uns sur les autres comme les squames d'un bulbe d'oignon.

Il y a lieu de se demander quelle conséquence entraîne cette singulière constitution du cristallin. Or Helmholtz, en mesurant sur des cristallins extraits de l'œil les rayons de courbure des faces et les distances focales, a pu, au moyen de ces données, calculer l'indice de réfraction qu'il faudrait attribuer à une lentille homogène, de même forme que la lentille oculaire, pour que son effet réfringent, c'est-à-dire sa distance focale, fût égale à celui de cette dernière. Cet indice ainsi calculé, et appelé *indice total* du cristallin, est supérieur à celui du noyau cristallinien. Donc le cristallin, grâce à son indice progressivement croissant depuis la périphérie jusqu'au centre, produit un effet réfringent supérieur à celui d'une lentille homogène de même forme dont l'indice serait égal à celui du noyau. Ajoutons qu'au moyen des formules de l'optique géométrique, on peut fournir une démonstration mathématique directe de cette proposition, dont nous ne signalons ici qu'une démonstration indirecte.

3° Distances de la cornée aux deux faces du cristallin et épaisseur du cristallin. — Les mesures relatives à ces deux éléments dioptriques de l'œil ne sont pas très nombreuses. C'est qu'en effet les méthodes à suivre exigent une certaine habileté opératoire et quelques calculs; en outre, l'importance de ces éléments est relativement moindre.

Les distances de la cornée aux deux faces du cristallin varient avec l'état d'accommodation de l'œil. En effet, la lentille oculaire se bombe, avons-nous dit plus haut, lors de la vision rapprochée ; or, sa substance étant incompressible et son volume, par suite, invariable, l'accroissement de courbure doit forcément entraîner une augmentation d'épaisseur. Cette augmentation se produit par un déplacement en avant de la face antérieure, la face postérieure conservant au contraire sa position primitive.

Les moyennes des résultats trouvés ont donné :

	VISION DE LOIN.	VISION DE PRÈS.
Distances de la cornée :		
1° A la face antérieure du cristallin..............	$3^{mm}.6$	$3^{mm}.2$
2° A la face postérieure du cristallin.	$7^{mm}.2$	$7^{mm}.2$
Épaisseur du cristallin.......	$3^{mm}.6$	4^{mm}.

4° Centrage de l'œil humain.—L'œil pourrait donc être regardé comme absolument connu dans tous ses éléments, et son étude ne présenterait pas plus de difficultés que celle de tout instrument d'optique, si, comme cela existe dans ces derniers, les surfaces réfringentes qui le composent étaient exactement centrées, c'est-à-dire admettaient toutes un même axe de symétrie.

Helmholtz a utilisé, pour vérifier le centrage de

l'œil, les images par réflexion sur la cornée et sur les deux faces du cristallin.

Les conclusions du savant physiologiste sont que : « l'œil humain n'est pas exactement centré ». Toutefois, en ce qui concerne au moins les yeux observés, le défaut de centrage, tout en étant assez notable pour pouvoir être observé, est cependant assez faible pour qu'on puisse le négliger. Cette conclusion puet être généralisée et étendue à tous les yeux non astigmates ; mais nous croyons d'autant plus juste de faire quelques réserves, relativement aux personnes affectées d'astigmatisme, que cette anomalie peut être due théoriquement à une obliquité du cristallin tout aussi bien qu'à un défaut de symétrie de la cornée, et que l'astigmatisme cornéen, en dehors de quelques rares mesures du genre de celles de Helmholtz, a été seul l'objet de constatations et de mesures objectives[1].

Nous reviendrons d'ailleurs sur cette question dans le chapitre relatif à l'astigmatisme.

ŒIL SCHÉMATIQUE. — En faisant abstraction des défauts de symétrie de la cornée et des défauts de centrage qui constituent des exceptions, en négli-

[1] Il est bon de rappeler à ce sujet que le premier cas d'astigmatisme observé scientifiquement, celui que présentaient les yeux d'Young, était dû à une obliquité du cristallin que Young lui-même a mesurée et évaluée à 10° environ.

geant l'effet dioptrique dû à la cornée elle-même, en attribuant à l'humeur aqueuse et au corps vitré un indice de réfraction égal à celui de l'eau, toutes hypothèses qui ne s'écartent pas sensiblement de la réalité, on pourra donc regarder le système dioptrique oculaire comme constitué par un milieu réfringent unique (humeur aqueuse et corps vitré) séparé du milieu ambiant (l'air) par une surface sphérique (la cornée) et contenant dans son sein une lentille homogène (le cristallin) d'indice égal à l'indice total de la lentille oculaire, cette lentille et cette surface sphérique constituant d'ailleurs un système centré.

C'est en cela que consiste ce que l'on a appelé l'*œil schématique*; on attribue d'ailleurs aux divers éléments dioptriques de cet œil, indices, courbures, etc., les moyennes des résultats que nous avons fait connaître dans les pages précédentes.

Faisant alors application des formules classiques à ce système dioptrique centré, on a calculé les positions de ses points *focaux, principaux et nodaux,* que l'on considère dès lors seuls lorsqu'on veut déterminer l'action de l'œil sur un rayon lumineux incident ou construire l'image fournie par le système dioptrique oculaire.

Le tableau suivant contient les divers éléments, mesurés directement ou calculés, de l'œil schématique.

Éléments dioptriques mesurés :	ACCOMMODATION pour LOIN	PRÈS
Rayon de courbure de la cornée...	8mm	8mm
— de la face antérieure du cristallin............	10	6
Rayon de courbure de la face postérieure...	6	5.5
Distance de la surface antérieure de la cornée à la face antérieure du cristallin.....................	3.6	3.2
Distance de la surface antérieure de la cornée à la face postérieure du cristallin.....................	7.2	7.2
Épaisseur du cristallin...........	3.6	4
Indice de réfraction de la cornée, de l'humeur aqueuse et du corps vitré	1.3365	
Indice de réfraction total du cristallin	1.4371	
Éléments dioptriques calculés :		
Distance en mm. de la face antérieure de la cornée		
au 1er point principal..........	— 1.9403	— 2.0330
au 2e point principal...........	— 1.3563	— 2.4919
au 1er point nodal.............	— 6.9570	— 6.5150
au 2e point nodal	— 7.3730	— 6.9740
au 1er foyer principal..........	+12.9180	+11.2410
au 2e foyer principal...........	—22.2311	—20.2480

Œil réduit. — Les nombres du tableau précédent montrent que les points principaux et nodaux sont respectivement très rapprochés l'un de l'autre. Cette remarque a conduit Listing à simplifier davantage encore le schéma de l'œil en supposant ces points fusionnés deux à deux. Cette hypothèse revient à substituer au système dioptrique oculaire un système beaucoup plus simple auquel on a donné le nom d'*œil réduit*, et qui serait constitué par une surface réfringente unique, séparant l'air de l'humeur aqueuse; le sommet de cette surface coïnciderait avec le point principal unique, et son centre de courbure avec les points nodaux fusionnés ; son rayon de courbure serait par suite de $5^{mm}.5167$.

On introduit une simplification plus grande encore en adoptant pour les divers éléments de l'œil réduit des nombres plus simples que les précédents, plus faciles à retenir. On place la surface réfringente à 2^{mm} en arrière de la position vraie de la cornée et on lui attribue un rayon de courbure de 5^{mm}; le milieu situé en arrière de la surface est en outre supposé être de l'eau dont l'indice est pris égal à $4/3$. Si l'on calcule les distances des foyers principaux de cette surface à son sommet, on trouve pour longueurs focales 15^{mm} et 20^{mm}; ces foyers sont par suite respectivement à $15 - 2 = 13^{mm}$ et $20 + 2 = 22^{mm}$ des sommets de la cornée de l'œil schématique; ils se confondent donc très sensiblement avec les foyers principaux de l'œil schématique, qui sont à $12^{mm}.9180$ et $22^{mm}.2311$ de cette même cornée. L'œil réduit de Listing, construit avec les dimensions simples que nous venons d'indiquer, peut donc être regardé comme conduisant encore à des résultats qui généralement seront suffisamment approchés.

On a construit, d'après ces données simples, un certain nombre d'instruments appelés aussi *œils*

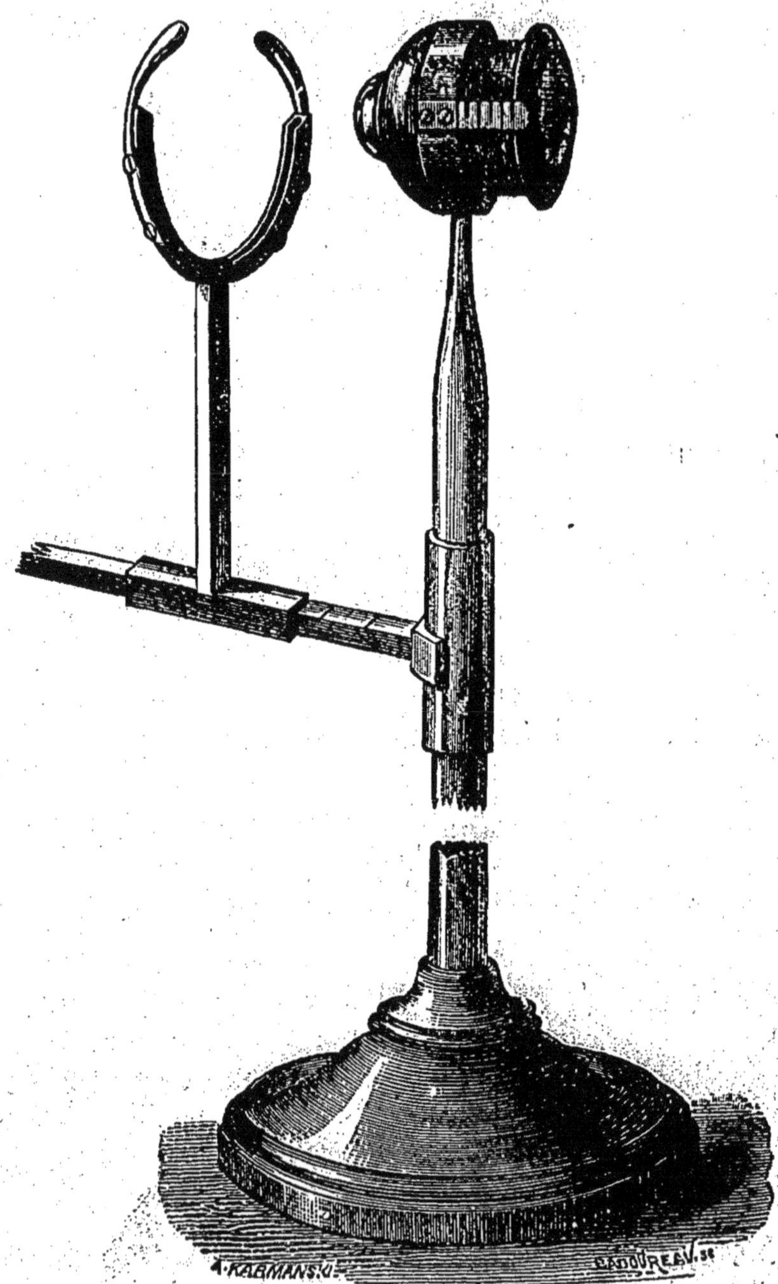

Fig. 4. — Œil réduit de Landolt.

réduits, qui permettent de vérifier par l'expérience la plupart des conséquences auxquelles conduit l'étude théorique de l'œil. L'œil réduit de Landolt (fig. 4) est le plus rationnel des instruments de ce genre ; la cornée y est représentée par une lame sphérique de verre mince, dont les faces sont parallèles, dont le rayon de courbure est de 5^{mm}, et en arrière de laquelle on introduit de l'eau; la rétine y est figurée par une lame plane de verre dépoli que l'on peut, au moyen d'un pas de vis, rapprocher ou éloigner de la cornée de manière à réaliser les divers degrés de ce que nous appellerons la myopie et l'hypermétropie *anisoaxile;* les amétropies *isoaxiles* s'obtiennent au contraire en ajoutant à la cornée un ménisque convergent ou divergent. Enfin on peut reproduire sur cet œil l'astigmatisme en adaptant à la cornée un verre cylindrique.

LIGNES VISUELLES ET LIGNE DE REGARD.—ANGLES α ET γ.—Il est encore une particularité de l'œil humain qu'il importe de connaître au point de vue de l'étude des anomalies de la vision. La vision directe ne s'effectue pas suivant l'axe principal du système dioptrique oculaire, mais suivant un axe secondaire. En effet, lorsqu'on fixe un objet, on dirige l'œil de manière à ce que l'image rétinienne vienne se former sur la macula lutea ; or ce point de la rétine se trouve presque toujours du côté temporal par rapport à l'axe optique principal, qui passe par les pôles ou centres de figure de la cornée et des deux faces du cristallin. On appelle *lignes visuelles* les deux droites, parallèles et peu distantes l'une de l'autre, qui vont de l'objet au premier point nodal et de l'image, ou du centre de la macula au deuxième point nodal; la première ligne visuelle se trouve donc en général du côté nasal par rapport à l'axe optique, qui est un axe de symétrie de l'œil.

Cette situation de la ligne visuelle antérieure relativement à l'axe de symétrie de l'œil entraîne une conséquence que chacun peut vérifier facilement. Lorsque nous regardons avec les deux yeux un objet très éloigné, les lignes visuelles antérieures de chacun d'eux, étant dirigées vers le point visé, sont très sensiblement parallèles ; nos axes optiques ou de symétrie, qui sont situés en dehors de ces lignes, divergent donc entre eux et nous paraissons loucher en dehors des deux yeux. Ce faux strabisme externe sera d'ailleurs d'autant plus apparent que l'angle formé par la ligne visuelle antérieure et l'axe optique, dont la valeur moyenne est de 5°, sera plus grand.

Les lignes visuelles ne doivent pas être confondues avec la *ligne de regard*.

Le globe oculaire, soumis à l'action des muscles moteurs (fig. 1) et glissant contre les coussinets de tissu cellulaire et graisseux qui comblent les vides laissés par l'œil dans la cavité orbitaire, peut être assez exactement assimilé, au point de vue de ses mouvements, au mode d'articulation qui porte le nom de genou. Ses mouvements sont donc des rotations effectuées autour d'un point fixe, assez bien déterminé aujourd'hui, et qui se trouve en arrière des points nodaux. On appelle *ligne de regard* la droite qui joint le point visé au centre de rotation de l'œil.

On appelle γ l'angle formé par la ligne de regard et l'axe optique de l'œil; l'angle que l'on représente d'habitude par α est formé au contraire par la ligne visuelle antérieure et l'axe de symétrie de la cornée, lequel ne se confond pas toujours avec la droite qui représente l'axe optique. Ces deux angles diffèrent peu en général l'un de l'autre, et l'on est autorisé à les supposer égaux, surtout si le point visé est à une distance suffisamment grande, les lignes visuelles et de regard pouvant alors être regardées comme parallèles.

IV.

ACCOMMODATION.

L'expérience de tous les jours nous montre que *tous les yeux*, sauf ceux qui sont aphakes, c'est-à-dire privés de cristallin, ou chez lesquels existe une paralysie de l'accommodation, *peuvent voir nettement à des distances diverses* comprises entre deux points extrêmes; ces points ont reçu, l'un, le plus éloigné de l'œil, le nom de *punctum remotissimum,* ou de *punctum remotum,* ou simplement de *remotum*; l'autre, le plus rapproché, le nom de *punctum proximum* ou simplement de *proximum*. A la vérité, les positions de ces points, que nous apprendrons bientôt à rechercher, sont extrêmement variables suivant les personnes chez qui on les détermine, et nous verrons que ces différences tiennent à l'existence de telle ou telle anomalie de la vision; mais, en dehors des cas d'aphakie et de paralysie accommodatrice, un même œil voit toujours distinctement à des distances diverses.

Cela ne veut pas dire, bien entendu, que le même objet, quel qu'il soit, peut être également reconnu à toutes ces distances. De ce que, par exemple, nous voyons nettement les caractères de ce livre à $0^{m}.25$, il ne s'ensuit pas que nous puissions les lire à la distance où les gros caractères des affiches collées sur les murs nous apparaissent encore avec une parfaite netteté. A un objet de grandeur invariable, en effet, correspond une image rétinienne d'autant plus petite que la distance de l'objet à l'œil est plus considérable, et, si cette distance devient suffisamment grande, l'objet cesse d'être perçu, uniquement parce que les dimensions de son image rétinienne sont alors trop réduites. Si donc on veut s'assurer par l'expérience que l'œil humain voit nettement à des distances diverses, il faut faire choix d'objets dont la grandeur linéaire soit en rapport avec leur éloignement; plus exactement, il faut que le *diamètre apparent* de ces objets, c'est-à-dire l'angle formé par les lignes visuelles (Cf. pag. 28) menées de ses extrémités, *reste constant*.

Cette faculté de l'œil de voir nettement à diverses distances n'est pas analogue à la propriété que possède la chambre noire de donner, sur un même écran et avec une égale netteté, les images d'objets diversement éloignés. *L'œil*, en d'autres termes, *ne peut faire former simultanément sur sa rétine des images également nettes d'objets qui en sont inégalement distants*. Pour s'en convaincre, il suffit de regarder à travers les vitres d'une fenêtre ou à travers une mousseline légère placées à une distance telle que l'on puisse, si on le veut, voir nettement les grains de poussière du verre ou les fils de l'étoffe. Si l'on fixe, dans ces conditions, un objet éloigné, ces grains ou ces fils ne sont vus que très confusément; l'objet au contraire devient confus si l'on regarde sur l'étoffe ou sur le verre; mais il n'est pas possible de voir simultanément avec netteté les fils de l'étoffe ou la poussière du verre et l'objet situé au delà.

Nous nous sommes tous mainte fois surpris à ne voir que confusément les caractères du livre que nous lisions l'instant avant, et que nous continuerons à lire, si nous le voulons, sans faire varier sa distance à nos yeux: c'est que, sous l'empire d'une pensée étrangère à notre lecture et sans que nous en ayons eu conscience, nos yeux se sont adaptés pour la vision éloignée.

L'*œil* s'adapte donc ou, pour employer l'expression consacrée, *accommode successivement pour chacune des distances à laquelle se trouve l'objet qu'il regarde;* il ne voit nettement, à un moment donné, que le point situé à la distance pour laquelle il est alors accommodé.

Ces alternatives de netteté et de confusion dans la vision sont très facilement explicables. L'œil, comme tout système réfringent centré, donne quelque part une image nette d'un objet quelconque tel que AB (fig. 5). Si cette image *ab* vient se former exactement sur l'écran rétinien F, c'est-à-dire si les rayons partis d'un même point, B par exemple, et représentés sur la figure par des lignes pointillées, viennent tous concourir, après réfraction, en un même point *a* de la rétine, il est évident que l'œil verra nettement l'objet AB. Mais si la

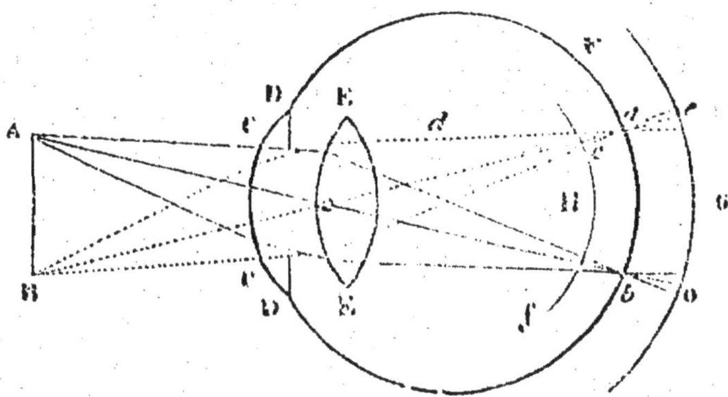

Fig. 5. — Condition de netteté des images rétiniennes.

rétine est en H ou en G au lieu d'être en F, les rayons partis de B, et réfractés toujours de la même manière par l'œil, rencontreront l'écran rétinien aux divers points d'une petite surface *c* ou *e* qui sera l'image de B ; il en sera de même des rayons partis de tout autre point de l'objet. Or ces petites surfaces, ces *cercles de diffusion*, comme on les appelle, empiéteront chacun sur les cercles de diffusion voisins; un même élément nerveux de la rétine sera donc impressionné simultanément par des rayons venus de points différents de l'objet, et, de cette superposition d'excitations lumineuses, résultera évidemment la vision confuse de l'objet fixé.

Les mêmes faits, entraînant les mêmes conséquences, se produiront si la rétine, conformément à la réalité, conserve toujours la même position et que l'objet AB s'éloigne ou se rapproche de l'œil; dans ces conditions, en effet, l'image nette de AB sera située en avant ou en arrière de l'écran nerveux rétinien, et il ne se formera sur celui-ci qu'une image confuse résultant de la superposition partielle de cercles de diffusion.

Cette explication est en quelque sorte justifiée par l'expérience de Scheiner, qui, pour être vieille de plusieurs siècles, n'en est ni moins curieuse, ni moins démonstrative. On perce dans une carte, au moyen d'une épingle, deux trous dont la distance soit plus petite que le diamètre de la pupille, et par lesquels on regardera, en plaçant la carte devant l'un des yeux, l'autre étant fermé. Une épingle est tenue perpendiculairement à la droite qui passe par les deux ouvertures et à une distance de l'observateur comprise entre celles du proximum et du remotum. Si l'œil s'adapte alors exactement pour la distance à laquelle se trouve l'épingle, celle-ci est vue simple malgré les deux ouvertures à travers lesquelles les rayons arrivent à l'œil; l'épingle est vue double au contraire si l'on porte le regard en deçà ou au delà de la position qu'elle occupe. Dans le premier cas, tous les rayons partis d'un point *a* de l'épingle (fig. 6) doivent aller converger en un même point *a'* de la rétine; il en sera donc ainsi des rayons composant les deux faisceaux M*am*, N*an* limités par les ouvertures de la carte; celle-ci n'aura d'autre effet que d'arrêter par sa partie opaque *mn* une portion de

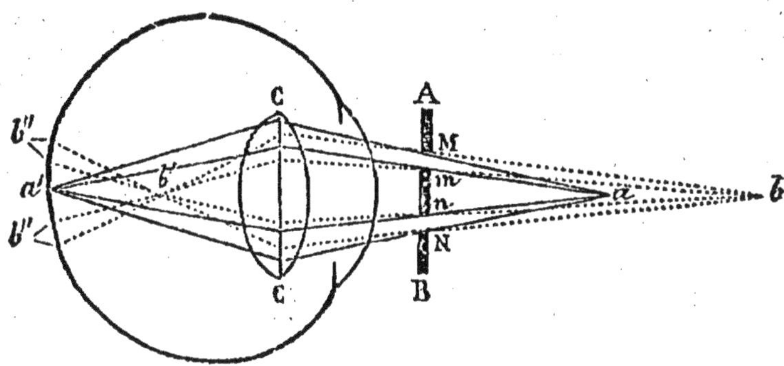

Fig. 6. — Expérience de Scheiner.

la lumière; l'image *a'* du point *a* sera donc moins éclairée, mais la rétine ne sera excitée qu'en un même point par les rayons partis d'un même point de l'objet; l'épingle sera vue simple. Si, au contraire, l'épingle étant en *b*, l'œil regarde en *a* à une distance plus petite, les rayons partis de *b* iront concourir, d'après les lois de la réfraction, à travers les systèmes centrés, en un point *b'* situé en avant de la rétine. Les rayons des faisceaux M*bm*, N*bn*, limités par les deux ouvertures de la carte, se réuniront en *b'*, puis continueront leur marche en divergeant, et iront chacun impressionner la rétine sur un petit cercle de diffusion *b''*, *b''*. L'écran rétinien sera donc impressionné en deux régions différentes par les rayons partis d'un même point de l'objet, et ce dernier apparaîtra double et d'ailleurs un peu confus.

On peut en quelque sorte constater objectivement la réalité de l'explication qui précède en répétant l'expérience de Scheiner, non plus sur l'œil, mais avec une lentille C (fig. 7) en avant de laquelle

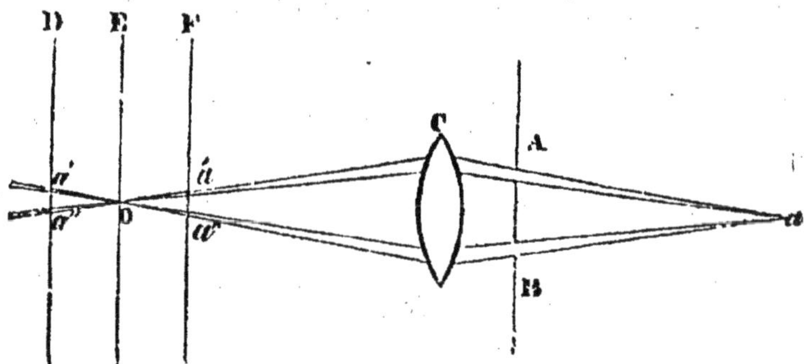

Fig. 7. — Réalisation objective de l'expérience de Scheiner.

on dispose la carte percée des deux ouvertures A et B. Si l'on reçoit les rayons venus de l'épingle *a* e réfractés par la lentille, sur un écran placé en *o*, où se forme l'image de l'objet, cette image est nette et unique, mais moins éclairée évidemment que si la carte AB n'existait pas. Si l'écran est au contraire en F ou en D, les rayons des faisceaux limités par les deux ouvertures A et B le rencontrent en des endroits différents *a'* et *a''* : il existe donc alors deux images, d'ailleurs un peu confuses, puisque chacune d'elles est formée par des cercles de diffusion.

De tout ce qui précède, nous sommes en droit de conclure que :

1° L'œil humain, comme d'ailleurs tout système réfringent formé de lentilles en verre, ne fait former avec netteté, sur un écran donné, la rétine, que l'image d'*un objet situé à une distance convenable et unique;* mais 2° il peut *successivement* faire former sur cet écran, et *toujours avec la même netteté,* les images d'objets plus ou moins éloignés; il peut donc s'adapter ou *accommoder* de manière à réaliser la vision nette pour des distances diverses.

Ce phénomène de l'accommodation ainsi établi par l'expérience, voyons quelle en est la cause.

Bien des opinions, fort différentes entre elles, ont été émises à ce sujet; on peut les diviser en deux classes :

1° Celles qui ne font intervenir aucun changement dans le globe oculaire et qui ne résistent pas à la discussion; 2° celles qui, au contraire, admettent des modifications survenant dans tel ou tel élément dioptrique de l'œil, et dont quelques-unes, fort anciennes déjà, datent d'une époque où l'absence de méthodes d'observations précises ne permettait pas de citer pour ou contre elles des faits expérimentaux irrécusables. Sans nous livrer à aucune discussion à ce sujet, disons tout de suite que les seuls changements que l'on ait pu constater objectivement dans l'appareil dioptrique oculaire, lors de l'accommodation de l'organe pour la vision à diverses distances, sont :

1° Une augmentation ou une diminution légère

du diamètre de la pupille suivant que l'on accommode pour loin ou pour près; mais ajoutons tout de suite que l'accommodation existe encore chez des personnes atteintes de paralysie de l'iris, et que, par conséquent, les variations du diamètre de la pupille ne peuvent pas être invoquées pour établir une théorie;

2° Une augmentation de la courbure des faces du cristallin, surtout de la face antérieure avec déplacement de celle-ci en avant, lorsqu'on accommode pour la vision nette à petite distance.

La cornée, au contraire, reste absolument fixe et invariable; le cristallin n'offre pas de déplacement de totalité, son épaisseur seule augmente, conséquence de l'accroissement de courbure de ses faces. Quant à la rétine, subit-elle, pendant l'accommodation à diverses distances, des déplacements qui correspondraient à des variations dans la longueur de l'axe antéro-postérieur de l'œil, variations résultant de la compression exercée sur le globe par les muscles moteurs? Aucune mesure objective rigoureuse n'a pu être prise. Cet allongement de l'axe antéro-postérieur de l'œil paraît d'ailleurs être inutile: les changements de courbure du cristallin, en effet, sont suffisants, ainsi que l'a montré Knapp, pour rendre compte de la vision nette aux distances extrêmes du punctum remotum et du punctum proximum. Toutefois, d'après certains auteurs, chez les opérés de la cataracte, l'accommodation ne serait pas supprimée d'une façon absolue par l'absence du cristallin. Il résulterait de là que les variations de courbure du cristallin ne seraient pas la seule cause de l'accommodation, ou que du moins, dans les yeux aphakes, l'un des éléments dioptriques de l'organe peut subir des modifications ayant une influence sur la valeur de la réfraction oculaire.

Mais, en l'absence de faits bien nettement établis, nous admettrons que l'*adaptation ou l'accommodation de l'œil pour la vision nette à diverses distances est due exclusivement à des changements de courbure des faces du cristallin, surtout de la face antérieure.*

La mesure de ces variations de courbure exige l'emploi d'instruments spéciaux et constitue une expérience assez délicate; mais leur existence peut être facilement constatée par chacun. Pour cela, on place dans une pièce obscure la personne sur laquelle on veut observer ces changements de courbure; on dispose alors à la hauteur de l'un de ses yeux, et obliquement, une lampe assez intense, de manière à ce que les rayons lumineux qui tombent sur la cornée fassent avec l'axe de l'œil un angle de 30° environ; l'observateur se place lui-même, par rapport à ce même axe, dans une position symétrique de celle de la lampe et aperçoit trois images *a*, *b*, *c* (fig. 8) de la source lumineuse. L'une d'elles *a* est droite et très nette, elle est due aux rayons réfléchis par la cornée; les deux autres *b* et *c* sont

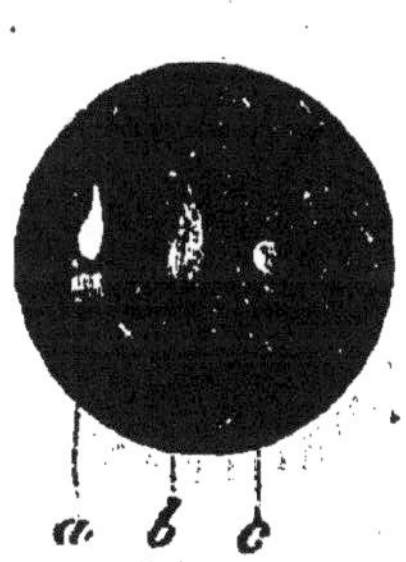

Fig. 8. — Images de Purkinje.

beaucoup moins brillantes et de grandeur inégale; l'image *b* est due à la portion de la lumière réfléchie par la face antérieure du cristallin, elle est droite comme la première *a*, mais plus grande; l'image *c*, fournie par la réflexion sur la face postérieure de la lentille organique, est renversée, mais si peu distincte que ce caractère est à peine reconnaissable. Si l'on invite le sujet soumis à l'observation à regarder successivement un objet éloigné, puis un objet situé très près de son œil, et que l'on suive attentivement du regard les changements qui surviennent dans les trois images catoptriques *a*, *b*, *c*, on constate que l'image cornéenne *a* reste invariable de grandeur et de position; l'image *b* au contraire devient plus petite pendant la vision à courte distance et se rapproche du plan de la pupille derrière lequel elle est située; enfin l'image *c*, dont la position apparente est à peu près située dans ce plan, diminue à peine de grandeur au moment de l'accommodation de l'œil pour la vision rapprochée. Afin de percevoir plus facilement ces changements, on peut, à l'exemple de Helmholtz, placer en avant de la lampe un écran portant, l'une au-dessus de l'autre, deux petites ouvertures carrées. Les images *a*, *b*, *c* se composent alors chacune de deux rectangles dont les variations de distance mutuelle sont plus facilement appréciables que les changements de grandeur des images de la lampe elle-même. En rapportant ces modifications aux lois connues de la réflexion sur les miroirs convexe et concave, on en conclut l'augmentation de courbure des deux faces du cristallin, surtout de sa face antérieure, quand l'œil accommode pour une distance plus petite.

La figure schématique 9 représente ces modifications de courbure du cristallin ; la moitié B correspond au cas où, les faces de la lentille oculaire (24) ayant leur courbure minima, l'œil accommode pour les objets éloignés ; la moitié A est relative au cas de la vision à courte distance, les faces du cristallin (23) étant dans l'état de maximum de courbure.

La cause qui produit l'accommodation étant ainsi déterminée par l'expérience, il reste encore à expliquer le mécanisme de ces changements de courbure de la lentille organique. L'opinion la plus généralement admise, bien qu'elle ne soit probablement pas l'expression de la totalité des faits, est celle de Helmholtz.

Nous avons dit, en décrivant sommairement l'œil, que le cristallin était presque fluide dans ses parties périphériques et qu'il était entouré d'une mince membrane élastique, la cristalloïde. Les corps en contact avec lui et au sein desquels il est comme plongé, humeur aqueuse et corps vitré, sont fluides ou presque fluides ; leur densité est en outre très voisine de celle de la lentille oculaire, qui se trouve, par ce seul fait, soustraite presque entièrement à l'influence de la pesanteur. Si donc le cristallin était libre de tous liens avec les parties avoisinantes, il se comporterait comme la goutte d'huile que l'on introduit au sein d'un liquide hydro-alcoolique de

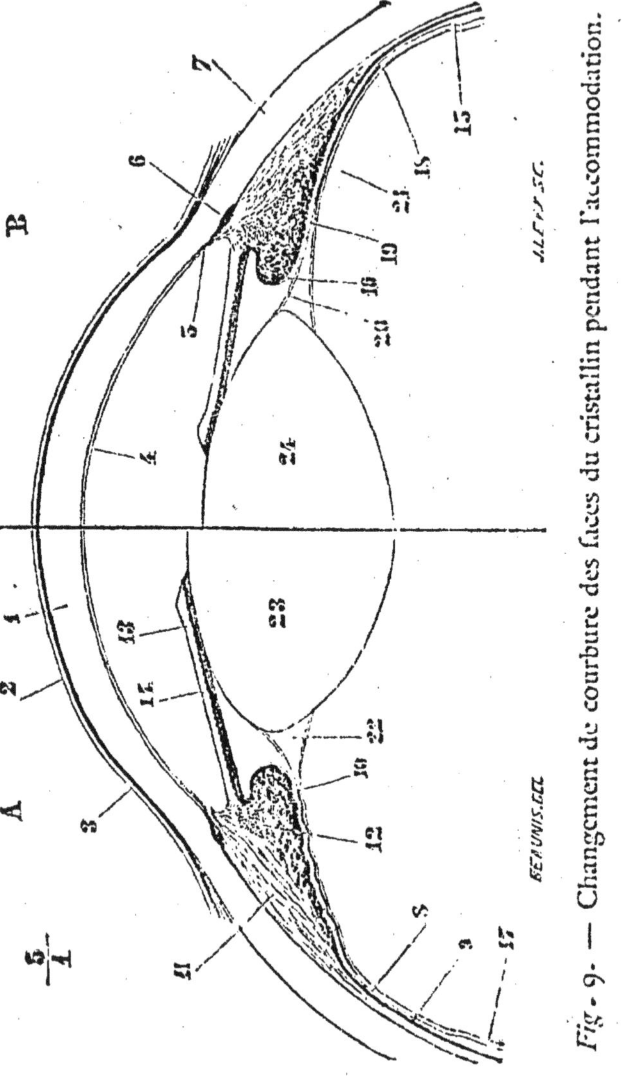

Fig. 9. — Changement de courbure des faces du cristallin pendant l'accommodation.

même densité dans les expériences de Plateau ;

sous l'influence de la réaction élastique de sa membrane enveloppe, seule force qui agirait alors sur lui, le cristallin prendrait la forme sphérique, ou du moins se rapprocherait de cette forme autant que le lui permettrait l'état d'imparfaite fluidité de sa propre substance.

Des changements analogues surviendront dans la forme du cristallin si les liens qui l'unissent au corps ciliaire, à savoir : les fibrilles de la zonule de Zinn, peuvent se relâcher ou se tendre davantage, de manière à exercer une traction moins ou plus forte sur la lentille. Ces différences de tension des éléments de la zonule sont produits, d'après Helmholtz, par l'état de contraction ou de relâchement du muscle ciliaire. Les fibres radiées ou méridiennes de ce muscle ont leur point fixe sur un anneau tendineux qui existe vers la jonction de l'iris, de la sclérotique et de la cornée ; par leur contraction, leur extrémité postérieure est attirée en avant et celles des fibrilles de la zonule qui partent du voisinage de l'ora serrata se trouvent relâchées ; les fibres circulaires du même muscle, lorsqu'elles se contractent, et qu'elles diminuent par suite le diamètre de leur cercle, produisent de même le relâchement de celles des fibrilles de la zonule qui partent, soit des intervalles situés entre les procès ciliaires, soit de ces corps eux-mêmes. En somme donc, l'état d'activité, c'est-à-dire de contraction, du muscle ciliaire a pour effet, en relâchant les liens auxquels se trouve soumis le cristallin, d'abandonner celui-ci à l'influence de la réaction élastique de la cristalloïde ; et l'intervention de cette force, qui tend à faire prendre au cristallin la forme sphérique, amène une augmentation de courbure des faces de la lentille oculaire. Si, par contre, le muscle ciliaire revient au repos, les fibrilles de la zonule, dont les insertions sur le corps ciliaire s'éloignent alors du cristallin, agissent par traction sur celui-ci ; la lentille oculaire, qui ne peut leur opposer qu'une faible résistance, diminue de courbure sur ses deux faces et s'aplatit.

En résumé, *la vision des objets éloignés correspond à l'état de relâchement ou de repos du muscle ciliaire ; la vision à courte distance correspond au contraire à l'état de contraction de ce même muscle.*

D'après cette théorie, la grandeur des changements de courbure du cristallin dépend de deux facteurs :

1° L'énergie plus ou moins grande du muscle ciliaire ;

2° L'état de fluidité plus ou moins parfaite de la lentille oculaire.

Si donc la force du muscle ciliaire vient à diminuer, la vision nette des objets rapprochés ne pourra plus être obtenue. C'est là ce qui explique pourquoi la lecture est difficile ou même impossible au début de la convalescence des maladies débilitantes, le muscle ciliaire se trouvant alors dans le même état de faiblesse que tous les autres muscles de l'organisme.

La même impossibilité de voir nettement à courte distance doit résulter aussi d'un accroissement de consistance du cristallin, car les changements de courbure que cette lentille est encore susceptible d'éprouver sont alors moins grands. C'est ce que nous avons malheureusement tous vérifié, ou ce que tous nous vérifierons, si nous ne sommes pas atteints d'un degré notable de myopie ; cet accroissement de consistance se produit en effet infailliblement dans tous les yeux à la suite des progrès de l'âge et entraîne, comme conséquence, cette anomalie connue de tous, la *presbytie* ou *presbyopie*, sur laquelle nous reviendrons plus loin.

Mais la confirmation de pareilles conséquences par des faits ne constitue pas les seules preuves que l'on puisse citer à l'appui de la théorie de Helmholtz ; des vérifications expérimentales directes ont en outre été fournies par Hensen et Voelckers.

Mettant à nu, sur un animal vivant, le ganglion ophtalmique et les nerfs ciliaires qui en partent, Hensen et Voelckers ont excité ces derniers par un courant électrique. De fines aiguilles étaient implantées dans diverses régions de la sclérotique et enfoncées plus ou moins profondément ; elles devaient renseigner, par le sens du mouvement de leur extrémité extérieure libre, sur le sens du déplacement de l'autre extrémité, c'est-à-dire de la région interne de l'œil au niveau de laquelle cette extrémité arrivait. Ce mode d'observation a permis de constater que l'excitation des nerfs ciliaires produisait la contraction du muscle ciliaire, le glissement en avant de la choroïde et de la rétine, le déplacement dans le même sens de la zonule de Zinn et de la face antérieure du cristallin ; ce sont là tout autant de vérifications expérimentales de la théorie de Helmholtz.

Ajoutons encore qu'Iwanoff a constaté que dans les yeux myopes, c'est-à-dire ceux chez lesquels l'accommodation intervient moins puissamment, les fibres du muscle ciliaire sont en général moins nombreuses, les fibres circulaires pouvant même manquer complètement ; dans les yeux hypermétropes, au contraire, c'est-à-dire ceux, comme nous le verrons plus loin, chez lesquels l'accommodation doit être plus énergique, le nombre des fibres du muscle ciliaire, surtout des fibres circulaires, est en général beaucoup plus grand.

En résumé donc, on doit regarder la théorie de l'accommodation donnée par Helmholtz comme solidement établie ; les faits qu'elle invoque sont vrais.

Mais le phénomène de l'accommodation de l'œil pour la vision nette à diverses distances résulte-t-il uniquement des changements de courbure du cristallin et le muscle ciliaire intervient-il seul pour produire ces changements ? On ne saurait actuellement l'affirmer.

V.

CARACTÈRES DISTINCTIFS DES DIVERS ÉTATS DE L'ŒIL. — ÉTAT NORMAL : EMMÉTROPIE. — ANOMALIES DE LA RÉFRACTION STATIQUE : MYOPIE ET HYPERMÉTROPIE. — ANOMALIE DE LA RÉFRACTION DYNAMIQUE : PRESBYTIE.

Dans ce qui va suivre, nous supposerons toujours implicitement que les surfaces réfringentes de l'œil sont symétriques autour de l'axe optique et que l'œil est exactement centré ; nous laissons donc de côté, pour le moment, l'astigmatisme, dont nous nous occuperons plus loin dans un chapitre spécial.

Nous avons dit, dans le chapitre précédent, que jusqu'à un âge assez avancé nous voyons tous nettement à diverses distances et qu'il existe pour chaque œil deux points, appelés *punctum remotum* et *punctum proximum*, dont les positions par rapport à la cornée font connaître les distances extrêmes entre lesquelles la vision reste distincte. En d'autres termes, au moyen d'une contraction convenable de son muscle ciliaire, chaque œil peut toujours faire former sur sa rétine une image nette d'un objet qui occupe une position quelconque entre son *punctum proximum* et son *punctum remotum*.

Les positions de ces points varient d'une personne à l'autre, nous dirons bientôt pour quelles raisons, et ce sont elles qui caractérisent les divers états de l'œil auxquels on a donné les noms d'*emmétropie*, de *myopie*, d'*hypermétropie* et de *presbyopie* ou *presbytie*. Chacun de ces états se rapporte d'ailleurs à la position d'un seul des deux points extrêmes de la vision distincte, les trois premiers à la position du punctum remotum, la presbyopie à celle du punctum proximum.

L'emmétropie est l'état regardé comme normal ; sa définition est la suivante :

L'œil normal ou emmétrope est celui qui à l'état de repos (c'est-à-dire l'accommodation n'intervenant pas, le muscle ciliaire restant relâché, inactif) *fait exactement converger sur sa rétine* (couche des bâtonnets et des cônes) *les rayons, parallèles entre eux, venus d'un point situé à une distance infinie.*

En d'autres termes :

L'œil emmétrope est celui dont le foyer principal postérieur, lors du repos de l'accommodation, est situé sur la rétine (couche des bâtonnets et des cônes).

L'œil emmétrope y voit donc jusqu'à l'infini ; *son remotum est situé à une distance infinie.*

Si l'on se reporte au tableau de la page 25, qui contient les éléments dioptriques de l'œil schématique, on voit que le foyer principal postérieur de cet œil est à $22^{mm}.231$ en arrière de la cornée, pendant le repos de l'accommodation ; donc, pour que cet œil réponde à la condition de l'emmétropie, il faut que sa rétine se trouve à cette même distance de la cornée, c'est-à-dire que son axe antéro-postérieur ait une longueur de $22^{mm}.231$.

Mais ce n'est pas à dire que tout œil emmétrope doive être forcément identique, dans toutes ses parties, à l'œil schématique. Il suffit, en effet, pour qu'il y ait emmétropie, que le foyer principal postérieur coïncide avec la rétine, quels que soient d'ailleurs les courbures et les distances respectives des surfaces réfringentes qui composent l'œil, les indices de ses milieux transparents, et la longueur de son axe antéro-postérieur. Pourvu que les variations individuelles présentées par les divers éléments dioptriques de l'œil considéré soient telles que leurs effets se compensent et que les rayons venus de l'infini aillent encore converger sur la rétine, l'œil est emmétrope.

Malgré l'étendue de ces limites dans lesquelles peut se mouvoir la nature pour la réalisation de l'œil emmétrope, on conçoit combien doivent être rares les yeux qui répondent rigoureusement, mathématiquement, à la définition de l'emmétropie. Heureusement de légers écarts dans un sens ou dans l'autre peuvent être pratiquement négligés sans le moindre inconvénient ; le foyer principal postérieur peut être situé un peu en avant ou un peu en arrière de la rétine sans que la vision des objets vus nettement par l'œil emmétrope soit troublée d'une façon appréciable. La majorité des yeux, en somme, présente l'une des anomalies, myopie, ou plus souvent hypermétropie, que nous allons définir; mais, pratiquement, on peut, on doit même les regarder comme normaux ou emmétropes; l'espèce humaine tout entière n'est donc pas, à l'exception de quelques rares privilégiés de la nature, condamnée par l'infaillible science à porter des lunettes.

Mais si les yeux de la plupart des personnes peuvent être regardés comme réalisant suffisamment les conditions de l'emmétropie, il n'en est malheureusement pas toujours ainsi : souvent, en effet, le foyer principal postérieur de l'œil se forme à une distance assez notable de la rétine pour entraîner la vision confuse, soit des objets éloignés, soit des objets rapprochés que l'emmétrope voit nettement; ces yeux sont *myopes* ou *hypermétropes.*

L'œil myope est celui qui, à l'état de repos, fait converger en avant de sa rétine les rayons, parallèles entre eux, venus d'un point situé à l'infini.

L'œil hypermétrope, au contraire, *est celui qui, à l'état de repos, fait converger en arrière de sa rétine les rayons, parallèles entre eux, venus d'un point situé à l'infini.*

En d'autres termes :

L'œil myope est celui dont le foyer principal postérieur, lors du repos de l'accommodation, est situé en avant de la rétine.

L'œil hypermétrope, par contre, *est celui dont le foyer principal postérieur, lors du repos de l'accommodation, est situé en arrière de la rétine.*

On peut dire encore que l'*œil myope* constitue un système dioptrique *trop fortement réfringent*, tandis que le système dioptrique de l'*œil hypermétrope* est *trop peu réfringent*.

Pour achever de caractériser ces deux états opposés de l'œil, myopie et hypermétropie, cherchons encore, pour chacun d'eux, la position du *punctum remotum*, point dont le foyer conjugué se trouve sur la rétine lorsque l'accommodation est au repos.

Considérons d'abord l'œil myope.

On sait que, dans tout système réfringent, l'objet et l'image se déplacent dans le même sens. Or, pour l'œil myope, les rayons venus d'un point situé à l'infini vont converger (fig. 10) au point φ,

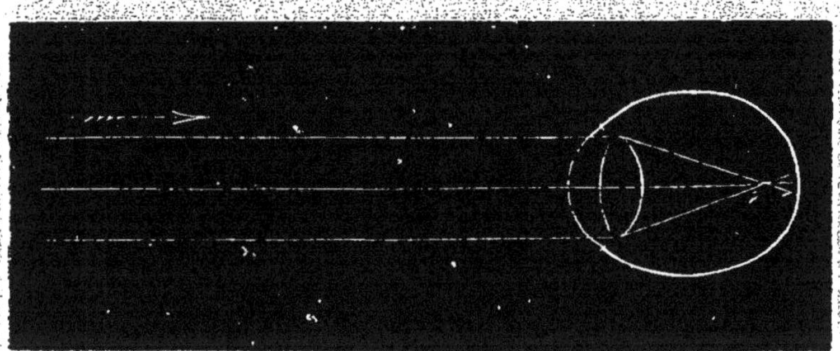

Fig. 10. — Position du foyer principal postérieur dans la myopie.

en avant de la rétine. Si le point d'où viennent ces rayons incidents se rapproche de la cornée, de manière à être situé à une distance finie en avant de l'œil, le foyer conjugué s'éloignera de la cornée et se rapprochera de la rétine. Il existera donc toujours, en avant de l'œil, un point tel que les rayons qui en partent aillent, après leur réfraction dans l'œil, concourir sur la rétine, sans que l'accommodation ait à intervenir. Ce point sera le punctum remotum de l'œil myope. En conséquence:

Le punctum remotum de l'œil myope est situé à une distance finie en avant de cet œil.

Cette distance est d'ailleurs variable d'un myope à l'autre ; elle nous fournira bientôt la mesure du degré de la myopie et le numéro du verre exactement correcteur de cette amétropie. Bornons-nous pour le moment à faire remarquer que, les images nettes de tous les objets situés au delà du punctum remotum de l'œil myope venant se former en avant de la rétine, celle-ci ne recevra qu'une impression confuse résultant de la superposition partielle de cercles de diffusion ; la vision de ces objets éloignés manquera, par suite, de netteté. Telle est la caractéristique un peu vague à laquelle tout le monde reconnaît la myopie lorsque son degré est un peu élevé, c'est-à-dire lorsque le punctum remotum est situé à une assez faible distance de l'œil.

Passons maintenant à l'*hypermétropie*.

Les rayons venus d'un point situé à l'infini vont concourir, nous le savons, au delà de la rétine de l'œil hypermétrope, lors du repos de l'accommodation. Si le point de départ des rayons incidents se rapproche de l'œil, son foyer conjugué, qui se déplace dans le même sens, s'éloignera donc de la rétine ; il n'y aura par suite aucun point situé en avant de l'œil, quelle que soit d'ailleurs sa distance à la cornée, dont l'image ou le foyer conjugué aille se former sur la rétine, tant que l'accommodation n'interviendra pas. Donc, pour l'œil hypermétrope, il n'y a pas de punctum remotum situé en avant. Il existe cependant pour cet œil un punctum remotum, seulement ce point est virtuel et se trouve situé en arrière de la rétine; il ne satisfait plus, à proprement parler, à sa définition qui, paraît la plus simple et la plus claire, mais qui manque de généralité, savoir : point le plus éloigné pour lequel la vision reste distincte; mais il possède toujours son vrai caractère, d'être le point dont le foyer conjugué se forme sur la rétine quand l'accommodation est au repos. C'est en se basant sur cette définition rigoureuse et générale qu'il nous sera facile de trouver la position du punctum remotum dans l'hypermétropie.

L'œil hypermétrope, en effet, a une réfringence trop faible pour pouvoir faire concourir sur sa rétine les rayons venus de l'infini; la déviation que ces rayons subissent par leur réfraction à travers le système dioptrique oculaire étant trop faible, ils vont se réunir en φ (*fig.* 11) au delà de l'écran rétinien. Mais imaginons que l'on fasse tomber sur l'œil hypermétrope un faisceau de rayons déjà convergents, c'est-à-dire ayant une direction telle que leurs prolongements rectilignes aillent concourir au delà de la rétine. La déviation que de tels rayons devront subir pour se réunir après réfraction en un même point de l'écran rétinien, est évidemment inférieure à celle que l'œil devrait, mais ne peut

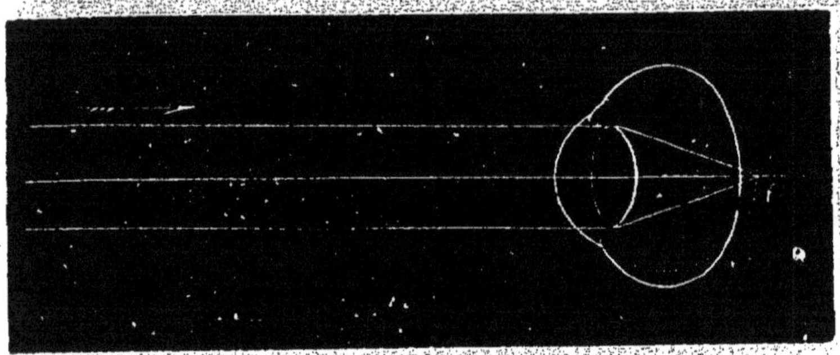

Fig. 11. — Position du foyer principal postérieur dans l'hypermétropie.

imprimer aux rayons venus de l'infini pour les faire concourir en ce même point. On conçoit donc que, malgré la réfringence trop faible de l'œil hypermétrope, il soit toujours possible de trouver pour les rayons incidents une inclinaison ou mieux une convergence telle que cet œil les réunisse en un foyer situé sur sa rétine. Ce foyer sera le conjugué du point, situé derrière l'œil, où vont concourir les prolongements rectilignes des rayons incidents; ce point de concours des rayons incidents répond donc à la définition rigoureuse et générale du punctum remotum : ce sera le punctum remotum de l'œil hypermétrope considéré; il est situé au delà de la rétine, il est virtuel, puisqu'il est déterminé par la rencontre, non des rayons incidents eux-mêmes, mais de leurs prolongements rectilignes. Donc :

Le punctum remotum de l'œil hypermétrope est situé à une distance finie en arrière de la rétine de cet œil.

Comme pour la myopie, cette distance est variable et fournit, on le verra plus loin, la mesure du degré de l'hypermétropie et le numéro du verre exactement correcteur de cette amétropie.

Il résulte, de ce qui précède, que les trois états d'emmétropie, de myopie et d'hypermétropie de l'œil sont nettement différenciés, soit par la position du foyer principal postérieur relativement à la rétine, soit par la position du punctum remotum par rapport à l'œil. Or la distinction de ces trois états n'est pas seulement justifiée par les considérations un peu abstraites sur lesquelles nous venons de la baser. A mesure que nous avancerons dans l'étude de ces états anormaux de l'œil, myopie et hypermétropie, nous verrons, en effet, qu'ils entraînent des troubles de la vision se produisant dans des circonstances absolument différentes, suivant l'anomalie qui en est la cause; ces troubles sont souvent fort gênants dans les occupations habituelles de la vie, et il est toujours utile, souvent même indispensable, de les faire disparaître par l'usage de verres appropriés.

Ce ne sont pas là malheureusement des vérités courantes, soit à cause des préjugés, les uns simplement ridicules, les autres dangereux, qui existent encore contre l'usage des lunettes, et dont nous ferons justice dans la suite de cet ouvrage, soit parce que les connaissances du public, relativement aux anomalies de la vision, sont incomplètes. Pour la grande majorité des personnes, en effet, les seules anomalies de la vision sont la *presbytie* et la *myopie*, qu'elles regardent d'ailleurs à tort, on en verra plus loin la raison, comme s'excluant et caractérisant deux états absolument opposés de l'œil. Quant à l'hypermétropie et à l'astigmatisme, en dehors du public médical et des hypermétropes ou des astigmates — dont l'anomalie est d'un degré assez élevé pour avoir exigé une consultation chez un oculiste et une correction par des verres — elles sont fort rares les personnes qui en connaissent l'existence.

On conçoit d'ailleurs qu'il en soit ainsi et que, en particulier, de la myopie et de l'hypermétropie, les seules anomalies dont nous ayons jusqu'à présent donné la définition, la seconde soit presque aussi complètement ignorée que la première est universellement et anciennement connue.

L'état myopique de l'œil, en effet, précisément parce qu'il entraîne comme conséquence un défaut de netteté lors de la vision à grande distance, n'a pu passer inaperçu, du jour où un premier myope s'est rencontré parmi les hommes. Les conditions mêmes de l'existence, à l'époque où la civilisation, moins avancée, ne confinait pas encore l'enfant dans une école et l'homme dans un bureau, exigeaient une vision nette des objets éloignés. Chasseur, agriculteur ou marin, il fallait voir nettement au loin pour lutter à armes égales dans le combat pour l'existence. Et un myope se trouvait, par le fait même de sa myopie, dans des conditions d'infériorité trop manifestes pour que lui d'abord, les siens et ses compétiteurs ensuite, ne se soient pas aperçus aussitôt de son infirmité.

L'état inverse de l'œil, l'hypermétropie, a pu, au contraire, être longtemps ignoré ; il n'est scientifiquement connu, en effet, que depuis 1864, époque à laquelle le savant physiologiste d'Utrecht, le professeur Donders, a publié son admirable Mémoire sur les *Anomalies de la vision*[1]. Et ce-

[1] Donders ; *On the anomalies of accommodation and refraction of the Eye.* London, 1864.

Toutefois l'existence de l'hypermétropie, ainsi que le fait remarquer Javal (Art. *Vision* du *Nouv. Dict. de Méd. et de Chir.*), avait été nettement constatée, dès 1772, par Jean Janin dans les termes suivants :

« Tous les ophtalmologistes et les physiciens ont dit qu'il y a trois sortes de vue, savoir : la myope, la presbyte et la vue parfaite. De ces trois espèces de vues, il n'y en a que deux de naturelles, qui sont la vue parfaite et la myope, car la presbytie n'est qu'accidentelle, puisqu'elle n'affecte que les vieillards.... Je ne sache pas qu'aucun auteur ait fait mention d'aucune autre espèce de vue naturelle ; cependant il en existe, mais on doit les considérer comme des phénomènes ou des écarts de la nature. L'observation suivante en est un exemple.. Quoique les yeux du sieur Silva représentassent, par leur grande sphéricité, des yeux myopes, ils ne l'étaient cependant pas, puisque les lunettes concaves, bien loin de lui être favorables, lui causaient au contraire une plus grande confusion dans l'objet aperçu ; il n'y avait que les lunettes qu'on appelle mi-cataractes qui lui fussent

pendant, si l'on s'en rapporte aux lois du développement des races, l'hypermétropie était autrefois la règle, comme elle l'est encore aujourd'hui chez les tout jeunes enfants et chez les peuplades sauvages dont quelques voyageurs ont pu examiner les yeux. Mais, de même que l'on s'explique comment la notion de myopie a été acquise dès que cette anomalie s'est montrée parmi les hommes, de même on conçoit que l'on ait longtemps ignoré l'existence d'un état hypermétropique de l'œil.

En effet, l'œil hypermétrope, pas plus que l'œil myope, il est vrai, ne fait former sur sa rétine l'image des objets éloignés, s'il est à l'état de repos. Dans l'un et l'autre cas, les rayons réfractés par l'œil ne fourniront sur l'écran rétinien qu'une image confuse résultant de la superposition, en chaque point, de cercles de diffusion voisins. Mais si l'on tient compte de l'accommodation, cette analogie des deux états de l'œil quant à l'absence de netteté lors de la vision à grande distance, disparaît aussitôt. En effet, si l'œil hypermétrope accommode, s'il met en activité son muscle ciliaire, il permet par cela même au cristallin de prendre une forme plus bombée ; l'action de l'œil sur les rayons incidents devient, en conséquence, plus prononcée; ces rayons sont alors plus fortement déviés de leur direction première, et leur foyer, qui se trouvait tantôt en ar-

utiles ; ce qui fait présumer, avec quelque espèce de raison, que la vue de son organe a beaucoup d'analogie avec l'œil d'une personne qui a souffert l'opération de la cataracte. . . »

rière de l'œil, pourra maintenant se former sur la rétine même. Par ce moyen, se trouvera établie la vision nette des objets éloignés.

L'œil myope, au contraire, imprime déjà, lorsqu'il est à l'état de repos de l'accommodation, une déviation trop grande aux rayons qui lui arrivent de loin, puisqu'ils vont concourir en avant de sa rétine ; s'il accommode, son action sur ces mêmes rayons sera plus prononcée, ces rayons convergeront plus avant encore de la rétine, l'image formée sur cet écran nerveux sera plus diffuse, et la vue sera troublée davantage, au lieu d'être améliorée, comme dans le cas de l'hypermétropie.

Donc, tandis que l'*œil myope ne peut d'aucune façon obtenir une vision nette des objets éloignés, l'œil hypermétrope arrive à y voir nettement au loin en faisant intervenir son accommodation*. Rappelons que, *dans les mêmes circonstances, l'œil emmétrope fait former sur sa rétine des images nettes, tout en restant au repos*, c'est-à-dire sans que son accommodation ait à intervenir.

Or ces phénomènes de l'accommodation, que nous venons d'utiliser pour caractériser d'une nouvelle manière les états d'emmétropie, d'hypermétropie et de myopie de l'œil, nous les provoquons à volonté, depuis que nous sommes au monde, bien avant que nous ayons pu en soupçonner l'existence, et nous n'en avons pas conscience au moment même où nous les faisons intervenir.

C'est qu'en effet aucune fatigue n'accompagne

leur manifestation si la contraction qu'ils nécessitent de la part du muscle ciliaire n'est pas trop énergique et que le seul changement survenu dans l'œil, au moment où ils se produisent, est une variation de courbure des faces du cristallin ; or ces variations ne peuvent être constatées que par l'observation quelque peu délicate des modifications qui surviennent dans les images catoptriques fournies par les deux faces de la lentille oculaire (images de Purkinje).

On conçoit donc que cette particularité de l'œil hypermétrope, de n'y voir au loin qu'en faisant intervenir son accommodation, ait passé complètement inaperçue ; on comprend, par cela même, pourquoi le public n'a pas su distinguer l'un de l'autre ces deux états différents, emmétropie et hypermétropie de l'œil; pourquoi, en conséquence, il ne reconnaît que des yeux myopes et des yeux non myopes, ces derniers étant pour lui tous normaux.

Nous aurons plusieurs fois à rappeler l'un ou l'autre des caractères différentiels des deux anomalies que nous avons définies dans le présent chapitre ; aussi croyons-nous utile de les opposer ici à la suite et en face les uns des autres ; bien qu'ils soient en effet des conséquences directes d'un seul et même fait, et non des propriétés indépendantes les unes des autres, nous aurons à utiliser de préférence tel de ces énoncés à mesure que nous pénétrerons plus avant dans l'étude de la myopie et de l'hypermétropie.

Pour l'œil myope :	Pour l'œil hypermétrope :
Le foyer principal postérieur est situé en avant de la rétine;	Le foyer principal postérieur est situé en arrière de la rétine ;
Le punctum remotum est situé en avant de l'œil à une distance plus ou moins grande, suivant le degré de myopie ;	Le punctum remotum, virtuel, est situé en arrière de l'œil à une distance plus ou moins grande, suivant le degré d'hypermétropie;
La vision nette à l'infini est impossible quel que soit l'état d'accommodation de l'œil.	La vision nette à l'infini est habituellement possible au moyen d'une accommodation convenable.

Rappelons que pour l'œil normal ou emmétrope :

Le foyer principal postérieur est situé sur la rétine ;
Le punctum remotum est situé à l'infini ;
La vision nette à l'infini est obtenue lorsque l'accommodation n'intervient pas.

On voit que la *myopie* et l'*hypermétropie* sont définies par rapport à l'état de repos de l'accommodation ou de relâchement du muscle ciliaire; aussi les désigne-t-on collectivement sous le nom d'*anomalies de la réfraction statique*[1], par opposition à la *presbytie*, que nous allons maintenant définir et dont la dénomination d'*anomalie de la réfraction dynamique* se trouvera dès lors justifiée.

[1] L'astigmatisme, nous le verrons plus loin, est aussi une anomalie de la réfraction statique.

Chacun sait qu'on appelle *presbytes* les personnes qui n'y voient pas nettement à la distance habituelle du travail, $0^m.25$ à $0^m.30$, mais dont la vision n'est nullement confuse pour des distances plus grandes. La raison de ces faits est facile à donner : chez les presbytes, le point le plus rapproché de la vision distincte, le punctum proximum, est à une distance de l'œil supérieure à $0^m.25$ ou $0^m.30$. En conséquence :

L'œil presbyte est celui qui n'y voit que confusément de près, ou mieux, *dont le punctum proximum est situé au delà de la distance du travail.*

Nous dirons plus loin, dans le chapitre consacré à la presbytie, pourquoi il n'y a pas lieu de définir plus rigoureusement cet état de l'œil et de désigner d'une manière plus précise la distance du punctum remotum à partir de laquelle un œil doit être regardé comme presbyte.

Remarquons seulement que, la presbytie étant caractérisée par la position du punctum proximum ou du foyer conjugué de la rétine, lorsque l'accommodation entre tout entière en jeu, c'est-à-dire lorsque le muscle ciliaire est en état de maximum de contraction, le nom d'*anomalie de la réfraction dynamique*, donné à cet état de l'œil, est parfaitement justifié. La nature de la presbytie est donc tout autre que celle de la myopie et de l'hypermétropie, et aucun rapprochement ne doit être établi entre ces deux classes d'amétropies puisqu'elles n'ont rien de commun dans leur origine.

Sans doute l'œil presbyte y voit mal de près, tandis que l'œil myope y voit mal de loin ; mais il n'en résulte pas que la presbytie et la myopie soient deux états de l'œil exactement contraires et s'excluant l'un l'autre, comme beaucoup se le figurent, et nous montrerons, dans le chapitre consacré à la presbytie, qu'un œil peut être en même temps myope et presbyte.

VI.

NUMÉROTAGE DES VERRES DE LUNETTES ET MESURE DES DISTANCES EN OPHTALMOLOGIE.

Avant d'aller plus loin dans l'étude des anomalies de la vision, il est nécessaire d'exposer les principes d'après lesquels on numérote aujourd'hui les verres de lunettes et la méthode de mesure des distances actuellement en usage en ophtalmologie.

Numérotage des verres de lunettes. — Jusqu'en 1875, on prenait pour numéro d'un verre son rayon de courbure exprimé en pouces. Un verre convexe ou concave, nº 12, par exemple, était donc celui dont les foyers principaux se trouvaient à environ 12 pouces de chacune de ses faces[1].

Ce système de numérotage présentait plusieurs inconvénients.

Tout d'abord, l'unité de mesure choisie, le pouce, variait d'un pays à l'autre : le pouce des fabricants français, par exemple, vaut 2cm.777, le pouce anglais 2cm.540, le pouce rhénan 2cm,274, etc.

[1] Les foyers principaux d'une lentille ne coïncident, en effet, avec les centres de courbure de ses faces qu'au cas où l'indice de réfraction du verre est exactement égal à 1.50.

De plus, le choix de cette unité de mesure était pour le moins irrationnel dans les pays, comme la France, où l'usage du système métrique est non seulement général, mais obligatoire depuis plus de quarante ans. Il n'était pas un oculiste, en effet, lorsqu'il prescrivait des verres à l'un de ses clients, pas un opticien lorsqu'il livrait les lentilles prescrites, qui ne fût passible d'une condamnation pour infraction à la loi de 1837.

Enfin un verre étant caractérisé par sa distance focale, son numéro était d'autant plus faible que son effet était plus considérable : l'action d'une lentille, en effet, est plus forte si elle imprime une déviation plus grande aux rayons arrivant parallèlement à son axe, ou, ce qui revient au même, si sa longueur focale est plus petite.

Tous les ophtalmologistes avaient reconnu ces divers inconvénients ; aussi en 1867, lors de la réunion à Paris du Congrès international des Sciences médicales, la section d'Ophtalmologie fut-elle unanime pour nommer, sur la proposition de M. Javal, une Commission composée de MM. Javal et Giraud-Teulon (France), Nagel et Leber (Allemagne), Donders (Hollande), Soelberg Wells (Angleterre), Quaglino (Italie), Otto Becker (Autriche), et chargée de poser les règles suivant lesquelles serait établi un nouveau système de numérotage des verres de lunettes.

L'accord fut longtemps à s'établir, en raison de l'éloignement des membres de la Commission les uns des autres, et aussi parce qu'une solution définitive ne pouvait intervenir qu'au moment d'une prochaine réunion du Congrès international, à Londres en 1872 et plus tard à Bruxelles en 1875. C'est en effet à cette dernière date seulement que le système métrique de mesure actuellement en usage fut définitivement adopté.

La Commission posa d'abord comme principe absolu qu'elle ne se laisserait influencer en rien par la question d'outillage et que la réforme projetée serait radicale. C'était là une décision nécessaire et dont l'importance tenait au renouvellement de matériel que l'on allait imposer aux fabricants de verres. Les lentilles de divers numéros, en effet, sont obtenues en usant un bloc de verre contre des matrices sphériques ou cylindriques, concaves ou convexes, après l'interposition entre la matrice et le verre d'une mince couche de sable fin. Si la force des lentilles à fournir n'était plus la même, les courbures de leurs faces changeaient, et de nouvelles matrices, d'un rayon différent, devenaient nécessaires. Mais la Commission pensa, avec juste raison, que, par concurrence commerciale, tous les fabricants seraient bien vite mis dans la nécessité de s'outiller, pour pouvoir satisfaire aux demandes que les oculistes s'engageaient à formuler conformément aux règles qui allaient bientôt être adoptées. Et, de fait, plusieurs mois avant l'adoption, par le Congrès de 1875, de la nouvelle série métrique de verres dont nous allons indiquer la composition, alors que cette adoption, pour être officielle, n'exigeait plus que la formalité de la réunion du Congrès, l'un de nos plus habiles opticiens, Roulot, commença la fabrication des nouveaux verres sur les conseils de Giraud-Teulon, qui les employa le premier.

La nouvelle série des verres de lunettes, et son numérotage, fut établie, suivant le Rapport du professeur Donders, sur les principes suivants :

Le numéro d'un verre est donné, non plus par sa distance focale f, mais par l'inverse $\frac{1}{f}$ de cette distance exprimée en prenant le mètre pour unité.

Le premier verre de la série, celui qui portera le n° 1, sera le verre dont la distance focale est de 1 mètre, suivant la proposition de Nagel.

Ce verre unité portera le nom de DIOPTRIE, proposé par Monoyer.

Le numéro des autres lentilles, c'est-à-dire le quotient de l'unité par leur distance focale f exprimée en mètres, représentera donc un certain nombre de dioptries. Les verres qui composeront la nouvelle série seront ceux dont les distances focales sont respectivement de $0^m.50$, $0^m.25$, $0^m.33$, $0^m.20$, etc., et qui ont pour numéro :

$$\frac{1}{0.50}=2,\ \frac{1}{0.33}=3,\ \frac{1}{0.25}=4,\ \frac{1}{0.20}=5\ldots$$

Ce sont les verres de 2, 3, 4, 5... *dioptries*.

Comme ces verres, dont les numéros forment la

suite naturelle des nombres entiers, sont trop différents entre eux, dans les numéros faibles, pour répondre à tous les besoins de la pratique, on complétera la série par un certain nombre de verres intercalaires représentant des subdivisions *décimales* de l'unité, suivant la proposition de Monoyer, c'est-à-dire dont le numéro sera exprimé en dixièmes et centièmes de dioptrie.

C'est ainsi qu'ont été introduits les verres dont les distances focales sont de 4^m, 2^m, $1^m.33$, $0^m.80$..., et qui ont pour numéro $\frac{1}{4} = 0.25$, $\frac{1}{2} = 0.50$, $\frac{1}{1.33} = 0.75$, $\frac{1}{0.80} = 1.25$...; ce sont les verres de $0^d.25$, $0^d.50$, $0^d.75$, $1^d.25$...

Ajoutons que l'expression $\frac{1}{f}$ qui fournit le numéro d'un verre de distance focale f a reçu de Monoyer le nom de *pouvoir dioptrique*, dont l'adoption serait à désirer, ne serait-ce que pour supprimer des synonymes nombreux, tels que l'expression de *pouvoir réfringent*, qui a déjà, en physique, une autre signification.

On voit qu'en prenant pour caractériser un verre l'expression $\frac{1}{f}$, dans laquelle f est mesurée en prenant le mètre pour unité, on fait disparaître les divers inconvénients que nous avons signalés au commencement de ce chapitre, comme inhérents à l'ancien système de numérotage. En particulier, le numéro d'un verre augmente maintenant en même temps que son effet sur les rayons incidents, c'est-à-dire à mesure que sa distance focale diminue.

Mais on peut justifier d'une façon plus rigoureuse encore l'emploi de l'expression $\frac{1}{f}$ pour caractériser un verre. Nous avons montré[1] ailleurs, en effet, qu'une lentille positive ou négative imprime une déviation constante à tout rayon incident qui la rencontre à la même distance de l'axe, et que cette déviation est représentée proportionnellement par le pouvoir dioptrique $\frac{1}{f}$ de la lentille.

Ainsi, quand un rayon PI (fig. 12) tombe sur une lentille IC, dont nous négligeons l'épaisseur, l'angle P_1IP', que fait le rayon réfracté avec la direction du rayon incident, est constant, quelle que soit cette direction du rayon incident; en outre, cet angle est mesuré par $\frac{1}{f}$. Donc :

Le numéro ou pouvoir dioptrique d'une lentille représente un angle : c'est l'angle de déviation, constant d'ailleurs pour un même verre, imprimé à tout rayon incident, et en particulier à un rayon parallèle à l'axe, qui rencontre la lentille à une distance donnée de cet axe.

[1] A. Imbert; *De l'interprétation du Pouvoir dioptrique*, etc. Thèse de Doct. Lyon, 1883; tirage à part, Paris, 1883.

L'unité de pouvoir dioptrique, la DIOPTRIE, *est la déviation imprimée par la lentille de* 1^{m} *de distance focale.*

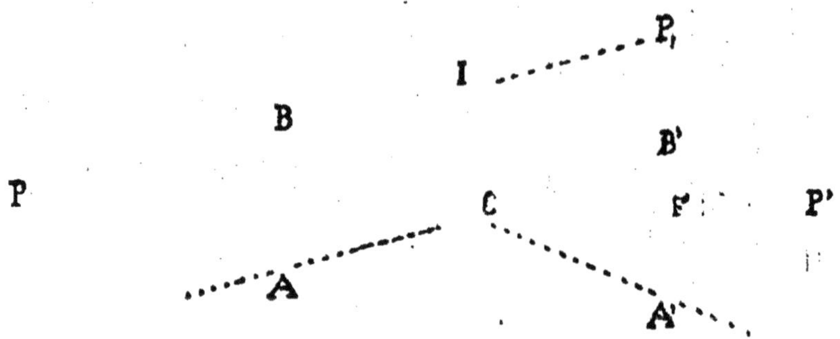

Fig. 12. — Déviation constante produite par une lentille sphérique.

Il est facile de déduire de ce qui précède la définition suivante, qui caractérise nettement et clairement les verres de la série aujourd'hui en usage :

Les lentilles de 1, 2, 3... dioptries, qui constituent la série métrique des verres de lunettes, sont telles que, en passant de l'une quelconque d'entre elles à la suivante, l'augmentation de déviation imprimée à un rayon incident est égale à la déviation imprimée à ce même rayon par le verre UNITÉ *de* UNE DIOPTRIE.

Il peut arriver que l'on ait intérêt à déterminer la distance focale *f* d'un verre dont on connaît le numéro ou pouvoir dioptrique F. Il est à peine besoin d'indiquer comment on obtient la première de ces quantités lorsque l'on connaît la seconde.

En effet, de l'égalité

$$F = \frac{1}{f},$$

qui n'est autre chose que la représentation algébrique de la définition du pouvoir dioptrique F, on tire :

$$f = \frac{1}{F}.$$

Donc les distances focales des verres de 1, 2, 3..., dioptries, par exemple, sont respectivement égales à

$$\frac{1}{1} = 1^m, \ \frac{1}{2} = 0^m,50, \ \frac{1}{3} = 0^m,33...$$

Il est encore une autre question que l'on peut avoir à résoudre. Tous les opticiens, en effet, ne sont pas au courant du numérotage métrique, et il est nécessaire alors d'indiquer en pouces le numéro du verre que nous supposons connu en dioptries. Les boîtes d'essai des oculistes (fig. 13), c'est-à-dire les boîtes contenant les séries de lentilles dont on a besoin pour déterminer les verres à prescrire dans tous les cas d'amétropie, portent encore, dans ce but, les deux systèmes de numérotage ancien et nouveau. Nous reproduisons ci-dessous ces indications. La colonne I du tableau suivant contient les numéros de la série métrique des verres, les colonnes 2 et 3 les longueurs focales correspondantes, en mètres et en pouces, ces der-

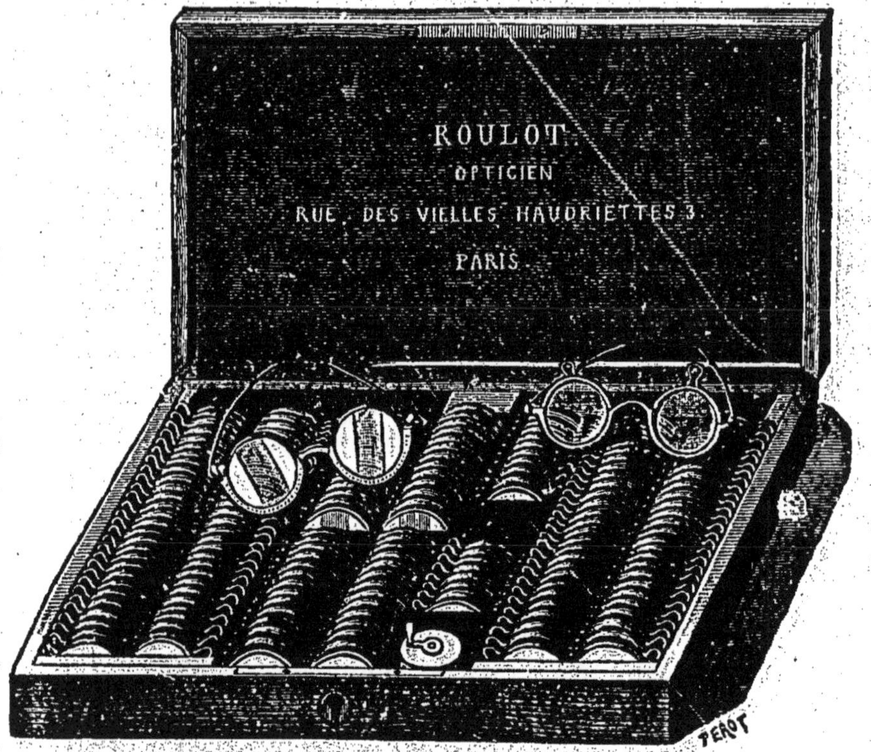

Fig. 13. — Boîte d'essai des oculistes.

nières calculées en attribuant au pouce la valeur 2cm,777 ; dans la colonne 4, nous indiquons la série des verres en pouces fabriqués encore aujourd'hui, sans vouloir établir toutefois une correspondance qui ne saurait être que relative, la distance focale des lentilles numérotées en pouces, c'est-à-dire d'après leur rayon de courbure, variant avec l'indice du verre qui les constitue.

NUMÉROS en DIOPTRIES. 1	LONGUEURS focales EN MÈTRES. 2	LONGUEURS focales EN POUCES. 3	NUMÉROS en POUCES. 4	
0.25	4	144.04	96	6 1/2
0.50	2	72.02	72	6
0.75	1.333	48.01	48	5 1/2
1	1	38.02	42	5
1.25	0.800	28.81	36	4 3/4
1.50	0.666	24	30	4 1/2
1.75	0.571	20.56	24	4 1/4
2	0.500	19.01	20	4
2.50	0.400	14.40	18	3 3/4
3	0.333	12.67	16	3 1/2
3.50	0.286	10.29	15	3 1/4
4	0.250	9.50	14	3
4.50	0.222	8.03	13	2 3/4
5	0.200	7.60	12	2 1/2
5.50	0.182	6.55	11	2 1/4
6	0.166	5.98	10	2
7	0.143	5.15	9	1 3/4
8	0.125	4.75	8	1 1/2
9	0.111	4	7	1 1/4
10	0.100	3.80		1
11	0.091	3.28		
12	0.083	2.99		
13	0.077	2.70		
14	0.071	2.55		
16	0.062	2.23		
18	0.055	1.98		
20	0.050	1.90		

Si l'on n'a pas à sa disposition le tableau précédent, on passera d'un système de numérotage à l'autre de la manière suivante.

Soit n le numéro d'un verre en pouces français, par exemple, c'est-à-dire à peu près sa longueur focale ; le pouce français valant $0^{m},02777$, la longueur focale de ce verre exprimée en mètres sera $n \times 0,02777$ et son numéro métrique ou pouvoir dioptrique F sera donc, en dioptries, à peu près égal à

$$F = \frac{1}{n \times 0.02777}.$$

Inversement, si l'on connaît le numéro métrique F d'un verre et que l'on veuille avoir son numéro ou sa distance focale en pouces français, il suffira de tirer la valeur de n de l'expression précédente, ou de recommencer un raisonnement analogue à celui qui précède, ce qui conduit à

$$n = \frac{1}{F \times 0.02777}.$$

Mesure des distances. — Convenons de prendre pour mesure de toute longueur que nous aurons à considérer, non pas le nombre de mètres ou de fractions de mètre d contenu dans cette longueur, mais l'inverse $\frac{1}{d}$ de ce nombre, c'est-à-dire le quotient de l'unité divisée par ce nombre d ; ce quotient représentera d'ailleurs des *dioptries*, et nous justi-

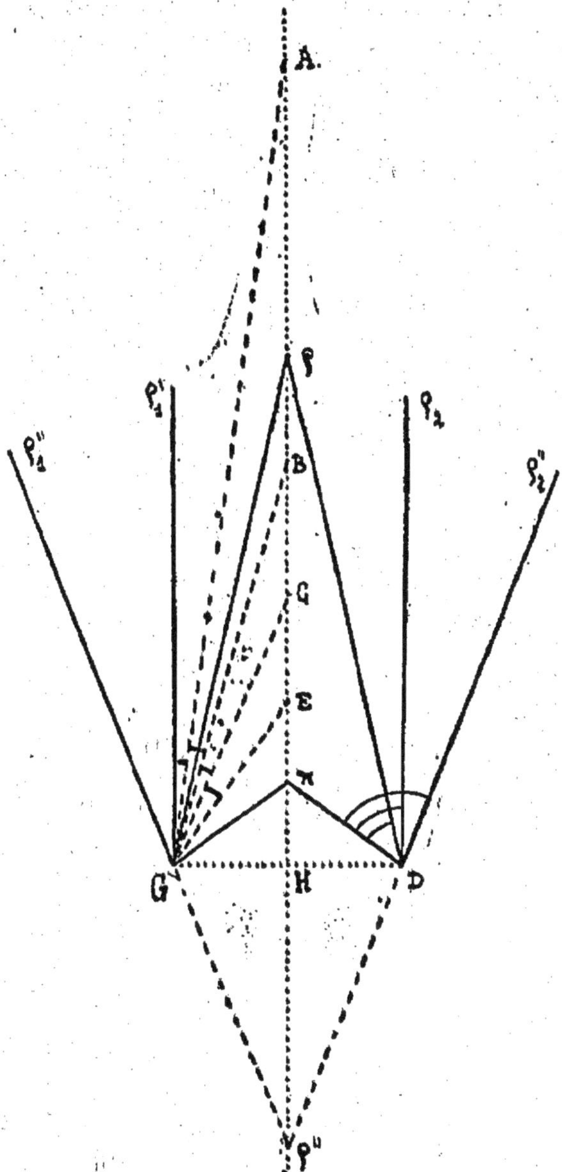

Fig. 14. — Mesure des distances en dioptries.

fierons plus loin cette expression en indiquant à quoi revient, en réalité, cette manière de mesurer les distances.

D'après la convention énoncée dans les lignes qui précèdent, si nous prenons sur une droite HA, à partir d'un même point H et vers le haut (fig. 14), des distances respectivement égales à ∞, 1 mèt., $0^m.50$, $0^m.33$, $0^m.25$... nous dirons que les points obtenus ainsi sont :

le premier à $\frac{1}{\infty} = 0$ dioptrie du point H
le deuxième A à $\frac{1}{1} = 1$ dioptrie — H
le troisième B à $\frac{1}{0.50} = 2$ dioptries — H
le quatrième C à $\frac{1}{0.33} = 3$ dioptries — H
le cinquième E à $\frac{1}{0.25} = 4$ dioptries — H

. . . .

Si nous prenons les mêmes distances, sur la même droite, à partir de la même origine H, mais vers le bas, en sens inverse de précédemment, nous obtiendrons de même une série de points situés à 0, 1, 2, 3, 4... dioptries du point H. Il nous sera d'ailleurs facile de distinguer le sens dans lequel ces distances sont comptées en convenant, en outre, d'affecter du signe + les distances comptées au-dessus de H par exemple et du signe — les distances comptées au-dessous.

Voici quelle est la signification de cette méthode de mesure.

Considérons la perpendiculaire GD à la droite sur laquelle nous avons compté les distances précédentes et un point G très voisin de H ; joignons ce point G aux points situés respectivement à ∞, 1 mèt., $0^m.50$, $0^m.33$, $0^m.25$... c'est-à-dire situés à 0, 1, 2, 3, 4... dioptries du point H. Les droites GA, GB, GC, GE... font avec la droite $G\rho'_1$, parallèle à HA, des angles qui croissent d'une quantité constante, en sorte que

pour le point	B	situé à	2^d	de H,	angl. $BG\rho'_1 = 2$ angl. $AG\rho'_1$.
—	C	—	3^d	—	angl. $CG\rho'_1 = 3$ angl. $AG\rho'_1$
—	E	—	4^d	—	angl. $EG\rho'_1 = 4$ angl. $AG\rho'_1$

. . . .

On voit donc, d'après cela, que l'on prend pour mesure d'une distance HB la mesure de l'angle $BG\rho'_1$ exprimée en prenant pour unité l'angle $AG\rho'_1$. Or cet angle $AG\rho'_1$ n'est autre chose que la déviation qu'une lentille de distance focale HA = 1 mèt., c'est-à-dire une lentille de 1 dioptrie, placée en GD, imprimerait à tout rayon incident qui la rencontrerait en G. De même l'angle $BG\rho'_1$ est l'angle qu'une lentille de distance focale HB = $0^m.50$, c'est-à-dire une lentille de 2 dioptries, placée en GD, imprimerait à tout rayon incident qui la rencontrerait en G.

En résumé donc, le système de mesure dont nous nous occupons revient à regarder toute distance comme étant la longueur focale d'une lentille, et à prendre pour mesure de cette distance, ou longueur focale, le pouvoir dioptrique de cette lentille; on substitue, en d'autres termes, à la mesure de lignes la mesure d'angles correspondants.

Mais laissons de côté ces considérations un peu abstraites et voyons quels sont les avantages que présente cette manière de mesurer une distance d par son inverse $\frac{1}{d}$, le quotient représentant des *dioptries*. Ces avantages résultent de ce que, dans les formules d'optique en général, les distances entrent toujours par leur inverse.

Considérons, en effet, en particulier la formule classique des lentilles :

$$\frac{1}{p} + \frac{1}{p'} = \frac{1}{f}, \tag{1}$$

dans laquelle p et p' représentent les distances, en mètres, d'un objet et de son image à une lentille de longueur focale f. Convenons de mesurer ces longueurs p, p', f en dioptries et représentons par P, P', F les nombres de dioptries auxquels chacune d'elles correspond. P, P', F sont donc respectivement égaux à $\frac{1}{p}$, $\frac{1}{p'}$, $\frac{1}{f}$, et la formule (1) peut s'écrire :

$$P + P' = F. \tag{2}$$

Les calculs que nécessite l'emploi de la formule (1), lorsque l'on veut avoir la valeur de l'une quelconque des quantités p, p', f en fonction des deux autres, se réduisent, dans la formule (2), à de simples additions et soustractions ; nous allons en donner des exemples. Mais rappelons d'abord que p dans la formule (1), et par suite P dans la formule (2), *doit être pris avec le signe + ou avec le signe — suivant qu'il est compté du côté d'où vient la lumière ou du côté opposé,* c'est-à-dire *suivant que l'objet est réel ou virtuel* ; que p' et par conséquent P' *doit être pris* au contraire *avec le signe + ou avec le signe — suivant qu'il est compté du côté d'où ne vient pas la lumière ou en sens inverse,* c'est-à-dire encore *suivant que l'image est réelle ou virtuelle*; enfin que f et donc F *doit être pris avec le signe + ou avec le signe — suivant que la lentille est convergente ou divergente,* d'où le nom de lentilles *positives* donné aux premières, et de lentilles *négatives* donné aux secondes.

I. — Lentille convergente ou positive :

1. Un objet étant placé à 3^d^ (0^m^,33) d'une lentille positive de 5^d^, trouver la position de l'image.

La formule (2) donne immédiatement :

$$P' = F - P,$$

et, dans le cas particulier considéré :

$$P' = 5 - 3 = +2^{d}.$$

L'image est donc réelle et située à 2^d^ (0^m^.50) en arrière de la lentille.

2. L'objet étant à 8^d^ (0^m^,125) de la même len-

tille, à quelle distance l'image va-t-elle se former ?

On a dans ce cas :

$$P' = 5 - 8 = -3^d.$$

L'image est donc virtuelle, située du même côté que l'objet, puisque P' est affecté du signe —, et à 3^d ($0^m,33$) de la lentille.

3. Un objet virtuel étant à 5^d ($0^m,20$) de la même lentille, déterminer la situation de l'image.

Puisque l'objet est virtuel, P doit être affecté du signe —, d'après ce que nous avons dit plus haut ; la formule (2) s'écrit alors :

$$-P + P' = F,$$

d'où

$$P' = F + P,$$

et, dans le cas particulier considéré :

$$P' = 5 + 5 = 10^d.$$

L'image est réelle, puisque P' est positif, et située à 10^d ($0^m,10$) de la lentille.

II. — Lentille divergente ou négative :

1. Un objet est à 2^d ($0^m,50$) d'une lentille négative de 3^d ; trouver la position de son image.

La formule (2) devient, pour le cas des lentilles négatives :

$$P + P' = -F,$$

d'où

$$P' = -F - P.$$

Dans le cas particulier considéré, on aura donc :

$$P' = -3 - 2 = -5$$

L'image est virtuelle, puisque P' est affecté du signe —, et située à 5^d ($0^m,20$) de la lentille.

2. L'objet étant virtuel et à 5^d de la lentille, où l'image se forme-t-elle ?

Puisque l'objet est virtuel, P doit être pris avec le signe — dans la formule (2), laquelle devient alors :

$$-P + P' = -F,$$

d'où
$$P' = -F + P;$$

dans le cas considéré on aura donc :

$$P' = -3 + 5 = +2.$$

P' étant affecté du signe +, l'image est réelle et située en outre à 2^d ($0^m,50$) de la lentille.

3. L'objet étant encore virtuel et situé à 1^d (1^m) de la lentille, quelle est la situation de l'image?

P doit être pris encore avec le signe —, comme dans le cas précédent, et on a :

$$P' = -3 + 1 = -2.$$

Dans ce cas, l'image est virtuelle de nouveau, puisque P' est affecté du signe —, et située à 2^d ($0^m,50$) de la lentille.

VII.

DEGRÉ D'UNE AMÉTROPIE.

Nous avons vu précédemment que l'un des caractères distinctifs des états d'*emmétropie*, de *myopie* et d'*hypermétropie* résultait des positions différentes que pouvait occuper le punctum remotum par rapport à l'œil.

Pour tous les *emmétropes*, ce point est à l'infini; mais il n'est pas pour tous les *amétropes* (myopes et hypermétropes) à la même distance en avant ou en arrière de la cornée. On conçoit donc qu'il soit possible et nécessaire, comme nous allons le voir, de distinguer des *degrés* différents de *myopie* et d'*hypermétropie*.

Pour caractériser nettement ces degrés, proposons-nous de corriger une amétropie au moyen de lentilles, c'est-à-dire de déterminer le numéro du verre à placer devant l'œil amétrope pour que les rayons venant de l'infini, et traversant d'abord ce verre, aillent converger sur la rétine de l'œil amétrope, sans que l'accommodation ait à intervenir, ainsi que cela a lieu, sans l'adjonction de verres, dans l'œil emmétrope.

Considérons d'abord le cas de la myopie.

Le punctum remotum est alors situé (fig. 15) en R, à une distance finie en avant de l'œil. Plaçons en avant de celui-ci une lentille divergente LL', choisie de telle sorte que l'un de ses foyers principaux coïncide avec le punctum remotum R. Les rayons tels que SI, S'I', qui arrivent parallèlement à l'axe commun à l'œil et à la lentille, seront réfractés par cette dernière, de telle sorte que leurs prolongements aillent passer par le punctum remotum R, où se trouve le foyer principal antérieur du verre. Ces rayons arrivent alors sur l'œil avec les mêmes directions, II_1 et $I'I'_1$, que s'ils venaient réellement du punctum remotum R de cet œil; ce dernier les réunira par suite en R', sur sa rétine, sans que l'accommodation ait à intervenir.

En somme donc, grâce à l'adjonction de la lentille divergente LL', dont un foyer principal

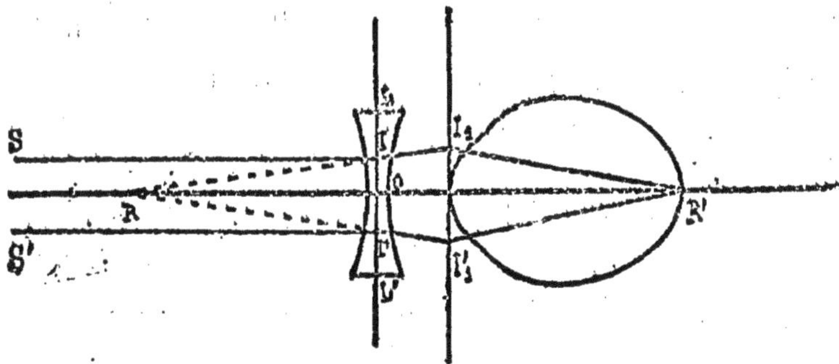

Fig. 15. — Mesure du degré de myopie par une lentille.

coïncide avec le punctum remotum de l'œil, les rayons venus de l'infini vont converger, pendant le repos de l'accommodation, sur la rétine de l'œil myope.

Cet œil myope jouit en conséquence, avec le secours du verre que nous avons placé en avant de sa cornée, de la propriété caractéristique de l'œil emmétrope, puisqu'il fait former sur sa propre rétine l'image nette d'objets situés à l'infini, pendant le relâchement du muscle ciliaire. Ce n'est pas à dire toutefois que cet œil myope soit de tous points assimilable maintenant à un œil emmétrope et qu'il faille le munir toujours du verre exactement correcteur choisi comme nous venons de le dire. Nous verrons en effet, dans le chapitre relatif à l'étude particulière de la myopie, que, d'une part un tel verre ne rendrait pas toujours des services bien appréciables pour la vision au loin, à cause de son influence sur la grandeur des images rétiniennes, et que, d'autre part, dans la vision de près, il pourrait très souvent être plus nuisible qu'utile et amener une augmentation de la myopie. Nous dirons alors avec quels soins il faut choisir les verres dont les myopes doivent faire usage, tandis qu'en ce moment nous considérons seulement la correction théorique de l'anomalie, en vue d'en distinguer les divers degrés et d'en établir la mesure.

La condition que doit remplir la lentille exactement correctrice, coïncidence du foyer principal avec le punctum remotum de l'œil, montre que la distance focale de ce verre, et par suite son numéro, varie d'un œil myope à un autre œil myope suivant la distance à laquelle se trouve le remotum. Il est donc rationnel de caractériser une myopie par le numéro de son verre exactement correcteur ; mais il importe alors de bien préciser les conditions dans lesquelles ce verre doit agir et d'indiquer la distance à laquelle on le suppose placé en avant de l'œil. En effet, la condition à remplir de la coïncidence du foyer principal avec le punctum remotum fait que la distance focale de la lentille à choisir augmente ou diminue suivant que la distance du verre à la cornée diminue ou augmente. Si la lentille est placée non plus en O, mais plus loin de la cornée, sa distance focale devra être plus faible et son numéro plus fort.

Nous supposerons toujours, sauf indication contraire, que les verres correcteurs sont placés au foyer principal antérieur de l'œil, c'est-à-dire à 13^{mm} environ en avant de la cornée ; c'est la position moyenne dans laquelle les amétropes placent en effet leur verre correcteur.

Soit donc r la distance du punctum remotum au foyer principal antérieur de l'œil, ou la distance focale du verre correcteur ; le numéro de ce verre sera $\frac{1}{r}$, et ce quotient représentera en même temps la mesure du *degré* de la myopie.

Lorsqu'un œil aura, par exemple, son remotum situé à 2^m, 1^m, $0^m.50$, $0^m.33$, $0^m.25$, $0^m.20$... en avant de son foyer principal antérieur, nous dirons qu'il présente une myopie de $\frac{1}{2}$, $\frac{1}{1}$, $\frac{1}{0.50}$, $\frac{1}{0.33}$, $\frac{1}{0.25}$, $\frac{1}{0.20}$... ou de 0.50, 1, 2, 3, 4, 5... dioptries ; cela veut dire en même temps que, pour rendre cet œil emmétrope quant à la vision des objets situés à l'infini, il faut le munir à son foyer principal antérieur d'un verre de 0.50, 1, 2, 3, 4, 5... dioptries.

Les mêmes considérations s'appliquent de tout point à la correction rigoureuse de l'hypermétropie.

Soit en effet un œil hypermétrope ayant son punctum remotum en R, en arrière de la rétine; plaçons encore à son foyer principal antérieur une

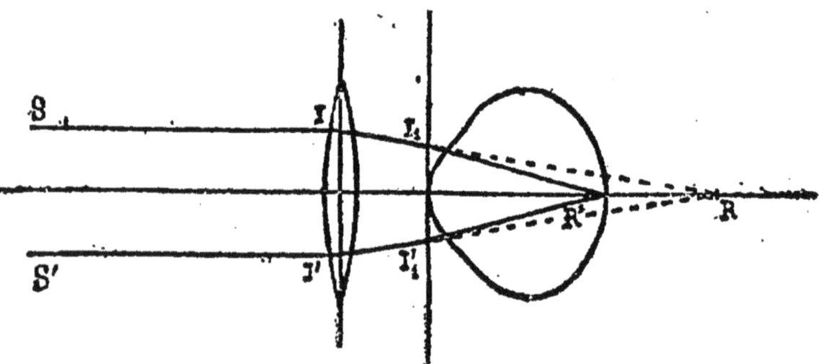

Fig. 16. — Mesure du degré d'une hypermétropie par une lentille.

lentille convergente de numéro tel que l'un de ses foyers coïncide avec ce point R. Les rayons venus de l'infini, SI et S'I' par exemple, seront réfractés de telle sorte que leurs nouvelles directions II_1,

$I'I'_1$, iront concourir au foyer principal R de la lentille. Ces rayons tombant ainsi sur l'œil sous un état de convergence tel que leurs prolongements vont concourir au punctum remotum, l'œil les réunira en R' sur sa rétine sans que l'accommodation ait à intervenir.

Grâce donc à l'adjonction d'un verre convergent satisfaisant à la condition énoncée plus haut, l'œil hypermétrope est encore assimilable à l'emmétrope quant à la vision des objets très éloignés. La longueur focale du verre variera, comme dans le cas de la myopie, avec la position du punctum remotum, sa distance à la cornée étant d'ailleurs supposée invariable. Nous sommes encore amenés ainsi à prendre pour mesure du *degré* d'hypermétropie le numéro du verre exactement correcteur.

Suivant donc que le punctum remotum d'un œil hypermétrope sera situé à une distance de 2^m, 1^m, $0^m.50$, $0^m.33$, $0^m.25$, $0^m.20$... de son foyer antérieur, nous dirons qu'il présente une hypermétropie de $\frac{1}{2}$, $\frac{1}{1}$, $\frac{1}{0.50}$, $\frac{1}{0.33}$, $\frac{1}{0.25}$, $\frac{1}{0.20}$... ou de 0.50, 1, 2, 3, 4, 5...dioptries, et qu'il faut le munir d'un verre de 0.50, 1, 2, 3, 4, 5... dioptries pour lui rendre possible la vision des objets très éloignés, pendant le repos de l'accommodation.

Ajoutons que, comme dans le cas de la myopie, mais pour des raisons différentes que nous exposerons lors de l'étude particulière de l'hypermétropie, ce verre exactement correcteur n'est pas celui dont l'hypermétrope doit, en général, faire usage.

En résumé, nous appellerons *degré de myopie ou d'hypermétropie le quotient* $\frac{1}{r}$ *de l'unité par la distance r, exprimée en mètres, du punctum remotum au foyer principal antérieur de l'œil, ou, ce qui revient au même, la distance, en dioptries, du punctum remotum au foyer antérieur de l'œil.*

Ce degré fait connaître en même temps le numéro du verre exactement correcteur ; ce verre n'est pas en général, il est vrai, celui dont l'amétrope doit faire usage; mais la connaissance du degré exact de l'amétropie, ou du verre exactement correcteur, est indispensable pour faire le choix judicieux de la lentille à prescrire dans chaque cas particulier.

Aussi allons-nous indiquer, dans le chapitre suivant, les principaux procédés à l'aide desquels on arrive à la détermination du degré de la myopie ou de l'hypermétropie.

VIII.

ACUITÉ VISUELLE. — DÉTERMINATION DU PUNCTUM REMOTUM OU DU DEGRÉ D'AMÉTROPIE.

Les procédés que l'on a imaginés pour déterminer le punctum remotum sont nombreux et fondés sur des principes différents. Notre intention n'est pas de les décrire tous, mais de nous borner à faire connaître les meilleurs au point de vue pratique ; aussi les distinguerons-nous seulement en procédés *subjectifs* et en procédés *objectifs*, c'est-à-dire en procédés basés uniquement sur les réponses fournies par le sujet à examiner, et en procédés fondés sur les constatations faites par l'observateur lui-même, sans que l'observé ait à fournir le moindre renseignement.

Cette considération de la subjectivité ou de l'objectivité de la méthode à employer est en général peu importante dans la pratique courante ; il faut au contraire en tenir grand compte lorsqu'on soupçonne que le sujet, un conscrit, par exemple, devant le conseil de revision, peut avoir intérêt à paraître amétrope, ou lorsqu'on procède à l'examen de la vision chez de jeunes enfants.

Il est encore une distinction que nous devons

établir entre les procédés que nous allons décrire. Certains d'entre eux, ceux qui consistent dans l'emploi de l'ophtalmoscope à réfraction ou dans l'observation de phénomènes d'ombre dont nous parlerons plus loin, ne renseignent que sur le degré d'amétropie, lequel est déterminé alors objectivement; les autres font connaître, en même temps que ce degré, un autre élément important, l'*acuité visuelle*, que, pour cette raison, nous devons tout d'abord définir.

Acuité visuelle. — Considérons plusieurs personnes dont les yeux, tout en présentant des différences de réfraction, c'est-à-dire tout en étant, les uns emmétropes, les autres myopes ou hypermétropes, puissent cependant y voir tous nettement à la même distance, grâce à des états différents d'accommodation. Plaçons à cette distance des objets de grandeur différente, des caractères d'imprimerie par exemple, et notons quels sont les plus petits caractères que chacune de ces personnes pourra lire successivement avec chacun de ses yeux, l'autre étant recouvert d'un écran. Nous constaterons ainsi que la grandeur limite des caractères qui sont encore distingués par les divers sujets soumis à l'expérience varie, en général, de l'un à l'autre; et cependant, pour toutes ces personnes sans exception, à chacun de ces caractères, quelle qu'en soit la grandeur, correspond sur la rétine une image également nette. Tous les yeux ne sont donc pas également aptes à distinguer de petits objets, et l'on conçoit que chaque œil possède une *acuité visuelle* spéciale.

Sans rechercher quelles sont les causes multiples, et peut-être difficiles à déterminer avec certitude, des différences individuelles d'acuité, bornons-nous à constater leur importance évidente au point de vue de la vision, et demandons-nous quelle est la meilleure méthode à suivre pour les constater, ou du moins quelle est la méthode qui fournit les indications les plus utiles dans la pratique.

On ne peut pour cela opérer comme nous venons de le faire, en vue de constater seulement des différences individuelles d'acuité. S'il existe en effet une distance à laquelle quelques amétropes et certains emmétropes y voient tous nettement, il n'en est plus de même pour tous les degrés d'amétropie. En outre, l'état d'accommodation d'un œil, pour une même distance, dépend de son état de réfraction, et l'on peut penser qu'il est préférable de comparer les acuités visuelles pour des états d'accommodation identiques. Or ces conditions d'égalité de distance, d'accommodation et de netteté d'image qui paraissent s'exclure, sont réalisables indirectement de la manière suivante : Supposons que nous ayons muni chaque œil à examiner du verre exactement correcteur de son amétropie ; la vision sera nette à l'infini pour chacun d'eux, sans que l'accommodation ait à intervenir, et les conditions ci-dessus se trouveront simultanément réalisées, lors de la vision à grande distance.

Il importe de remarquer que le verre correcteur intervient directement sur la valeur de l'acuité, par suite de son influence sur la grandeur des images rétiniennes de l'œil qui en est muni ; c'est là un inconvénient. Par contre, cette manière d'opérer présente cet avantage de faire connaître la plus grande amélioration qu'il est possible d'apporter à la vision d'un amétrope et de pouvoir être utilisée pour la détermination simultanée de l'acuité visuelle et du degré d'amétropie.

Mais ce n'est pas là la seule manière dont il est bon, en pratique, de déterminer l'acuité visuelle.

La considération de l'acuité à l'œil nu, et pour la vision à grande distance, donnera une sorte de mesure des troubles occasionnés, dans ces conditions, par l'existence d'une amétropie. Il faudra seulement avoir soin, lors de cette détermination, que le sujet tienne les yeux bien ouverts. Le clignement des paupières, en effet, en diminuant la surface d'entrée dans l'œil des rayons lumineux, tendrait à réduire le fonctionnement de l'organe à celui d'une chambre obscure et supprimerait, en partie, l'influence nuisible de l'amétropie existante ; ce que l'on obtiendrait donc, en laissant le sujet cligner des paupières, ce serait une mesure un peu grossière de l'état fonctionnel de la rétine, mesure que l'on peut effectuer plus rigoureusement en supprimant d'une manière plus sûre et plus complète l'influence de toute amétropie.

A cet effet, on fait regarder le sujet à travers un petit trou de moins d'un demi-millimètre de diamètre, un trou d'épingle percé dans une carte tenue à une petite distance de l'œil. Le faisceau lumineux qui, parti d'un même point de l'objet, pénètre dans l'œil est alors très mince ; il rencontre les divers dioptres oculaires, cornée et faces du cristallin, en des portions si restreintes de leur surface que la forme de celles-ci est presque sans aucune influence sur la réfraction de ces rayons ; l'accommodation, qui entraîne un changement de courbure des faces du cristallin, reste elle-même sans effet sensible. Les images rétiniennes obtenues dans ces conditions ont donc une égale netteté pour tous les yeux, quel que soit leur état d'emmétropie ou d'amétropie, ou leur état d'accommodation, quelle que soit aussi la distance à l'œil de l'objet qu'ils regardent. Chacun peut vérifier ces faits par l'expérience en plaçant une page imprimée, par exemple, à une distance assez petite de l'œil pour que la vision soit absolument confuse; si l'on regarde alors à travers un trou d'épingle fait dans une feuille de papier, les caractères apparaissent nets et l'on peut les lire sans aucune difficulté, à la condition que l'appareil nerveux de réception et de transmission au cerveau des impressions lumineuses, rétine et nerf optique, ne soit pas le siège d'altérations pathologiques.

On conçoit donc que l'acuité visuelle, mesurée

ainsi au trou d'épingle, fournisse immédiatement un important renseignement subjectif, que l'on devra compléter ensuite par une exploration objective du fond de l'œil avec l'ophtalmoscope. Cette expérience aussi simple que rapide permet en outre de reconnaître si les troubles de la vue, dont le sujet se plaint, sont dus à une anomalie de réfraction ou si la cause doit en être recherchée dans l'état où se trouvent les parties profondes de l'œil. Lorsque, en effet, la vision est confuse, dans des conditions déterminées, uniquement par suite de l'existence d'une amétropie, l'épreuve par le trou d'épingle amènera sûrement une amélioration sensible dans la netteté des images rétiniennes et une augmentation de l'acuité; au contraire, la vision ne sera pas améliorée par le trou d'épingle quand les troubles accusés par le malade seront dus à une altération pathologique des milieux ou des parties profondes de l'œil.

Ajoutons que, le trou d'épingle réduisant dans une forte proportion la quantité de lumière qui pénètre dans l'œil, l'épreuve ne peut être concluante que si elle est faite avec un bon éclairage.

Les différences individuelles d'acuité que l'on constate par les divers moyens que nous venons d'indiquer, se mesurent d'après les principes suivants :

1° On emploie comme objets des caractères d'imprimerie dont les traits ont une épaisseur égale au cinquième de leur hauteur;

2° L'acuité prise pour unité est celle d'un œil qui reconnaît nettement des caractères dont le diamètre apparent est de 5′, c'est-à-dire dont la grandeur est telle que les lignes allant de ses extrémités au premier point nodal de l'œil (*lignes visuelles*) forment un angle de 5′;

3° Les images rétiniennes étant évidemment, toutes choses égales d'ailleurs, proportionnelles à la grandeur de l'objet correspondant, on dit que l'acuité d'un œil est 2, 3... fois plus petite ou plus grande que l'unité lorsque les plus petits caractères que cet œil peut distinguer sont 2, 3... fois plus grands ou plus petits que ceux dont le diamètre apparent est de 5′.

C'est d'après ces principes que sont construites les nombreuses échelles typographiques en usage aujourd'hui.

Celles de ces échelles qui sont distinées à la mesure simultanée de l'acuité et du degré d'amétropie doivent être placées à 5 mèt. du malade, bien qu'il eût été peut-être plus rationnel, eu égard à la série des verres qui constituent les boîtes d'essais, de les établir pour la distance de 4 mèt. ou $0^d.25$. La grandeur ($0^m,007$) des plus petits caractères que présentent ces échelles et qui forment leur première ligne est telle qu'à 5 mèt. leur diamètre apparent est de 5′. Les caractères des lignes suivantes sont plus grands et en regard ou au-dessus de chaque ligne se trouve la valeur de l'acuité visuelle correspondante V ; celle-ci est calculée d'après la formule :

$$V = \frac{1}{h}$$

h étant la hauteur des caractères de la ligne, en prenant pour unité celle des caractères qui correspondent à une acuité égale à 1. Cela veut dire, par exemple, que, en face de la ligne dont les caractères ont une hauteur égale à $\frac{3}{2}$, $\frac{10}{9}$, etc. de la hauteur des caractères de la première ligne, on a inscrit une acuité de

$$\frac{1}{\frac{3}{2}} = \frac{2}{3}, \quad \frac{1}{\frac{10}{9}} = \frac{9}{10} = 0.9, \text{ etc.}$$

Les diverses échelles en usage sont graduées en fractions ordinaires ; une seule croyons-nous, celle de Monoyer, donne l'acuité en dixièmes. Cette échelle contient 10 lignes de caractères dont les hauteurs, en commençant par la seconde ligne, sont successivement les $\frac{10}{9}$, $\frac{10}{8}$, $\frac{10}{7}$, $\frac{10}{6}$, $\frac{10}{5}$, $\frac{10}{4}$, $\frac{10}{3}$, $\frac{10}{2}$, $\frac{10}{1}$ de celles des caractères de la première ; ces derniers ont, à 5 mèt. de distance, un diamètre apparent de 5′ et correspondent à l'acuité unité. Les caractères des neuf dernières lignes correspondent donc à des acuités visuelles de 0.9, 0.8, 0.7, 0.6, 0.5, 0.4, 0.3, 0.2, 0.1 de l'acuité unité.

Céla veut dire que si un œil ne peut, par exemple, lire à 5 mèt. que la ligne marquée 0.6, son acuité est les six dixièmes de l'acuité unité.

Green, en Amérique, et Javal, à Paris, ont fait construire des échelles dont les caractères croissent en progression géométrique. Nous dirons plus loin quelles sont les considérations par lesquelles ces savants ont justifié le changement qu'ils proposent ainsi d'apporter au principe de graduation des échelles d'acuité, considérations d'ailleurs exactes; mais nous dirons aussi pour quelles raisons il nous semble superflu de faire subir aux échelles d'acuité actuellement en usage les modifications indiquées par Javal et Green, si l'on se place au point de vue purement pratique.

Au lieu de mesurer ainsi l'acuité visuelle avec des caractères de grandeur différente vus à une distance toujours la même, on pourrait encore se servir de caractères d'une grandeur uniforme dont on ferait varier la distance à l'œil. Le diamètre apparent d'un même objet, en effet, est en raison inverse de sa distance à l'œil: il devient 2, 3... fois plus grand ou plus petit lorsque l'objet est 2, 3... fois plus rapproché ou plus éloigné. Il en résulte que l'acuité visuelle est directement proportionnelle à la distance à laquelle l'œil peut encore lire des caractères de grandeur donnée et invariable. On est quelquefois obligé de recourir à cette méthode de mesure lorsque, en se servant, par exemple, de l'échelle Monoyer, l'acuité de l'œil à examiner est inférieure à 0.1. On fait alors approcher le malade jusqu'à ce qu'il puisse distinguer les caractères de la dernière ligne, et si la distance à laquelle le malade commence à les distinguer est 2, 3... fois plus petite que 5 mèt., son acuité sera 2, 3... fois plus petite que 0.1. Plus généralement D étant la distance à laquelle un œil commence à lire des caractères qui sont lus à une distance *d* par un œil possédant l'acuité unité, l'acuité visuelle du premier est égale à $\frac{d}{D}$.

Les caractères qui constituent les échelles d'acuité varient avec les auteurs. C'est que, en effet, certaines lettres comme M, B... ont une forme assez compliquée ; d'autres, telles O et D, Y et V..., diffèrent peu entre elles et leur confusion est facile. Quelques oculistes font à dessein entrer ces lettres dans les échelles, espérant ainsi, en raison même des difficultés que leur lecture présente, arriver à mieux reconnaître le maximum d'acuité visuelle que l'on peut donner au malade au moyen de verres correcteurs ; d'autres au contraire, à cause de cette même difficulté de lecture, excluent ces lettres de leur échelle.

Ce choix des lettres qui doivent composer une échelle d'acuité nous paraît assez indifférent en pratique. Dans la plupart des cas, en effet, le malade indique lui-même avec précision quel est celui des verres successifs de la boîte d'essai qui lui fait voir les caractères avec le plus de netteté, et cela quelle que soit l'échelle employée; on obtient alors une mesure exacte du degré d'amétropie que l'on se propose de déterminer et dont la connaissance est souvent indispensable pour le choix à faire du verre correcteur. D'autres fois, au contraire, c'est le cas de certains myopes, le malade montre une telle hésitation à indiquer, parmi deux ou trois verres, celui qui lui fournit les images les plus nettes, qu'on ne peut songer à mettre cette indécision sur le compte d'un mauvais choix de lettres.

Les lettres, en outre, quelles qu'elles soient, présenteront toujours l'inconvénient, lorsque leur grandeur correspondra à peu près à l'acuité maxima, d'être autant devinées que réellement lues, surtout si, trompant à un moment donné la surveillance du médecin, le malade s'approche de l'échelle pour voir quelles sont ces lettres qu'il ne peut déchiffrer, ou si les personnes qui l'accompagnent le reprennent à haute voix, à chaque erreur qu'il commet. Pour ces raisons, il sera souvent bon de se servir de l'échelle de Snellen, qui est constituée par des carrés de diverses grandeurs dont trois côtés seulement sont figurés par un trait ayant une épaisseur égale au cinquième de la longueur; le malade doit alors indiquer si l'espèce de crochet ainsi obtenu est ouvert en haut, en bas, à droite ou à gauche.

Le choix de ces crochets pour la mesure de l'acuité offre encore cet avantage que, leur forme étant toujours la même pour toutes les lignes de l'échelle, les déterminations se font dans des conditions plus identiques que si la forme des lettres types varie d'une ligne à l'autre.

En raison même de ces variétés de forme des objets types, on ne saurait se proposer d'obtenir toujours une approximation très grande dans la détermination de l'acuité. Afin qu'il pût en être ainsi, il faudrait d'abord donner à ce mot d'acuité une signification rigoureuse et parfaitement déterminée, le définir par la plus petite distance de deux points lumineux sur fond obscur, que l'œil peut encore distinguer l'un de l'autre. Des mesures faites d'après cette définition exigeraient une installation un peu spéciale ; elles fourniraient sans doute des indications plus précises, mais dont on peut se passer dans la pratique.

C'est en nous plaçant encore au point de vue des besoins de la pratique qu'il ne nous paraît pas nécessaire de faire subir à la graduation des échelles d'acuité les modifications proposées par Javal et par Green, en partant des considérations suivantes. Pour percevoir la forme d'un objet, il faut qu'il ait des dimensions suffisantes et par suite que son image rétinienne recouvre un nombre assez grand d'éléments nerveux sensibles à la lumière. On devrait donc, d'après cela, mesurer l'acuité, non par la grandeur linéaire de la plus petite image ou du plus petit objet correspondant, dont la forme est encore distinguée, mais par la surface occupée par cette image ou par l'objet qu'elle reproduit. Or, ces surfaces étant entre elles comme les carrés de leurs dimensions homologues, les lignes d'une échelle typographique dont les caractères ont une hauteur 2, 3... fois plus grande que celle des lettres qui servent à caractériser l'acuité unité, doivent correspondre, non pas à une acuité $\frac{1}{2}$, $\frac{1}{3}$..., mais à une acuité $\frac{1}{4}$, $\frac{1}{9}$...

Qu'on nous permette, pour bien faire comprendre pourquoi il peut être utile, mais non nécessaire, de faire subir aux indications des échelles d'acuité une telle modification, d'établir une comparaison avec une mesure physique que presque tous nous faisons tous les jours : la mesure d'une température avec un thermomètre à mercure. L'échelle centigrade, par exemple, est établie en divisant en 100 parties égales l'intervalle compris entre les deux points de la tige où arrive le niveau du mercure lorsque le thermomètre est plongé dans la glace fondante, puis dans l'eau bouillante sous la pression de $0^{m}.76$ de mercure. Mais c'est là, en somme, une échelle tout aussi arbitraire que celle des académiciens de Florence, lesquels se contentaient de graver sur la tige des divisions égales entre elles et indépendantes de tout phénomène physique. L'échelle centigrade présente seulement l'avantage d'être établie d'après des phénomènes faciles à reproduire en tout temps et dans tous pays, de telle sorte que tous les thermomètres ainsi construits sont comparables entre eux, c'est-à-dire marquent tous le même nombre de degrés lorsqu'ils sont placés dans les mêmes conditions. Mais le degré centigrade n'a aucune signification théorique ; le thermomètre fournit seulement un moyen commode de comparer entre elles les températures des divers corps, et les indications des divers thermomètres sont comparables.

Il en est de même pour les échelles d'acuité, qui pourraient être formées de caractères dont la grandeur serait absolument arbitraire, et qui seraient alors assimilables aux échelles thermométriques des académiciens de Florence. Elles présenteraient seulement l'inconvénient de n'être pas comparables entre elles, chaque oculiste étant libre de choisir à sa guise la grandeur des lettres qui les constituent et d'affecter à chaque grandeur telle valeur d'acuité qu'il lui plairait[1].

Si l'on convient au contraire de regarder l'acuité comme inversement proportionnelle à la grandeur linéaire[2], ainsi qu'on le fait d'habitude, ou à la surface, comme le voudraient Javal et Green, des plus petits caractères qui sont encore lus à une distance donnée, on obtient des échelles d'acuité qui sont analogues aux échelles thermométriques, centigrade

[1] L'échelle de Jœjer, la seule en usage pendant de longues années, était ainsi formée de caractères dont la grandeur avait été choisie arbitrairement.

[2] Stellvag von Carion, le premier, a établi une échelle fondée sur cette proportionnalité.

ou autre, établies au moyen de deux points fixes. Toutes les échelles d'acuité fondées sur l'une ou l'autre de ces proportionnalités seront comparables entre elles, et c'est là la seule condition qu'il importe de réaliser pour satisfaire aux besoins de la pratique courante. Cela est d'autant plus vrai que l'on compare journellement l'acuité à l'œil nu, qui dépend surtout de la grandeur des cercles de diffusion, à l'acuité après correction de l'amétropie, dont la valeur est déterminée avant tout par l'état fonctionnel de la rétine, du nerf optique et de la partie du cerveau où sont interprétées les sensations lumineuses reçues.

En résumé donc, il nous paraît superflu de rien changer aux principes de graduation des échelles d'acuité actuellement en usage ; ces échelles nous donnent, il est vrai, des indications sur un phénomène, netteté de la vision, qui dépend de l'influence simultanée de plusieurs causes fort différentes entre elles, sans indiquer la part exacte de chacune d'elles ; mais les épreuves comparatives au trou d'épingle et après correction de l'amétropie démêlent suffisamment, pour la pratique, ce qui est dû à une anomalie de la vision de ce qui tient aux autres conditions nécessaires à la vision, et cela quel que soit le plus ou moins d'exactitude théorique du principe de graduation des échelles employées.

Quoi qu'il en soit de ce qui précède, il est une

condition que l'on doit s'efforcer de réaliser le plus exactement possible : c'est celle de la constance de l'éclairage de l'échelle typographique dont on se sert. Toutes choses égales d'ailleurs, on distingue en effet des caractères d'autant plus petits qu'ils sont mieux éclairés et, si l'on s'en rapporte aux expériences de Posch, l'acuité visuelle serait sensiblement proportionnelle au logarithme de l'éclairage. Il est malheureusement impossible, sans une installation spéciale et coûteuse, d'obtenir un éclairage à la fois intense et constant, et l'on se contente d'opérer à une bonne lumière du jour. En général d'ailleurs, cette manière d'opérer conduit à des résultats suffisamment comparables pour les besoins de la pratique.

Il est encore un fait que l'oculiste doit avoir présent à l'esprit lorsqu'il tire de la mesure de l'acuité visuelle d'un malade des déductions sur l'état de l'œil : l'acuité visuelle diminue normalement, physiologiquement, en dehors de tout état morbide, par le seul fait des progrès de l'âge. Ces variations physiologiques d'acuité peuvent être représentées, comme l'a fait Monoyer, soit par une courbe (fig. 17), soit par la formule suivante qui en est l'équation :

$$V = 1.19 - 0.0001\,x^2,$$

où V représente l'acuité correspondant à l'âge x.

On voit qu'à 10, 20, 30, 40, 50... ans, l'acuité

normale est successivement égale à 1.18, 1.15, 1.1, 1.03, 0.94... Jusqu'à 40 ans environ, l'acuité visuelle est donc supérieure à l'unité. Il résulte de là que les échelles typographiques en usage et dont

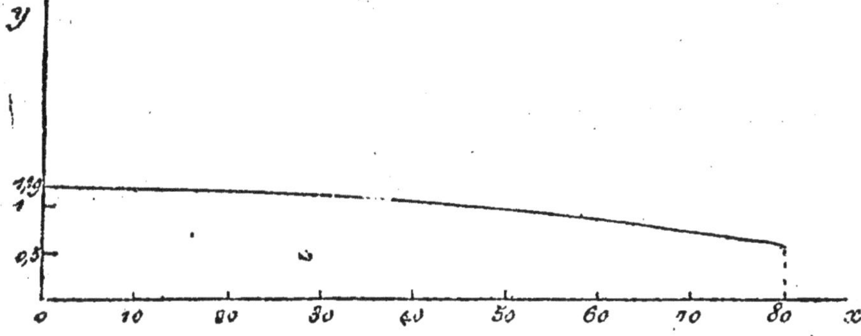

Fig. 17. — Variation de l'acuité visuelle avec l'âge.

les plus petits caractères correspondent, pour une distance de 5 mèt., à l'acuité unité, doivent être souvent insuffisantes ; c'est ce qui arrive en effet, surtout avec les enfants, et l'on est alors obligé, si l'on ne possède pas des caractères supplémentaires suffisamment petits, d'augmenter la distance entre l'échelle et l'œil du sujet à examiner.

MESURE DU DEGRÉ D'AMÉTROPIE. — Avant de passer à l'étude particulière des procédés de mesure du degré d'amétropie, nous croyons utile de signaler d'abord une cause d'erreur commune à toutes les méthodes dont on peut faire usage et de dire comment on peut la supprimer.

Cette cause d'erreur résulte d'un relâchement incomplet de l'accommodation chez le sujet examiné ; le moyen employé pour la supprimer, c'est-à-dire pour obtenir le repos complet du muscle ciliaire, consiste en des instillations, dans l'œil du sujet, de quelques gouttes d'une solution de sulfate neutre d'atropine.

On s'explique d'ailleurs facilement que le relâchement complet de l'accommodation ne puisse, en général, être obtenu sans l'intervention d'une substance qui paralyse le muscle ciliaire.

Un hypermétrope, en effet, a besoin d'une partie de son accommodation même lors de la vision à l'infini. Donc, aussi longtemps que les yeux sont ouverts et que la vision s'exerce, jamais le muscle ciliaire d'un hypermétrope n'est au repos ; on conçoit qu'il en résulte pour ce muscle un état de contraction permanente, de spasme, qui viendra fausser les résultats des mensurations, soit objectives, soit subjectives.

Il peut en être de même chez des myopes. La myopie, en effet, est souvent accompagnée d'une diminution notable d'acuité ; les myopes approchent alors l'objet à distinguer plus près qu'il ne serait nécessaire pour obtenir une image rétinienne nette. L'avantage qui résulte pour eux de cette manière de faire, tient à ce que les images rétiniennes grandissent à mesure que l'objet est plus rapproché de l'œil et qu'ils en retirent le même bénéfice que s'ils augmentaient les dimensions de l'objet visé. Leur accommodation est donc, dans ces circonstances, plus forte qu'elle ne le serait chez un œil présentant le même degré d'amétropie, mais possédant encore une bonne acuité, et l'on conçoit qu'il résulte de là un spasme du muscle de l'accommodation.

Le même phénomène d'un relâchement incomplet de l'accommodation existe enfin, quoique plus rarement ou à un degré moindre, chez quelques emmétropes. Cela tient en partie à ce fait, qui paraît assez général, à savoir : que, lors de la vision des objets très éloignés, on accommode presque toujours pour une distance plus petite que celle de l'objet. Il ne peut résulter de là d'ailleurs aucun inconvénient au point de vue de la netteté de la vision : pour des distances un peu grandes, en effet, une variation du simple au double ou au triple dans la valeur de ces distances n'altère pas d'une façon appréciable la netteté des images rétiniennes quand l'accommodation reste invariable. En outre, un travail prolongé (écriture, lecture, couture, gravure, observations au microscope.....) effectué à trop petite distance, et exigeant par suite des efforts exagérés d'accommodation, peut entraîner aussi un spasme du muscle ciliaire chez les emmétropes.

Pour toutes ces raisons, on ne peut être sûr de l'exactitude de la détermination du punctum remotum d'un œil que si l'on a pris les mesures nécessaires pour obtenir le relâchement complet de l'accommodation. La réalisation de cette condition n'est sans doute pas absolument nécessaire lors de l'examen d'un hypermétrope, ou du moins elle n'entraîne pas des conséquences fâcheuses au point de vue de la correction de l'anomalie; mais elle est absolument indispensable lorsqu'il s'agit d'un myope, car le verre à prescrire dépend évidemment du degré d'amétropie, et il peut être aussi préjudiciable à un myope de faire usage d'un verre mal choisi que de ne pas corriger son amétropie.

L'état de repos de l'accommodation, avons-nous dit, s'obtient par exemple au moyen de l'instillation, dans l'œil, de gouttes d'une solution de sulfate neutre d'atropine. Le nombre de gouttes nécessaires pour amener le relâchement complet du muscle ciliaire varie avec les sujets et avec la nature de l'anomalie; aussi n'est-on à peu près sûr du résultat qu'après plusieurs instillations (5 à 6 au moins) de 3 ou 4 gouttes d'une solution au centième. On se sert aussi, au lieu d'une solution liquide versée avec un compte-gouttes, de petits disques de gélatine contenant une quantité dosée de sulfate neutre d'atropine. Ces disques, déposés au moyen d'un petit pinceau contre la portion du globe oculaire, mise à découvert quand on abaisse la paupière inférieure, fondent bientôt par suite de leur contact avec le liquide des larmes continuellement sécrétées par des annexes de l'œil, et l'atropine est absorbée. L'emploi de ces petits disques est préférable à celui d'une solution en ce que les gouttes de celle-ci sont souvent rejetées hors de l'œil par une contraction énergique des paupières et une sécrétion abondante de larmes.

Dans ce qui va suivre, nous supposons que l'œil soumis à l'examen n'est pas astigmate; nous dirons plus loin, dans le chapitre consacré à l'astigmatisme, comment on reconnaît l'existence de cette anomalie et par quels procédés on détermine le verre correcteur lorsque l'astigmatisme accompagne un état myopique ou hypermétropique de l'œil.

Méthode de Donders. — Avec cette méthode, on détermine le numéro du verre qui, lors du repos de l'accommodation, procure la vision nette, non pour l'infini, mais pour 5 mèt., distance à laquelle on place une échelle typographique en avant du sujet. Celui-ci n'est donc pas rendu emmétrope; son punctum remotum est, en effet, reporté à 5 mèt. en avant de l'œil, ce qui constitue une myopie de $\frac{1}{5} = 0^d.2$. D'un autre côté, les verres qui constituent les boîtes d'essai dont on fait usage diffèrent entre eux, les plus faibles de $0^d.25$, les moyens de $0^d.50$, les plus forts de 1^d. Il peut résulter de ce fait une nouvelle erreur dont il est facile de calculer la valeur maxima. Supposons par exemple qu'un myope eût besoin, pour y voir avec le maximum de netteté à 5 mèt., d'un verre compris entre les verres de 6^d et 7^d, qui seuls existent dans la boîte d'essai. Le sujet préférera celui de ces deux verres dont le numéro est le plus voisin de celui qui le satisferait rigoureusement; et l'erreur que l'on commettra en faisant choix du verre indiqué par le myope considéré sera évidemment inférieure à $\frac{6-7}{2} = 0^d.50$. Cette erreur atteindra sa valeur maxima $0^d.50$ lorsque le myope n'indiquera aucune préférence entre les verres de 6^d et 7^d, c'est-à-dire lorsque le verre dont il a exactement besoin est celui de $6^d.5$.

Si l'on ajoute à ces $0^d.50$ l'erreur constante $0^d.2$ qui résulte de la position de l'échelle d'acuité à 5 mèt. en avant du sujet, on voit que, dans le cas considéré, l'erreur totale commise lors de la détermination du punctum remotum par la méthode de Donders peut s'élever à $0^d.5 + 0^d.2 = 0^d.7$, par défaut. Il convient d'ajouter toutefois que si l'on choisit le verre de 7^d au lieu du verre de 6^d, les deux erreurs 0.5 et 0.2 se retranchent alors au lieu de s'ajouter, si bien que l'erreur totale se réduit à $0^d.5 - 0^d.2 = 0^d.3$.

On démontrerait de même que si un myope hésite entre deux verres différant de $0^d.50$ ou $0^d.25$, l'erreur totale peut atteindre $0^d.25 + 0^d.2 = 0^d.45$ ou $0^d.125 + 0^d.2 = 0^d.325$.

Il serait tout aussi facile de calculer l'erreur maxima qui peut être commise lors de la détermination du remotum d'un hypermétrope.

Il ne faut d'ailleurs pas exagérer l'importance de ces considérations dans la pratique, car l'erreur commise est en général inférieure à la variation de pouvoir dioptrique que l'œil peut nettement apprécier. Il suffira en conséquence de se rappeler, comme nous le dirons dans le chapitre relatif à la myopie, que, lors de la correction de cette anomalie au moins, il vaut toujours mieux choisir le numéro du verre correcteur par défaut que par excès.

Ces remarques faites, revenons à la mesure du degré d'amétropie.

Les déterminations devant porter séparément sur chacun des yeux du sujet, l'un d'eux doit toujours être exclu de la vision pendant que l'on examine son congénère. Pour cela, on invite le sujet à placer la main devant l'un de ses yeux,

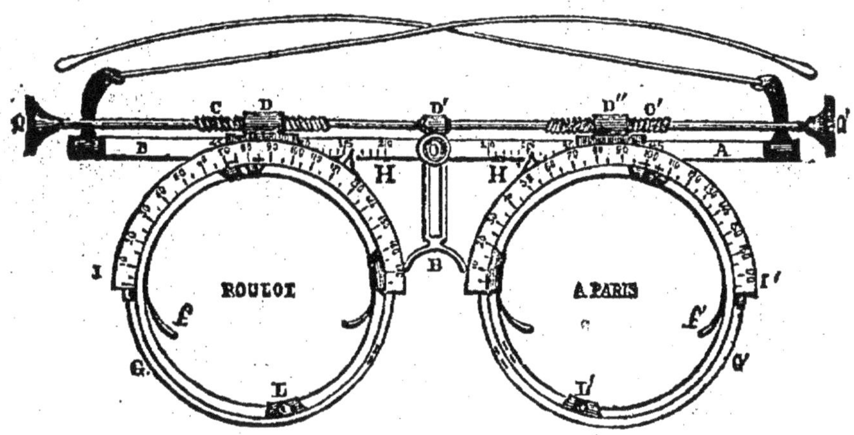

Fig. 18. — Lunette d'essai.

sans le fermer ni exercer sur lui aucune pression ; toutes circonstances qui s'opposeraient dans une certaine mesure au relâchement aussi complet que possible de l'accommodation s'il n'a pas été fait au préalable des instillations d'atropine. Lorsqu'il est fait usage d'une lunette d'essai, telle que celle qui est représentée fig. 18, on place devant l'œi à exclure de la vision un écran opaque circulaire qui est maintenu en place par un ressort f ou f'.

Le sujet étant ainsi placé à 5 mètres d'une échelle typographique, on connaît immédiatement son acuité visuelle à l'œil nu d'après la grandeur des plus petits caractères qu'il peut encore distinguer. On détermine alors si l'œil laissé seul à découvert est myope ou hypermétrope, et pour cela on place successivement devant cet œil un verre convergent, puis un verre divergent.

Supposons d'abord que l'œil soumis à l'examen a été assez fortement atropinisé pour que son accommodation soit sûrement paralysée. Aucun doute ne peut alors subsister après cette première épreuve : un verre positif améliorera l'acuité chez un hypermétrope, un verre négatif amènera le même résultat chez un myope, et l'acuité diminuera chez un emmétrope quel que soit le signe, positif ou négatif, du verre que l'on placera en avant de son œil.

La nature de l'amétropie à corriger ayant ainsi été déterminée, on augmente progressivement le numéro du verre qui a produit une première amélioration, et cela aussi longtemps que l'on obtient une augmentation d'acuité par la substitution d'un verre plus fort à un verre plus faible. On se sert pour cela, soit des verres de la boîte d'essai (fig. 13, pag. 73), soit de l'optomètre de Javal (fig. 19), sur lequel nous reviendrons à propos de l'astigmatisme, et qui permet, au moyen de la rotation d'un disque, de faire rapidement passer devant l'œil à

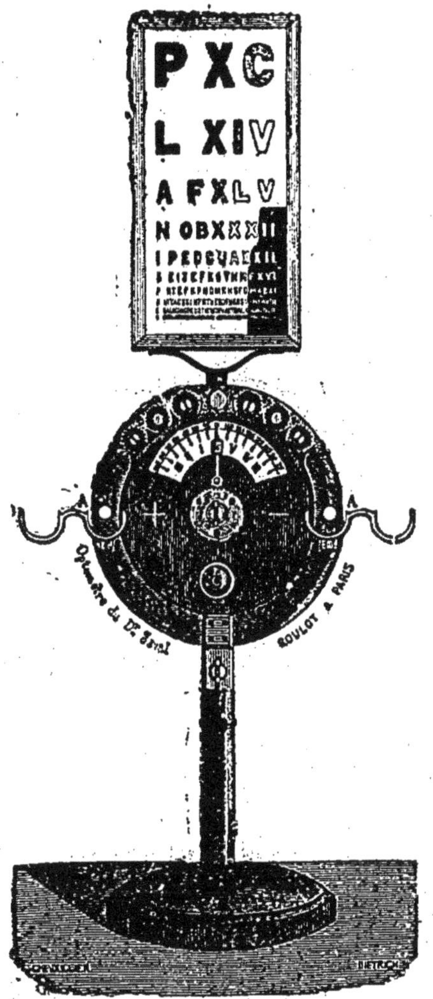

Fig. 19. — Optomètre du Dr Javal.

examiner une série de verres positifs ou négatifs de numéros graduellement croissants.

Le verre qui procurera la meilleure acuité visuelle sera celui qui, supprimant le plus complètement les cercles de diffusion, fait former sur la rétine l'image d'un objet éloigné, l'échelle typographique; en d'autres termes, ce verre sera celui dont le foyer coïncide le plus exactement avec le punctum remotum de l'œil, et son numéro nous fera connaître, d'après les définitions du chapitre précédent, le degré d'amétropie cherché.

On conçoit que, dans ces conditions d'atropinisation complète de l'œil, conditions qui sont rarement réalisées, les déterminations soient faciles. L'œil, en effet, constitue alors un système optique dont les divers éléments sont absolument fixes et invariables, et il ne peut exister qu'un seul verre qui, ajouté à l'œil, fasse former sur un écran donné, la rétine, l'image d'un objet, l'échelle d'acuité, situé toujours à la même distance.

Il n'en est plus ainsi s'il n'a pas été fait d'instillation préalable d'atropine. Quel que soit l'état de réfraction statique de l'œil, il y a presque toujours alors plusieurs verres, quelquefois de nature absolument différente, qui procurent la même acuité et entre lesquels on ne pourra judicieusement choisir que si l'on se rend compte des modifications que subit l'accommodation à mesure que des lentilles, différant par leur signe ou par leur numéro, se succèdent devant l'œil.

Supposons d'abord en effet que le sujet soit hypermétrope.

Si le degré de son amétropie n'est pas trop fort et s'il n'est pas d'un âge avancé, il lui sera possible de voir nettement à 5 mètres de distance, en faisant intervenir son accommodation. Si on le munit alors d'un verre négatif dont l'effet divergent détruit en partie l'effet convergent de l'œil, l'image de l'échelle, qui se formait tantôt sur la rétine, se formera maintenant au delà de l'écran rétinien, en arrière de l'œil, et la vision sera confuse. Mais la netteté des caractères reparaîtra si l'œil fait alors intervenir plus fortement son accommodation pour contre-balancer l'influence du verre négatif dont on l'a muni. Il en sera encore ainsi lorsqu'on augmentera le numéro du verre négatif, du moins tant que l'hypermétrope pourra neutraliser l'effet de la lentille divergente par un effort plus grand d'accommodation.

Si c'est au contraire un verre positif faible que l'on place d'abord devant l'œil hypermétrope, son effet convergent s'ajoutant à celui de l'œil, l'image nette de l'échelle se forme en avant de la rétine, et la vision est confuse. Mais les caractères de l'échelle réapparaîtront nets lorsque l'hypermétrope relâchera son accommodation d'une quantité suffisante. Il en sera encore de même à mesure que l'on augmentera le numéro du verre convergent et que l'hypermétrope fera intervenir moins fortement son accommodation.

Nous connaissons tous des personnes qui, peu au courant des choses de la vision, prétendent avoir une vue bizarre, des yeux comme on en voit peu, parce qu'elles y voient également bien, de loin, sans verre, avec des verres divergents ou avec des verres convergents. D'après ce qui précède, on voit que de pareilles vues ne présentent rien de bizarre ni de particulièrement curieux; ces gens-là sont des hypermétropes, et le nombre en est grand.

Une fois prévenus, aucune erreur, aucune hésitation même n'est possible; si la vue reste également nette avec des verres positifs ou négatifs, l'œil est hypermétrope. Ajoutons que bien souvent d'ailleurs le sujet lui-même enlèverait tous ses doutes à l'oculiste, si celui-ci pouvait en avoir. La vision, en effet, est bien également nette quel que soit le verre employé; mais comme les lentilles négatives, placées à la distance à laquelle on les met habituellement de l'œil, font voir les objets plus petits et nécessitent en outre un surcroît d'accommodation de la part de l'hypermétrope, celui-ci les refuserait absolument si par erreur on était tenté de les lui conseiller.

Il peut arriver aussi qu'un hypermétrope non atropinisé refuse d'une part les verres convergents, même les plus faibles, parce qu'ils lui font apparaître confus les caractères de l'échelle qu'il voit au contraire nettement à l'œil nu, et que d'autre part, muni de verres concaves, il puisse voir encore avec une parfaite netteté les lettres de l'échelle d'acuité.

L'explication de ces faits est facile à donner. La vision nette avec les verres concaves est obtenue, comme tantôt, par un effort plus grand d'accommodation qui compense l'effet divergent du verre. Le défaut de netteté qu'entraîne le verre convexe tient à ce que le muscle ciliaire de l'hypermétrope est en état de contraction permanente et qu'il a perdu momentanément la faculté de se relâcher au delà d'une certaine limite, laquelle est atteinte lors de la vision au loin ; l'effet convergent du verre ne pouvant donc plus être compensé par une diminution correspondante de l'accommodation, l'image nette des caractères se forme en avant de la rétine, et la vision est confuse.

L'hypermétrope se comporte alors dans ses réponses comme le ferait un emmétrope, avec lequel on pourrait donc le confondre. Nous dirons plus loin comment la détermination du punctum proximum permet, en général, de distinguer ces deux cas, qui ne prêteraient d'ailleurs plus à confusion après des instillations d'atropine.

Tous les hypermétropes, d'ailleurs, ne présentent pas cette cause d'erreur, possible seulement pour des personnes non prévenues. Il peut se faire en effet que l'hypermétrope n'arrive pas à y voir nettement à l'infini ou à la distance de 5 mèt., même en faisant intervenir toute son accommodation. Cela peut tenir, soit au degré très élevé de l'hypermétropie chez une personne relativement jeune, soit à l'influence que l'âge exerce sur l'effet maximum de l'accommodation, c'est-à-dire sur ce que nous appellerons bientôt le *pouvoir accommodatif*. Dans ces cas, puisque l'accommodation est impuissante à établir la netteté pour la vision à l'œil nu à l'infini, à plus forte raison elle ne pourra contre-balancer l'effet d'un verre négatif, lequel augmentera donc les troubles qui existent déjà, lors de la vision au loin, par le seul fait de l'amétropie. Un verre positif, au contraire, ajoutant son effet convergent à l'effet insuffisant de l'œil, augmentera la netteté des images, accroîtra par cela même l'acuité, et l'existence de l'hypermétropie sera ainsi mise hors de doute.

L'état hypermétropique de l'œil étant reconnu, supposons que l'on augmente progressivement le numéro du verre placé en avant de cet œil de manière à provoquer un relâchement aussi complet que possible de l'accommodation. Si, comme nous l'avons supposé en dernier lieu, le sujet ne peut réaliser la vision nette à grande distance, l'acuité augmentera d'abord progressivement. Il en sera ainsi jusqu'au moment où le verre employé, ajouté à l'effort maximum d'accommodation que peut développer l'hypermétrope, permettra à celui-ci de faire former sur sa rétine l'image des objets situés à l'infini. Pendant l'essai des verres suivants, l'acuité conservera avec quelques-uns d'entre eux la même valeur, puis diminuera lorsque l'accroissement de l'action de convergence du verre ne pourra plus être compensé par une diminution de l'accommodation. Si l'hypermétrope peut, en accommodant, y voir nettement au loin, l'acuité conservera, pour les quelques premiers verres, la valeur qu'elle présente à l'œil nu ; elle diminuera ensuite, comme dans le cas précédent, à partir du moment où l'hypermétrope a relâché son accommodation autant que la chose lui est possible.

Dans l'un et l'autre cas, le numéro du verre positif le plus fort, parmi ceux qui n'amènent pas encore une diminution de l'acuité, sera regardé provisoirement comme faisant connaître le degré d'hypermétropie.

Cette détermination ne serait, en effet, exacte que si aucune cause ne s'opposait au relâchement complet de l'accommodation. Or l'expérience prouve que si l'on détermine, chez le même hypermétrope, le degré d'amétropie avant et après atropinisation, on ne tombe presque jamais sur le même nombre, le degré trouvé avant l'atropinisation étant toujours plus faible que celui auquel on arrive après une instillation prolongée d'atropine. Nous avons dit plus haut que le fait pouvait s'expliquer en remarquant que, l'hypermétrope devant toujours accommoder même lors de la vision à l'infini, il devait en résulter pour son muscle ciliaire un état de contraction permanente, de spasme, que la sollicitation de verres de plus en plus forts et le besoin d'une vision nette étaient impuissants à faire cesser.

Passons maintenant au cas où le sujet est emmétrope et n'a pas été atropinisé.

Un verre positif faible amènera encore une diminution d'acuité lors de la vision à l'infini, puisque son effet convergent ne pourra pas être annulé par un relâchement de l'accommodation qui est déjà au repos; mais la vision restera nette lorsqu'on placera devant cet œil un verre négatif faible, dont un effort convenable d'accommodation compensera l'effet. Cet œil emmétrope se comporte donc, ainsi que nous l'avons dit plus haut, comme un œil hypermétrope dont l'accommodation, par suite d'un spasme du muscle ciliaire, ne pourrait plus être relâchée à partir du moment où cet œil est adapté pour la vision à l'infini.

Ajoutons qu'un spasme analogue peut exister aussi chez un emmétrope par suite de la vision, longtemps prolongée, à trop courte distance. L'emmétrope, dans ce cas, verra confusément les objets éloignés et la vision ne restera nette que pour une distance finie dont la grandeur dépendra de la portion de l'accommodation qui se maintient toujours active. C'est, en somme, une myopie, mais une myopie factice ; les verres convergents faibles seront refusés pour les mêmes raisons que tantôt, et les verres négatifs augmenteront l'acuité visuelle jusqu'au moment où l'on aura placé devant l'œil un verre dont le foyer coïncide avec le point le plus éloigné que l'œil peut voir sans le secours de lentille. La vision à l'infini sera alors rétablie, et, si l'on augmente encore le numéro du verre négatif, la vision restera encore nette, parce que l'accommodation intervient alors pour compenser l'accroissement d'effet divergent produit par cette nouvelle lentille.

Nous verrons dans le chapitre suivant comment, indépendamment de l'emploi de l'atropine, la détermination du punctum proximum permet, par la considération du *pouvoir accommodatif*, de reconnaître, en général, ces cas de myopie factice.

Considérons enfin le cas où l'œil examiné est myope. Nous n'aurons que peu de chose à ajouter à ce que nous avons dit déjà.

Le sujet ne verra que confusément les lettres de l'échelle d'acuité, à moins que son punctum remotum ne soit précisément à 5 mèt. en avant de l'œil, ce qui constituerait une myopie de $\frac{1}{5} = 0.2$ dioptrie, négligeable en pratique. Quelques lignes toutefois de l'échelle seront lues, celles dont les lettres seront assez grandes pour être reconnues malgré les cercles de diffusion.

La grandeur des plus petits caractères que l'œil reconnaîtra encore dépendra d'ailleurs évidemment du degré d'amétropie et fera connaître l'acuité visuelle à l'œil nu.

Les verres négatifs amélioreront sûrement la vision, tandis que les verres positifs rendront les images rétiniennes encore plus confuses. L'acuité visuelle augmentera jusqu'au moment où le verre négatif placé devant l'œil corrige exactement la myopie, apparente ou réelle, car ici encore il peut exister un spasme de l'accommodation qui augmente le degré réel de la myopie. A partir de ce moment, un verre négatif plus fort laissera la vision nette, car l'excès d'effet divergent qu'il présente sur le verre précédemment essayé sera annulé par l'intervention de l'accommodation. C'est donc le plus faible des verres avec lesquels la vision est rendue nette qui fournit le degré de myopie, apparente ou réelle.

De l'examen de ces divers cas, nous déduisons les conclusions suivantes :

Lorsque l'accommodation de l'œil a été paralysée par l'action de l'atropine, la détermination du degré d'amétropie par le procédé de Donders n'est sujette à aucune confusion : *si les verres positifs augmentent l'acuité, le sujet est hypermétrope ; il est myope au contraire si une augmentation d'acuité est obtenue avec des verres négatifs ; le degré de l'amétropie est donné, dans les deux cas, par le numéro du verre qui procure l'acuité maxima. Si aucun verre positif ou négatif n'améliore la vision, le sujet est emmétrope.*

Lorsque l'accommodation n'a pas été préalablement paralysée, la détermination du punctum remotum est rarement exacte, et *le degré d'amétropie trouvé peut être inférieur ou supérieur au degré réel, suivant que le sujet est hypermétrope ou myope.*

Si les verres positifs augmentent ou du moins ne font pas diminuer l'acuité, le sujet est sûrement hypermétrope et le numéro DU PLUS FORT *des verres pour lesquels l'acuité conserve son maximum donne le degré d'hypermétropie, ce degré étant d'ailleurs presque toujours trop faible.*

Si les verres positifs diminuent l'acuité, tandis que les images rétiniennes restent nettes avec des verres négatifs faibles, le sujet est emmétrope ou hypermétrope à un degré peu élevé.

Si les verres positifs diminuent l'acuité, tandis que les verres négatifs l'augmentent, le sujet peut en réalité être myope, emmétrope ou hypermétrope à un faible degré. LE PLUS FAIBLE *des verres pour lesquels l'acuité atteint sa plus grande valeur donne le degré de myopie, cette amétropie pouvant être apparente ou réelle.* Quand ce degré est fort, la myopie existe sûrement, mais le degré trouvé peut être trop élevé ; c'est seulement quand ce degré est faible qu'il peut y avoir doute sur la nature de l'amétropie.

Méthode optométrique. — Les optomètres sont des instruments qui permettent de faire tomber sur l'œil examiné des rayons lumineux sous tous les degrés possibles de convergence et de divergence, et de reconnaître, au moyen des particularités différentes qui accompagnent l'accommodation exacte ou inexacte, ceux de ces rayons qui vont exactement concourir sur la rétine. On en déduit, comme nous allons le voir, les positions des points extrêmes de la vision distincte, punctum proximum et punctum remotum.

Les optomètres les plus usités sont basés sur l'observation des cercles de diffusion. Nous n'en décrirons qu'un, le plus simple et le le plus répandu en France, celui de Badal.

L'optomètre de Badal (fig. 20) se compose d'une seule lentille de 16 dioptries, c'est-à-dire de $0^{m}.0625$ de distance focale, et dont la position, dans le tube où elle est fixée, est telle que l'un de ses foyers coïncide avec l'extrémité libre de ce tube (extrémité gauche de la figure). Un deuxième tube, que l'on peut faire glisser dans le premier au moyen d'une crémaillère et d'un bouton extérieur visible sur la droite de la figure, porte à son extrémité intérieure une plaque de verre sur laquelle on a photographié les caractères d'une échelle d'acuité. L'œil dont on veut mesurer l'état de réfraction doit être appliqué tout contre l'œilleton qui termine, à gauche de la figure, le tube extérieur.

Supposons que l'on dirige l'optomètre vers une surface bien éclairée, une lampe ou une fenêtre, et que, au moyen de la vis extérieure qui commande le mouvement du tube mobile, on place la petite échelle d'acuité au foyer de droite de la lentille de l'optomètre. Les rayons lumineux qui éclairent cette échelle et tombent sur cette lentille, venant de l'un des foyers principaux de cette dernière, en sortiront parallèlement à son axe principal. Si donc l'œil à examiner est appliqué contre l'extrémité gauche de l'optomètre, ces rayons lui paraîtront venir de l'infini ; pour voir nettement

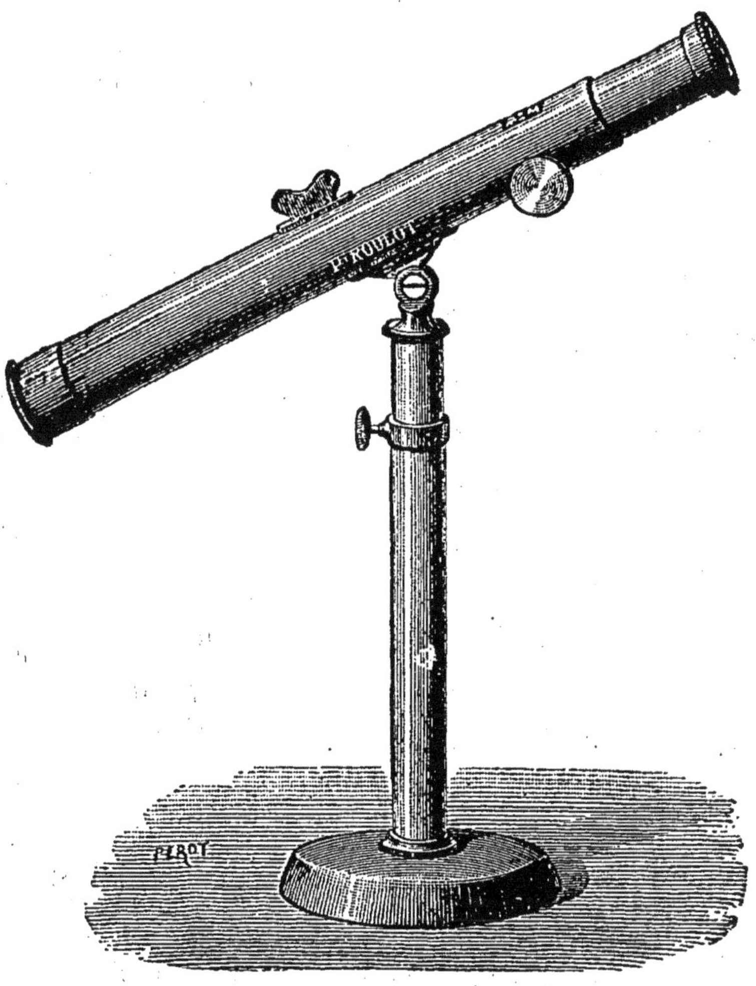

Fig. 20. — Optomètre du Dr Badal.

les caractères de cette échelle, l'œil devra, par suite,

accommoder pour la vision à une distance infiniment grande.

Si l'on fait rentrer le tube mobile dans le tube fixe, l'échelle est alors située entre la lentille et son foyer ; chacun sait que la lentille, agissant, dans ce cas, comme loupe, donne une image virtuelle située du même côté que l'objet. L'image de l'échelle que l'œil examiné verra dans l'optomètre se trouvera donc en avant de cet œil, à une distance finie et d'autant plus petite que l'échelle elle-même sera plus rapprochée de la lentille. En somme donc, lorsque l'échelle se déplace depuis le foyer de droite jusqu'à la lentille, l'image virtuelle que fournit l'optomètre, et qui sert d'objet, se déplace depuis l'infini jusqu'à la lentille.

Supposons maintenant que, par un mouvement inverse de la vis, le tube mobile sorte jusqu'à ce que l'échelle soit amenée au delà du foyer de droite de la lentille. Celle-ci fournit alors une image réelle de l'échelle ; en d'autres termes, les rayons qui éclairent les caractères à lire forment, après leur réfraction à travers la lentille, un faisceau convergent et tombent dans cet état sur l'œil examiné. Leur convergence sera d'ailleurs d'autant plus prononcée que l'échelle sera plus éloignée du foyer de la lentille, puisque l'image réelle qu'ils forment est alors située, de l'autre côté, à une distance plus petite.

Le tube fixe de l'optomètre porte un point de repère devant lequel passe une graduation gravée le long d'une génératrice du tube mobile. Cette graduation fait connaître, par une simple lecture, la distance, en dioptries, de l'image de l'échelle au foyer de gauche de la lentille ; elle est établie d'après les considérations suivantes.

Soient f la longueur focale de la lentille de l'optomètre, q la distance de l'échelle d'acuité au foyer de droite, q' la distance de l'image conjuguée au foyer de gauche de cette lentille. On sait qu'entre ces trois quantités existe la relation :

$$q q' = f^2,$$

d'où

$$\frac{1}{q'} = \frac{q}{f^2}.$$

La distance focale f étant de $0^m.0625$, dont le carré est, à quelques centièmes de milimétre près, égal à 0.004, on a donc :

$$\frac{1}{q'} = \frac{q}{0.004}.$$

Il en résulte que si l'on fait successivement q égal à 0.004, 2×0.004, 3×0.004 ...., $\frac{1}{q'}$ sera successivement égal à 1, 2, 3... En conséquence, supposons que, le long de la génératrice du tube mobile qui se trouve en face du point de repère du tube fixe, on trace des divisions distantes entre elles de $0^m.004$, de part et d'autre et à partir du point qui correspond à la position pour laquelle l'échelle d'acuité coïncide avec le foyer de droite de la lentillé ; le numéro de la division qui se trouvera, à un moment donné, en face du point de repère fera connaître $\frac{1}{q}$, c'est-à-dire la distance, exprimée en dioptries, de l'image de l'échelle au foyer de gauche de la lentille.

Pour déterminer simultanément avec l'optomètre le punctum remotum et l'acuité visuelle, on éloigne l'échelle d'acuité de la lentille fixe jusqu'au moment où la personne examinée annonce qu'elle voit avec une netteté moins grande les plus petits caractères de cette échelle, qu'elle voyait d'abord distinctement. L'image de l'échelle d'acuité se trouve alors au punctum remotum de l'œil examiné, car ce dernier a dû relâcher son accommodation au fur et à mesure que l'échelle s'éloignait de la lentille. Le numéro de la graduation du tube mobile, qui se trouve, à ce moment, en face du repère du tube fixe, fera donc connaître la position du punctum remotum, c'est-à-dire le degré d'amétropie, en même temps que la grandeur des plus petits caractères lus indiquera l'acuité du sujet.

Lors de ces déterminations, l'image de l'échelle d'acuité se trouve à des distances variables suivant le degré d'amétropie ; pour que les résultats soient comparables en ce qui concerne l'acuité, il faut donc que chacun des caractères de cette image ait, pour toutes les positions de celle-ci, la même grandeur apparente. Or, si l'on veut que cette condition de la constance du diamètre apparent soit remplie, il est nécessaire que le foyer de gauche de la lentille de l'optomètre coïncide avec le premier point nodal de l'œil, ainsi que Badal l'a indiqué. Giraud-Teulon et Landolt, au contraire, préfèrent, lors d'une détermination, faire coïncider le foyer de gauche de la lentille avec le foyer principal antérieur de l'œil; la raison qu'ils donnent est que la grandeur de l'image de l'échelle formée sur la rétine est alors constante quel que soit le degré d'amétropie de l'œil examiné, ainsi qu'il est facile de s'en convaincre en effectuant la construction de cette image rétinienne par les procédés classiques.

Chacune de ces deux manières d'opérer présente un avantage et un inconvénient. Considérons, en effet, deux yeux présentant, par exemple, des degrés différents de myopie due à la même cause, une longueur trop grande de l'axe antéro-postérieur. Si les diamètres apparents des plus petits caractères que chacun de ces yeux distingue encore à son punctum remotum sont égaux, on dit que les deux yeux ont même acuité visuelle ; cependant les images rétiniennes sont inégales, celle de l'œil le plus myope étant la plus grande. La mesure de l'acuité visuelle, en pratique, est donc basée sur la considération des diamètres apparents et non sur celle de la grandeur des images rétiniennes; en conséquence, si l'on veut que les mesures d'acuité prises avec l'optomètre soient comparables à celles que l'on effectue quand on emploie la méthode de Donders, il faut faire coïncider le foyer principal de la lentille avec le premier point nodal de l'œil.

Mais, par contre, cette coïncidence conduit à prendre pour origine des distances du punctum remotum un point autre que celui à partir duquel on mesure le degré d'amétropie par la méthode de Donders. Quand on emploie ce dernier procédé, en effet, le degré d'amétropie est fourni par le numéro du verre qui rétablit, en dehors de l'accommodation, la vision nette pour l'infini, ou plus exactement pour la distance de 5 mèt. ; la distance du punctum remotum est donc comptée à partir de la lentille correctrice, c'est-à-dire du foyer antérieur de l'œil où nous supposons que cette lentille est placée. La graduation de l'optomètre, au contraire, fait connaître, nous l'avons montré plus haut, la distance de l'image de l'échelle d'acuité au foyer principal de gauche de la lentille, et l'origine des distances est alors à ce foyer principal. Si ce foyer coïncide avec le premier point nodal de l'œil, le degré d'amétropie t uvé sera plus fort dans le cas de l'hypermétropie, plus faible dans le cas de la myopie, que celui auquel on serait conduit par l'emploi de la méthode de Donders. Si au contraire ce foyer de la lentille coïncide avec le foyer antérieur de l'œil, l'origine des distances est la même dans les deux procédés, mais la mesure de l'acuité, nous l'avons dit plus haut, n'est plus faite, dans les deux cas, d'après les mêmes principes.

Ajoutons qu'en pratique il est également difficile de réaliser rigoureusement l'une ou l'autre de ces coïncidences et que, pour des yeux non atropinisés, les considérations qui précèdent perdent de leur valeur. C'est ainsi qu'à la suite de déterminations comparatives faites sans atropinisation préalable, au moyen des deux procédés, sur les élèves du Lycée de jeunes filles de Montpellier, nous avons constaté l'exactitude de ces considérations dans la majorité des observations, mais non dans tous les cas.

Il existe d'ailleurs d'autres raisons encore que l'on peut invoquer pour expliquer les différences des résultats auxquels conduisent les deux méthodes de Donders et de l'optomètre.

Toutes les fois, en effet, que le foyer de gauche de la lentille de l'optomètre ne coïncide pas avec le premier point nodal de l'œil, le diamètre apparent des caractères de l'image de l'échelle d'acuité n'est pas indépendant de la distance de l'image. La personne examinée pourra, quand cette image est plus près, déchiffrer des caractères plus petits sans que pour cela la netteté des images rétiniennes soit alors plus grande, et il devient difficile de déterminer exactement la position du punctum remotum. Nous avons constaté souvent des erreurs considérables commises, de ce chef, par des débutants.

En outre, nous avons dit que la méthode de Donders comporte toujours une erreur, plus ou moins grande suivant les cas, et due en partie à la différence de pouvoir dioptrique qui existe entre deux verres consécutifs de la boîte d'essai. Avec l'optomètre, au contraire, le déplacement de l'image se produisant d'une façon continue, la position du remotum de l'œil examiné peut théoriquement être déterminée avec une rigueur absolue.

Enfin les deux procédés de Donders et de l'optomètre sollicitent chacun le relâchement du muscle ciliaire d'une manière assez différente au point de vue physiologique, et cette dernière remarque doit être prise en considération lorsqu'on veut établir une comparaison entre les deux méthodes. Les divers muscles de l'organisme, en effet, sont divisibles en deux classes suivant l'aspect que présentent leurs fibrilles constitutives, lorsqu'on les regarde au microscope. Chez les uns, ces fibrilles sont striées transversalement et paraissent formées de petits disques analogues à des pièces de monnaie d'égal diamètre empilées les unes sur les autres; les fibrilles des muscles de la seconde catégorie, au contraire, ont une apparence lisse, sans trace de stries transversales. Les premiers, appelés muscles *striés,* sont en général soumis à l'influence directe de la volonté; les autres, les muscles *lisses,* remplissent leurs fonctions sans que nous en ayons conscience et sans que nous puissions intervenir volontairement pour augmenter ou diminuer leur action. Ce n'est pas là toutefois une caractéristique absolue: la volonté n'a aucune action sur les fibres striées du cœur, et l'habitude, par contre, nous permet de commander aux fibres lisses du muscle ciliaire.

Ces deux catégories de fibres musculaires présentent aussi des différences, quant à la manière dont elles passent de l'état de repos à l'état d'activité, et inversement; les fibres striées obéissent rapidement à une excitation, les fibres lisses ne répondent qu'avec lenteur à l'excitant qui les sollicite. Des variations brusques dans l'état de contraction sont faciles à produire chez les premières ; les secondes au contraire ne paraissent s'accommoder que de changements qui se produisent par faibles degrés successifs.

Or, dans la méthode de Donders, le passage successif devant l'œil de verres de pouvoir dioptrique croissant par sauts brusques nécessite un relâchement analogue du muscle ciliaire. Avec l'optomètre au contraire, l'image que l'œil doit voir nettement se déplace d'une manière continue et lente si l'on fait mouvoir lentement le tube mobile; cette dernière méthode paraît donc être mieux adaptée au mode de fonctionnement des fibres lisses du muscle ciliaire.

Plusieurs fois en effet, lors de nos déterminations comparatives au Lycée de jeunes filles de Montpellier, nous avons été frappé de la netteté des réponses obtenues et de l'exactitude (1/4 de dioptrie, même dans des degrés moyens d'amétropie) avec laquelle nous pouvions déterminer le punctum remotum au moyen de l'optomètre, tandis que c'est à peine s'il nous était possible de choisir, avec la méthode de Donders, entre deux verres différant d'une dioptrie. Ne pourrait-on croire que, en raison de la différence que nous venons de signaler entre les deux méthodes au point de vue physiologique, certaines personnes ne relâchent bien leur accommodation qu'avec l'optomètre ?

En résumé, si pour une raison quelconque on ne peut atropiniser l'œil à examiner, auquel cas l'exactitude de la mesure est toujours douteuse, la méthode de Donders offre le grand avantage de déterminer le verre correcteur dans les conditions mêmes où il en sera fait usage ; mais il ne faut pas repousser de parti pris l'usage de l'optomètre de Badal sous le prétexte, invoqué par plusieurs, que le sujet, sachant que l'objet dont il regarde l'image est à une faible distance de son œil, ne relâche jamais complètement son accommodation ; quelquefois, au contraire, l'optomètre fournira des résultats plus satisfaisants que le procédé de Donders.

Quant au mode opératoire à suivre lors de la détermination du punctum remotum avec l'optomètre, nous conseillerons le suivant :

On place le tube mobile dans une position telle que le sujet ait la meilleure acuité possible ; pour être sûr de réaliser cette condition dans tous les cas, on fait d'abord former l'image au delà du punctum remotum du sujet en éloignant suffisamment l'échelle de la lentille, puis on rentre progressivement le tube mobile jusqu'à obtenir le maximum d'acuité. On tourne lentement alors le bouton extérieur, de manière à faire former à une distance de plus en plus grande l'image de l'échelle d'acuité; on lit le numéro de la division qui se trouve en face du point de repère lorsque l'acuité commence à diminuer, et l'on recommence la même manœuvre plusieurs fois jusqu'à ce que l'on obtienne toujours le même résultat.

Ajoutons encore que, en nous plaçant toujours dans le cas où l'œil à examiner n'a pas été soumis à des instillations d'atropine, il faut, au moment où une détermination est faite, recommander au sujet de maintenir les deux yeux ouverts; s'il éprouve quelque difficulté à regarder, dans ces conditions, l'image de l'échelle, on l'invite à placer une main en guise d'écran devant l'œil libre, mais sans exercer aucune pression sur cet œil, qui doit rester ouvert; l'expérience montre, en effet, qu'on obtient ainsi un relâchement plus complet de l'accommodation.

Procédé de l'ophtalmoscope. — L'ophtalmoscope, en rendant possible l'exploration des milieux intérieurs et des membranes profondes de l'œil, fournit une méthode de détermination objective de l'état de réfraction.

L'invention de cet instrument, due à Helmholtz en 1851, constitue l'un des plus grands progrès réalisés jusqu'à ce jour en ophtalmologie. Avant 1851, en effet, la plupart des maladies oculaires dont la caractéristique est une altération des milieux ou des tuniques profondes de l'œil, étaient confondues sous un nom générique, *amblyopie*, qui ne pouvait viser que le trouble de la vision, la diminution de l'acuité visuelle, conséquence commune de toutes ces affections. Siège, progrès et marche de la maladie échappaient à l'observateur, qui devait bien souvent s'en rapporter au hasard dans le choix des moyens thérapeutiques à employer contre des causes diverses, qu'un examen extérieur de l'œil ne permettait généralement pas de différencier.

La possibilité de l'exploration du fond de l'œil résulte des considérations suivantes:

Soit un œil O accommodé pour le point L (fig. 21). Les rayons partis de L vont, après réfraction par l'œil, concourir en un même point L' de la rétine; réciproquement, puisque L et L' sont des foyers conjugués de l'œil, des rayons partis de L' iront, après leur sortie de l'œil, concourir en L. En d'autres termes, tout œil fait former, au point pour lequel il est accommodé, une image de sa propre rétine. Si donc la rétine était lumineuse et si son image aérienne, fournie par l'œil comme nous venons de le dire, était assez éclairée, pour voir nettement cette image il suffirait à un observateur de se placer sur la direction des rayons lumineux qui la forment et à une distance telle que cette image fût située entre son proximum et son

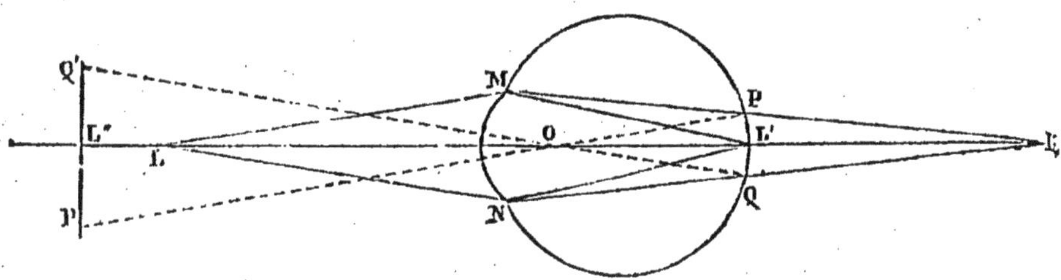

Fig. 21. — Marche des rayons lumineux qui émergent de l'œil.

remotum. Cette condition d'éclairage sera réalisée si l'on place en avant de l'œil une source lumineuse dont les rayons, après avoir illuminé la rétine et avoir été diffusés par elle, retourneront former l'image aérienne brillante que l'observateur examinera.

La position de la source lumineuse en avant de l'œil examiné n'est pas indifférente. Si cette source est en L, point pour lequel l'œil O est accommodé, son image se formera exactement sur la rétine, et celle-ci ne sera illuminée que sur une étendue égale à la grandeur de cette image, ce qui sera presque toujours insuffisant; lorsque, au contraire, la source étant en L, l'œil est accommodé pour un point L″ plus éloigné, l'étude de la réfraction à travers les surfaces sphériques montre que l'image de L est alors située en L'_1, au delà de l'écran rétinien. Le cône de rayons réfractés ML'_1N, correspondant au cône de rayons incidents MLN, coupe alors la rétine suivant un cercle de diamètre PQ, et sur toute cette étendue la rétine sera illuminée par la source L, supposée réduite à un point lumineux. L'image de cette portion PL'Q de la rétine se formera d'ailleurs en P'L''Q', à la distance pour laquelle l'œil O est accommodé. Il en serait de même évidemment si l'œil était accommodé pour un point plus rapproché que la source lumineuse ; l'image de celle-ci serait située alors en avant de la rétine, et les rayons qui la forment rencontreraient, suivant un cercle de diffusion, la rétine, qui se trouverait encore illuminée sur toute l'étendue de ce cercle.

Ajoutons que l'image aérienne de la rétine obtenue comme nous venons de le dire ne se trouverait pas, en général, dans des conditions convenables de grandeur ou de position, et qu'on lui substitue une autre image fournie par l'adjonction d'une lentille positive ou négative.

En résumé, tout ophtalmoscope est formé, en général, de deux parties différentes : l'une destinée à éclairer le fond de l'œil, l'autre dont le but est de substituer à l'image du fond de l'œil, fournie par l'œil lui-même, une autre image satisfaisant à certaines conditions d'observation.

La partie destinée à éclairer le fond de l'œil comprend d'ailleurs une lampe et un petit miroir, plan ou concave suivant le cas, percé d'une ouverture centrale à travers laquelle l'observateur regarde; ce miroir est destiné à renvoyer dans l'œil observé les rayons venus de la source lumineuse (fig. 26, pag. 151) qui doit être placée un peu en arrière du sujet.

Il existe deux procédés différents d'examen du fond de l'œil à l'aide de l'ophtalmoscope : le procédé dit *à l'image renversée* et le procédé dit *à l'image droite*.

La théorie de l'examen ophtalmoscopique *à l'image renversée* est la suivante :

L'œil observé A fait former en *bβ*, à la distance pour laquelle il est accommodé, l'image de sa rétine. Si l'on suppose l'accommodation du sujet

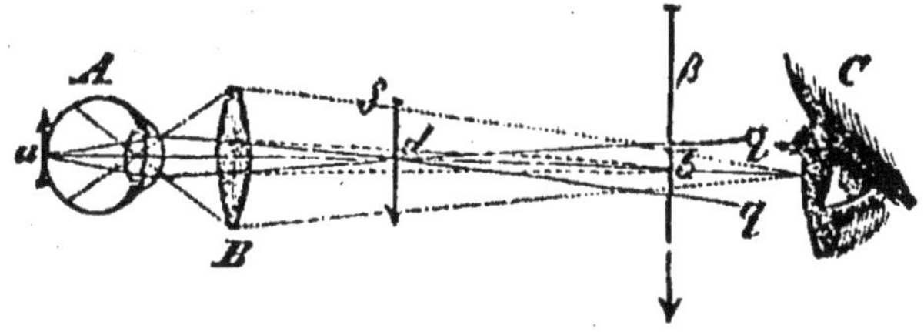

Fig. 22.— Théorie de l'examen ophtalmoscopique *à l'image renversée.*

au repos, ce qui doit être lors de la détermination du degré d'amétropie avec l'ophtalmoscope, cette image est généralement trop éloignée, trop grande, et par suite trop peu éclairée, pour pouvoir être commodément observée, à moins que l'œil examiné ne présente un assez fort degré de myopie. On place alors devant l'œil une lentille convergente B qui donne en *d*, à une distance moindre, une image *d*δ de la rétine de l'œil observé.

Cette image est d'ailleurs d'autant plus rapprochée de la lentille, d'autant plus petite, et par conséquent d'autant plus éclairée, que le pouvoir dioptrique ou le numéro de cette lentille est plus élevé. A l'inverse donc de ce qui arrive lorsqu'on se sert d'une lentille positive comme loupe, le grossissement diminue à mesure que l'on emploie une lentille plus forte ; mais il faut ajouter qu'en revanche le champ, c'est-à-dire la portion de la rétine visible, est d'autant plus grand que le grossissement est plus faible.

L'observateur placé en C, s'il veut voir distinctement l'image *d*δ, doit accommoder pour un point *d* situé en avant de la lentille B; mais la distance de celle-ci à l'image *d*δ étant presque toujours très petite avec les verres convexes de 10 à 14 dioptries que l'on emploie généralement lors de ce mode d'examen, il suffit à l'observateur d'accommoder pour la position même de la lentille B. Cette remarque doit être présente à l'esprit de tous les débutants dans la pratique de l'ophtalmoscope, car on est toujours porté, tant que l'on ne s'est pas rendu maître de son accommodation, à regarder au delà de la lentille B, c'est-à-dire à accommoder pour une distance supérieure à celle de l'image, laquelle n'est plus alors distinguée nettement.

Dans le mode d'examen ophtalmoscopique dit *à l'image droite*, on substitue à l'image rétinienne $b\beta$ (fig. 23), que l'œil observé A fait former à la distance pour laquelle il accommode, une autre image $d\delta$, droite par rapport à la rétine et située en arrière de l'œil. On obtient d'ailleurs ce résultat en plaçant devant l'œil examiné une lentille négative dont la distance focale soit plus petite que la distance de cette lentille à l'image $b\beta$. Le rôle de cette lentille est identique à celui de l'oculaire d'une lunette de Galilée ; l'image réelle $b\beta$ joue le rôle d'objet virtuel et on obtient à sa place une image virtuelle $d\delta$. L'observateur, dans ce mode d'examen, doit se placer très près de la lentille ; sinon, par suite de l'état de divergence des rayons au sortir de cette lentille, il ne verrait qu'une région trop limitée de l'image $d\delta$. Cette image d'ailleurs

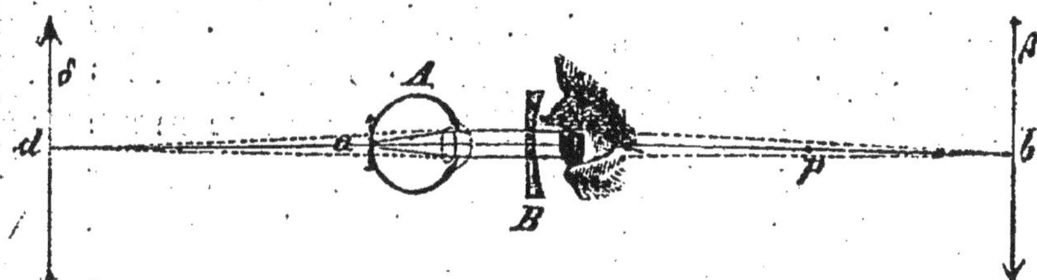

Fig. 23.— Théorie de l'examen ophtalmoscopique *à l'image droite*.

sera d'autant plus grande que la lentille B sera d'un numéro plus faible, tout en satisfaisant à la condition énoncée plus haut.

Sur les figures 22 et 23, nous avons supposé que l'image $b\beta$, fournie directement par l'œil observé, se trouvait à distance finie en avant de cet œil. Il n'en sera plus ainsi lorsque l'œil examiné sera hypermétrope et qu'il ne fera pas intervenir son accommodation. L'image $b\beta$, en effet, se formera alors au punctum remotum, lequel est situé en arrière de l'œil; il est d'ailleurs facile de s'assurer, au moyen des constructions classiques, que cette image est droite. L'examen *à l'image droite* se pratique directement, dans ce cas, sans l'adjonction de lentille; il suffit d'éclairer le fond de l'œil, comme nous l'avons dit plus haut.

Quel que soit le mode d'examen auquel on ait recours, voici d'après quelles considérations on peut en déduire le degré d'amétropie de l'œil observé, lorsque l'on connaît le degré d'amétropie de l'œil observateur.

Soient R et R_1 (fig. 24), la rétine et le remotum de l'observateur, R' et R'_1 la rétine et le remotum de l'observé. Supposons que ni l'un ni l'autre de ces yeux n'accommodent, et que par conséquent R et R_1 d'une part, R' et R'_1 d'autre part, soient des foyers conjugués. Plaçons en O, entre ces deux yeux, une lentille, négative dans le cas de la figure, et choisissons-la de telle sorte que les deux remotum R'_1 et R_1 soient deux foyers conjugués de cette lentille. Il est facile de se convaincre que, dans ces conditions, l'observateur verra nettement le fond

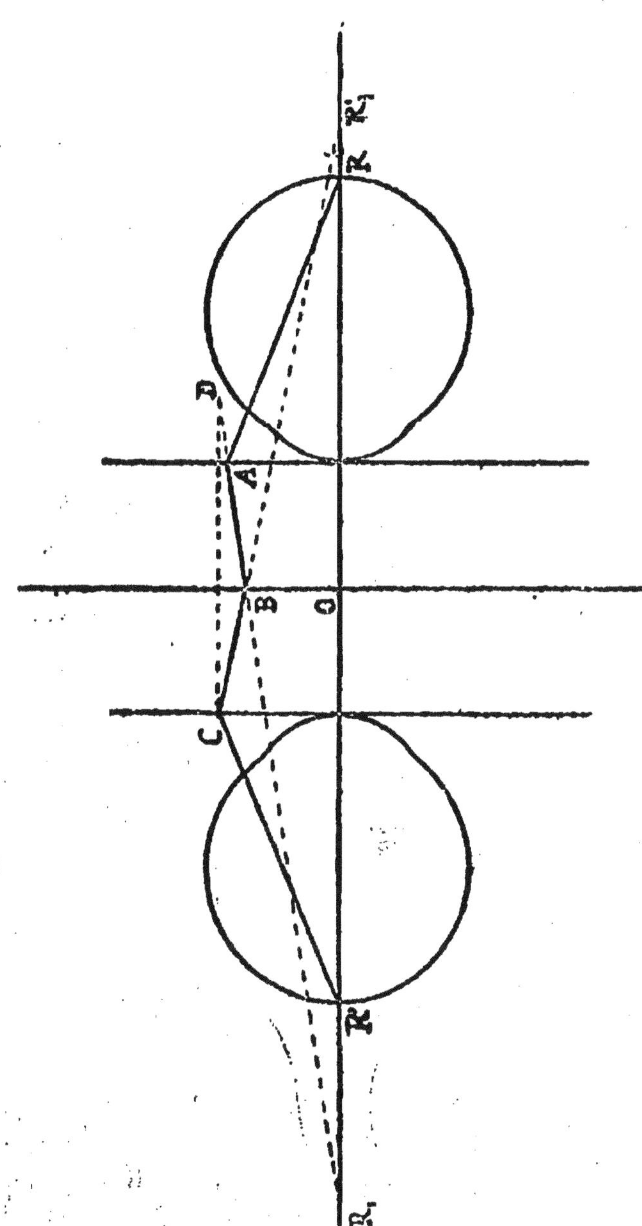

Fig. 24. — Détermination du degré d'amétropie par l'ophtalmoscope.

de l'œil examiné, que nous supposons, bien entendu, assez éclairé.

En effet, cet œil examiné, s'il n'accommode pas, fera former à son remotum R'_1 l'image de sa propre rétine R'. Cette image, il est vrai, n'existe pas, puisque les rayons qui la fourniraient sont réfractés par la lentille O avant de s'être réunis; mais elle joue le rôle d'objet virtuel par rapport à cette lentille, et cette dernière lui substitue une seconde image située au foyer conjugué de R'_1, c'est-à-dire en R_1 punctum remotum de l'observateur; celui-ci verra donc nettement cette seconde image puisque nous supposons son accommodation au repos. Les lignes R'C, CB, BA, AR de la fig. 24 représentent la marche de l'un des rayons qui, partis du point R' de la rétine observée, vont se réunir en R, sur la rétine de l'observateur.

En résumé donc, *pour qu'un œil observateur puisse voir le fond de l'œil d'un sujet, ces deux yeux n'accommodant pas, il faut placer entre eux une lentille telle que les deux remotum soient foyers conjugués par rapport à cette lentille;* il existe d'ailleurs une seule lentille satisfaisant à cette condition, si l'on suppose invariable la position du verre entre les deux yeux.

Soient maintenant r et r' les distances des remotum aux rétines correspondantes, d et d' les distances de celles-ci à la lentille, dont les remotum sont des foyers conjugués; on aura

$$(1) \qquad -\frac{1}{r-d}-\frac{1}{r'-d'}=\frac{1}{f},$$

f étant la distance focale de la lentille et les signes — exprimant que les points R'_1 et R_1 sont, par rapport à cette lentille, le premier R'_1 un objet *virtuel*, le second R_1 l'image *virtuelle* correspondante. De cette relation, applicable à l'un et à l'autre mode d'examen ophtalmoscopique, on peut tirer la valeur de r', qui fera connaître la position du remotum de l'œil examiné et donc son degré d'amétropie, si toutes les autres quantités sont connues. On se place d'ailleurs presque toujours dans des conditions telles que la formule soit grandement simplifiée. Supposons en effet que l'on pratique l'examen à l'image droite et que l'observateur s'approche assez de l'œil examiné pour que les distances d et d' soient négligeables. La formule se réduit alors à :

$$-\frac{1}{r}-\frac{1}{r'}=\frac{1}{f},$$

ou, en exprimant les distances en dioptries,

$$-R-R'=F,$$

d'où

$$R'=-F-R. \qquad (2)$$

Il ne faut pas oublier que nous n'avons fait aucune hypothèse sur le signe de F, lequel sera positif ou négatif suivant que la lentille qu'il aura fallu employer pour pratiquer l'examen sera convergente ou divergente.

On simplifie encore l'expression précédente si l'on suppose l'observateur emmétrope ou rendu tel au moyen du verre correcteur de son amétropie. Dans ce cas, en effet, le remotum de l'observateur étant situé à l'infini, $R = 0$ et il reste :

$$(3) \qquad R' = -F ;$$

d'où cette conclusion, qui n'est que la traduction, en langage ordinaire, de la formule (3) :

Lorsque l'observateur se place assez près de l'observé pour que la distance des deux yeux soit négligeable, lorsque, en outre, l'observateur est emmétrope ou s'est rendu tel par un verre correcteur, le degré d'amétropie de l'œil observé est donné par le numéro du verre qui permet de voir nettement la rétine de cet œil ; ce dernier est d'ailleurs myope ou hypermétrope suivant que la lentille qui a rendu l'examen possible est négative ou positive ; en d'autres termes, *le verre qui a permis l'examen est le verre exactement correcteur de l'amétropie de l'œil observé.*

Si l'observateur, amétrope, ne porte pas de verre correcteur, il devra être fait usage de la formule (2), dont la traduction en langage ordinaire est la suivante :

Le verre exactement correcteur de l'amétropie de l'œil observé est égal à celui qui a permis de voir nettement, dans les conditions indiquées plus haut, la rétine de cet œil, augmenté d'un verre de numéro égal et de signe contraire à celui qui rendrait l'observateur emmétrope.

Si, par exemple, un observateur myope de 3^d a

besoin d'un verre négatif de 2^d pour voir le fond de l'œil d'une personne, le verre correcteur de l'amétropie de cette dernière aura un numéro égal à $-2^d + 3^d = +1^d$; la personne examinée est donc hypermétrope de 1^d.

Si le même observateur n'arrive à voir nettement le fond d'un œil qu'avec un verre positif de de 1^d, le verre correcteur de l'amétropie du sujet aura pour numéro $+1^d + 3^d = +4^d$; la personne examinée est donc alors hypermétrope de 4^d.

Dans le cas où un observateur hypermétrope de 3^d ne voit le fond de l'œil d'une personne qu'à l'aide d'un verre positif de 2^d, le verre correcteur de l'amétropie de cette personne aura pour numéro $+2^d - 3^d = -1^d$. L'œil examiné présente donc, dans ce cas, une myopie de 1^d.

Ce procédé de détermination du degré d'amétropie au moyen de l'ophtalmoscope présente des avantages et des inconvénients.

La mesure est faite objectivement sans qu'il soit besoin d'interpréter les réponses quelquefois indécises du sujet. Ce dernier, en outre, ne peut guère tromper l'observateur d'une façon notable, en supposant qu'il y ait intérêt, même si des instillations préalables d'atropine n'ont pas été faites; pour tromper, en effet, pour paraître beaucoup plus myope qu'il n'est en réalité, le sujet devra faire intervenir fortement son accommodation, et il ne pourra obtenir ce résultat, à moins d'exercices auxquels on ne se livre pas habituellement (Cf. Chap. X), qu'en mettant ses axes visuels dans un état de convergence qui n'échappera pas à un observateur exercé. Enfin ce mode de détermination permet de constater l'état des membranes profondes de l'œil.

Mais, par contre, ce procédé exige un assez long apprentissage et comporte plusieurs causes d'erreur.

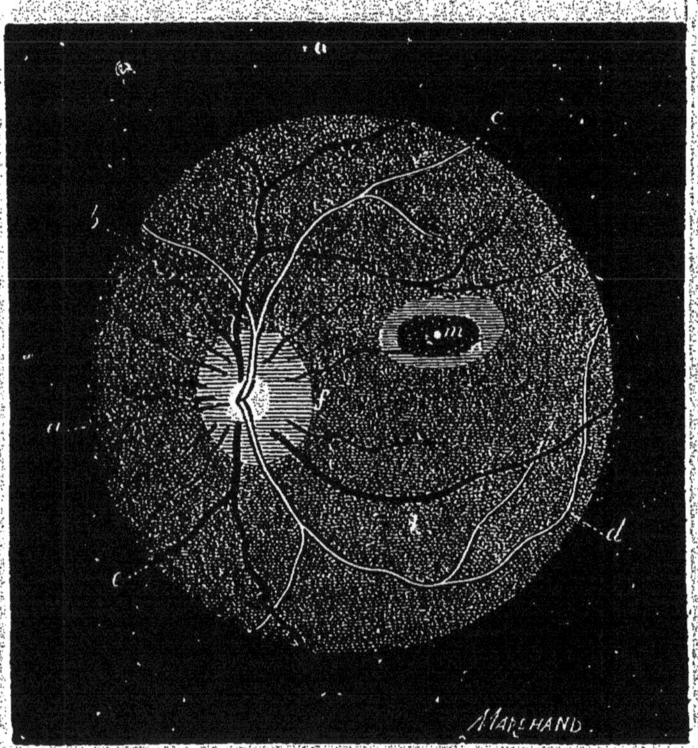

Fig. 25. — Aspect du fond de l'œil vu à l'ophtalmoscope.

Tout d'abord, l'œil n'étant pas sphérique, sa

longueur, et par conséquent son degré d'amétropie, varie avec la direction suivant laquelle on mesure ce degré. C'est souvent la *papille* (fig. 25, *a*) que l'on observe, parce que les vaisseaux y sont nombreux et constituent autant d'objets que l'on cherche à voir avec le plus de netteté possible; c'est au contraire sur la *macula* (fig. 25, *m*) que nous faisons former les images des objets que nous fixons, et c'est suivant la direction de l'axe secondaire aboutissant à la *tâche jaune* que l'on devrait mesurer le degré d'amétropie. Mais la région maculaire, peu vascularisée, est d'une observation difficile; aussi, à moins que l'observateur n'ait une assez grande pratique de l'ophtalmoscope, c'est presque toujours la papille qu'il choisira pour région à voir nettement. L'erreur qui résulte de ce chef est absolument négligeable dans les degrés faibles de myopie et d'hypermétropie; mais si l'œil observé est, par exemple, fortement myope, s'il présente un fort staphylôme, sorte de boursouflure de la région polaire postérieure, l'erreur peut devenir relativement grande.

Pour observer la papille, il suffira d'ailleurs à l'observateur, placé en face du sujet (fig. 26), de faire regarder celui-ci dans la direction de son oreille droite ou gauche, suivant qu'il voudra examiner l'œil droit ou gauche du sujet; l'observateur aura, au contraire, en face de lui la macula du sujet, en faisant regarder à celui-ci le centre même du miroir ophtalmoscopique.

En outre, l'observateur et l'observé peuvent ne pas relâcher complètement leur accommodation.

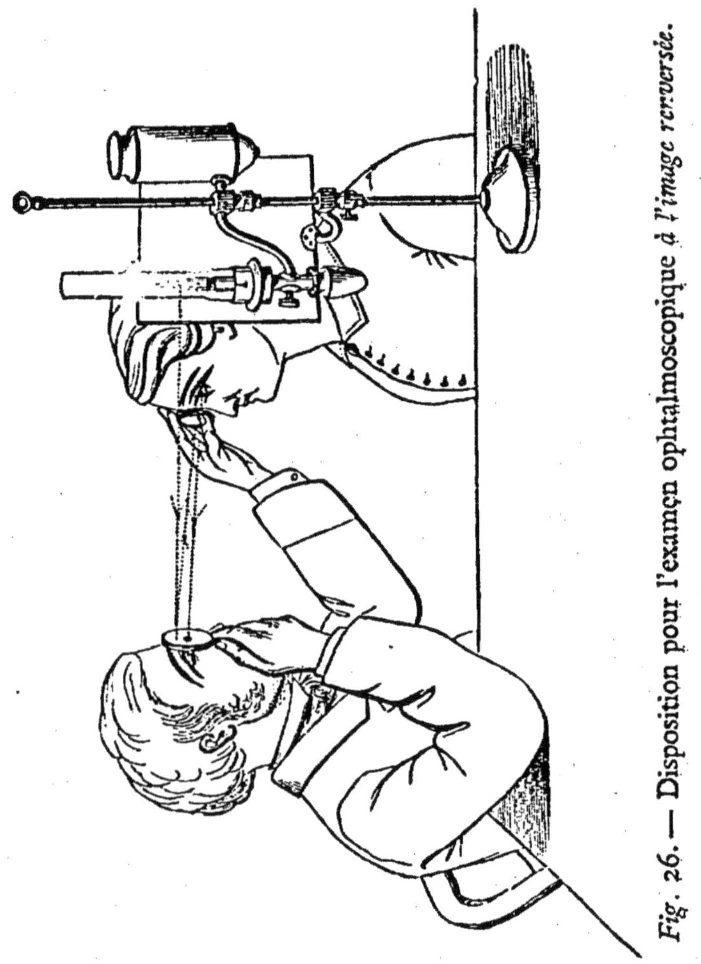

Fig. 26. — Disposition pour l'examen ophtalmoscopique *à l'image renversée.*

Pour supprimer ce double inconvénient, il faudra avoir recours, chez l'observé, à des instillations d'atropine, chez l'observateur à des exercices préalables qui rendront celui-ci maître de relâcher son accommodation à volonté, ou du moins qui lui feront connaître son état d'amétropie, lorsque son accommodation se trouve dans l'état de relâchement le plus complet qu'il lui soit possible d'obtenir.

Enfin, les quantités *d* et *d'* de la formule (1), c'est-à-dire les distances aux yeux observateur et observé de la lentille O (fig. 24), dont le numéro fournit le degré d'amétropie, ne sont pas toujours négligeables, ainsi que nous l'avons supposé. On ne peut pas, en effet, s'approcher outre mesure de l'œil que l'on examine, et l'observateur reste toujours à plusieurs centimètres du sujet. Les valeurs de *d* et *d'* sont bien alors négligeables dans les faibles degrés d'amétropie, mais ne le sont plus si l'on a affaire à des yeux fortement myopes ou fortement hypermétropes, car les distances *r* et *r'* sont alors petites.

Ajoutons encore que si l'ouverture centrale du miroir ophtalmoscopique, à travers laquelle l'observateur regarde, est trop petite, ce qui se présente dans beaucoup d'ophtalmoscopes, cette ouverture peut être sensiblement assimilée à celle de la chambre noire. L'observateur voit alors le fond de l'œil observé avec une assez grande netteté, quelle que soit la lentille employée; s'il n'est pas prévenu, il prendra pour degré d'amétropie le numéro du premier verre qu'il aura essayé, et l'erreur commise, nous avons eu occasion de l'observer, peut être considérable. Il importe donc de donner à l'ouverture centrale du miroir ophtalmoscopique un diamètre suffisant.

Pour toutes ces raisons, nous pensons que le procédé de l'ophtalmoscope, excellent pour constater la nature d'une amétropie, ne doit pas être exclusivement employé lorsqu'il s'agit d'arriver à une mesure. Choisir, par exemple, des verres de myope sur la seule indication d'une mesure ophtalmoscopique, serait, croyons-nous, s'exposer souvent à des mécomptes.

Les ophtalmoscopes sont, les uns *simples*, les autres *à réfraction*. Les premiers sont constitués uniquement par un miroir concave percé d'une ouverture centrale et muni d'un manche à main, et d'une lentille positive de 14^d environ pour l'examen à l'image renversée. Les ophtalmoscopes à réfraction sont en outre munis, en arrière du miroir, d'un ou plusieurs disques porteurs d'une série de petits verres positifs et négatifs et pourvus d'un mécanisme de rotation plus ou moins ingénieux. L'observateur, en faisant successivement passer ces verres en face de l'ouverture centrale du miroir, détermine quel est celui d'entre eux qui lui permet de voir nettement le fond de l'œil observé, lorsque le sujet et lui-même relâchent leur accommodation.

Nous ne décrirons pas tous les ophtalmoscopes

que l'on a imaginés : la tâche serait longue, il y en a presque autant que d'oculistes. Tous se valent d'ailleurs, en général, et l'on peut presque dire que le meilleur est celui dont on a l'habitude de se servir.

Nous ferons seulement mention spéciale de quelques-uns d'entre eux qui ont été construits dans un but particulier.

Quelquefois la papille fait saillie dans l'intérieur du globe ou présente au contraire une excavation ; ces états peuvent sans doute être reconnus par un praticien exercé, par la seule observation des sinuosités que présentent les vaisseaux émergeant du centre de la papille. Mais le relief papillaire (saillie ou excavation) serait plus sûrement reconnu s'il pouvait être observé binoculairement. C'est dans ce but que Giraud-Teulon a fait construire un ophtalmoscope binoculaire, dont Monoyer a eu l'heureuse idée d'utiliser le principe pour la construction d'un ophtalmoscope à trois observateurs.

La théorie de ce dernier fera comprendre le fonctionnement de l'autre.

Grâce à la lentille L_1L_1 (fig. 27), l'œil examiné fait former en R', en avant du miroir ophtalmoscopique MN, l'image de sa rétine R. En arrière de l'ouverture centrale de ce miroir MN se trouvent deux prismes à réflexion totale BAC, B'A'C' dont les arêtes sont à une distance AA' l'une de l'autre. Les rayons composant le faisceau DR'D' qui passe par l'ouverture centrale du miroir, se divisent ainsi en trois parties : les uns, traversant l'intervalle compris entre les deux prismes, permettent à un premier observateur de voir l'image R′ dans les conditions ordinaires; les autres subissent la réflexion

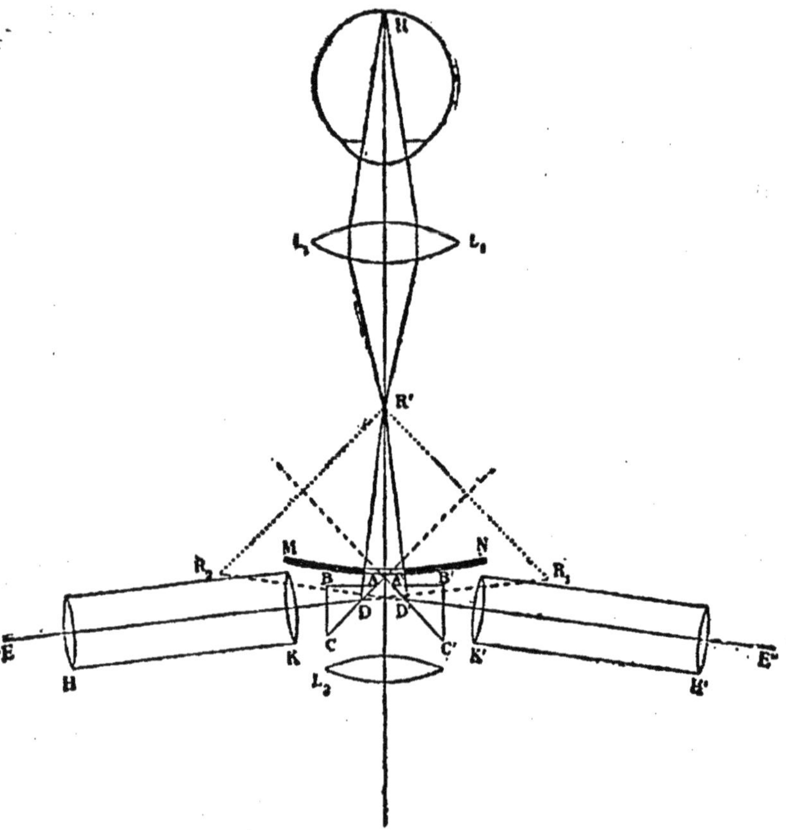

Fig. 27.— Théorie de l'ophtalmoscope à trois observateurs, du Dr Monoyer.

totale sur les faces hypoténuses AC, A′C′ des prismes, sont renvoyés suivant les directions DE, D′E′ et donnent des images virtuelles R_1 et R_2 de la première image R'. Ces rayons réfléchis sont reçus dans deux petites lunettes astronomiques KH, K'H', disposées pour les petites distances et permettent à un second et à un troisième observateur placés en E et E' de voir les images R_1 et R_2. L'ophtalmoscope de Monoyer est donc un instrument qui permet au maître et à deux élèves d'observer simultanément un seul et même œil.

Dans l'ophtalmoscope de Giraud-Teulon, les arêtes A et A' des deux prismes à réflexion totale sont au contact ; à droite et à gauche se trouvent, à des distances convenables, deux autres prismes égaux aux précédents, mais disposés en sens inverse. Ces derniers prismes, séparés entre eux par un intervalle égal à celui qui existe entre les centres des deux pupilles de l'observateur, renvoient dans les yeux de ce dernier les rayons venus de l'image R' qui est vue dès lors binoculairement.

Coccius, Giraud-Teulon, d'autres oculistes encore, ont fait construire des auto-ophtalmoscopes. Ces instruments rendent possible à chacun l'observation de la rétine de son propre œil. Les auto-ophtalmoscopes sont curieux par le but qu'ils permettent d'atteindre, mais leur utilité pratique nous paraît douteuse ; on est généralement mauvais médecin de soi-même.

Procédé de Cuignet[1]. Ce procédé a été appelé

[1] Voir, pour la théorie : Leroy, *Revue générale d'ophtalmologie*, 1887 ; et Monoyer, *Revue générale d'ophtalmologie*, 1888.

de presque autant de noms qu'il existe d'auteurs ayant écrit sur ce sujet. Kératoscopie (Cuignet), pupilloscopie (Landolt), skiascopie (Chibret), dioptroscopie (Galezowski), telles sont quelques-

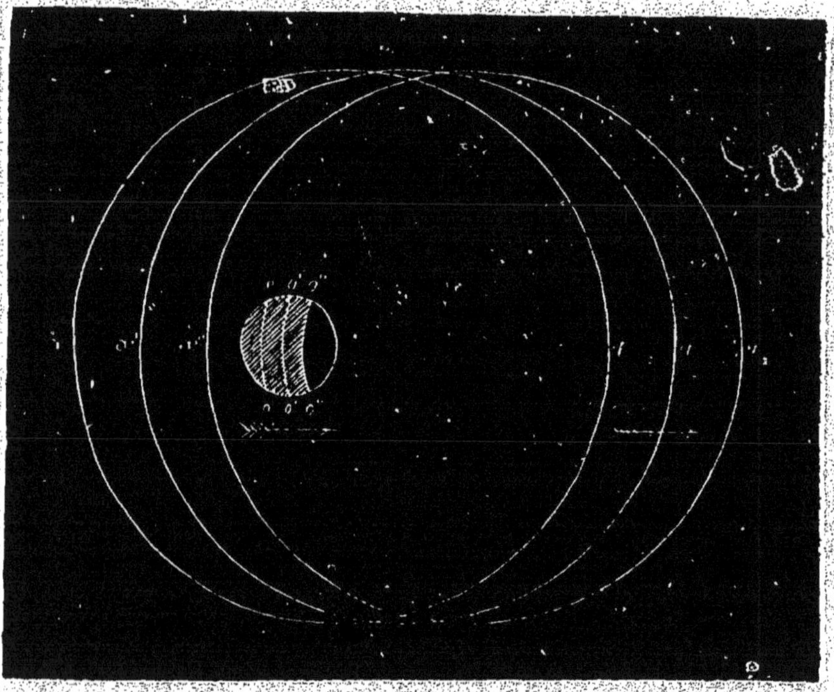

Fig. 28. — Déplacement dans le même sens du cercle d'illumination et de l'ombre pupillaire.

unes des dénominations sous lesquelles le procédé est connu.

Le procédé de Cuignet est objectif; il est sans contredit d'une commodité très grande dans la pratique pour déterminer la nature d'une amétropie. Il consiste dans l'observation de l'ombre qui envahit progressivement la pupille de l'œil observé, lorsqu'on fait tourner autour de son manche le miroir ophtalmoscopique qui sert à éclairer cet œil.

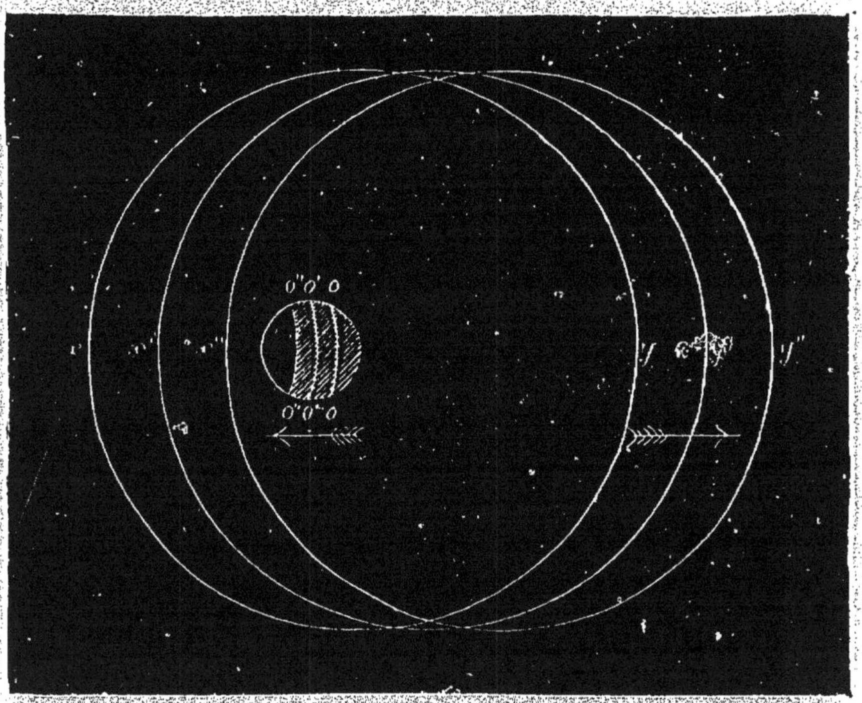

Fig. — 29. Déplacement en sens inverses du cercle d'illumination et de l'ombre pupillaire.

Pendant cette rotation, le cercle d'illumination xy (fig. 28), que forment sur la figure du sujet les rayons réfléchis par le miroir, se déplace de gauche à droite (fig. 28, xy, $x'y'$, $x''y''$), ou de droite à gauche par rapport à l'observateur, suivant que ce dernier fait tourner le miroir dans un sens ou dans l'autre ; or l'ombre *oo, o'o'*; *o''o''* qui envahit la pupille du sujet, lorsque la rotation du miroir est suffisamment grande, se meut elle-même dans le même sens que le cercle d'illumination (fig. 28) ou en sens inverse (fig. 29), suivant la nature de l'amétropie présentée par l'œil que l'on examine. Le sens des déplacements relatifs du cercle d'illumination et de l'ombre pupillaire varie en outre suivant que le miroir employé est plan ou concave.

Quand on fait usage d'un *miroir plan* :

1° *L'ombre pupillaire se déplace dans le même sens que le cercle d'illumination si l'œil examiné est hypermétrope ou emmétrope, ou si, étant myope, son punctum remotum est situé au delà de l'œil observateur ;*

2° *L'ombre pupillaire se déplace en sens inverse du sens dans lequel se meut le cercle d'illumination si l'œil examiné, myope, a son punctum remotum en avant de l'œil observateur.*

Supposons que, dans le premier cas, l'observateur reste toujours à la même distance, D dioptries, de l'œil observé et qu'il fasse passer devant ce dernier une série de verres positifs croissants, de manière à le rendre de plus en plus myope et à faire rapprocher son remotum ; le verre de numéro N, qui produira le changement du sens dans lequel se déplace l'ombre pupillaire, aura donné à l'œil observé une myopie de D dioptries. Cet œil présentera donc un degré d'amétropie égal à D—N dioptries ; il sera d'ailleurs myope ou hypermétrope suivant que la différence D—N sera affectée du signe + ou du signe —, et emmétrope si N est égal à D.

Dans le cas où la myopie du sujet est supérieure à 1^d, son degré peut être plus facilement déterminé en mesurant la distance à laquelle l'observateur doit se placer pour constater un changement dans le sens du déplacement de l'ombre pupillaire.

Quand on fait usage d'un *miroir concave :*

1° *L'ombre pupillaire se déplace en sens inverse du sens dans lequel se meut le cercle d'illumination toutes les fois que le remotum de l'observé se trouve au delà de l'œil observateur, c'est-à-dire lorsque le sujet est hypermétrope, emmétrope ou myope de moins de* D *dioptries,* D *exprimant la distance en dioptries entre les deux yeux observateur et observé.*

2° *L'ombre pupillaire se déplace dans le même sens que le cercle d'illumination si l'œil examiné a une myopie supérieure à* D *dioptries.*

Le degré de l'anomalie pourra être déterminé d'ailleurs comme nous l'avons indiqué plus haut pour le cas du miroir plan.

Que l'on fasse usage du miroir plan ou du miroir concave, les résultats obtenus sont indépendants de l'état de réfraction ou d'accommodation de l'œil observateur.

Cette méthode est à recommander à tous les

débutants, grâce à sa simplicité; elle est excellente pour déterminer rapidement la nature de l'amétropie, surtout chez les tout jeunes enfants; mais elle nous semble conduire à des résultats d'une exactitude douteuse, à moins que l'observateur n'ait une assez grande habitude du procédé. Aussi lui préférons-nous les procédés précédemment décrits, et en particulier le procédé de Donders, puisque aussi bien il faut presque toujours en venir à constater l'effet que les verres correcteurs produisent sur l'amétrope examiné.

IX.

DÉTERMINATION DU PUNCTUM PROXIMUM. POUVOIR ACCOMMODATIF.

DÉTERMINATION DU PUNCTUM PROXIMUM. — La détermination du punctum proximum est utile à plus d'un titre. On se souvient, en effet (Cf. pag. 63), que la presbytie résulte de la situation du punctum proximum au delà de la distance habituelle du travail, et il est évident, bien que nous n'ayons pas indiqué encore comment on corrige cette anomalie de la réfraction dynamique, que le numéro du verre correcteur à prescrire dépendra, toutes choses égales d'ailleurs, de la position du punctum proximum. En outre, la position de ce point, comparée à celle du remotum, permet, par l'évaluation du *pouvoir accommodatif* que nous définirons bientôt, de soupçonner tout au moins les erreurs dont les méthodes décrites dans le Chapitre précédent sont susceptibles, lorsque les mesures sont effectuées sans instillations préalables d'atropine.

On peut employer plusieurs procédés pour déterminer la position du punctum proximum.

Procédé de la boîte de verres. — C'est le moins exact, et nous n'en parlons que pour mettre en garde contre les causes d'erreur qui lui sont inhérentes.

Supposons que l'on puisse provoquer une contraction maxima et permanente du muscle ciliaire, comme on peut maintenir ce muscle à l'état de relâchement complet au moyen d'instillations dans l'œil d'une solution de sulfate neutre d'atropine. L'œil ne réunirait alors sur sa rétine que les rayons incidents venus du punctum proximum, et le verre qui, dans ces conditions, rétablirait la vision nette pour l'infini, serait celui dont le foyer coïnciderait avec ce punctum proximum ; la longueur focale de ce verre ferait donc connaître la distance cherchée. Or cette contraction maxima du muscle ciliaire peut être provoquée, pour un moment au moins, en plaçant devant l'œil des verres, positifs ou négatifs suivant le cas, absolument comme on provoque, au moyen de verres analogues (procédé de Donders), le relâchement du muscle de l'accommodation.

La personne dont le proximum doit être déterminé est placée à 5 mèt. d'une échelle d'acuité. Si son proximum est situé à distance finie en avant de l'œil, l'acuité augmentera (myopie) ou conservera la même valeur (emmétropie et hypermétropie) avec les premiers verres négatifs placés devant l'œil (Cf. pag. 115 et suiv.) La longueur focale de la plus forte lentille négative avec laquelle la vision reste encore nette, fera connaître la distance du proximum à l'œil.

Il peut arriver que le proximum du sujet soit situé en arrière de l'œil: c'est le cas des personnes jeunes encore et fortement hypermétropes, ou plus âgées et présentant un degré moindre d'hypermétropie. Les verres positifs seuls augmentent alors l'acuité, et la longueur focale de la plus faible lentille positive qui rétablit la vision nette à 5 mèt. indiquera la distance à l'œil du proximum cherché.

Deux causes d'erreur faussent habituellement les résultats auxquels conduit ce procédé.

Tout d'abord, dans la majorité des cas, on devra faire usage de verres négatifs assez forts ; or ces verres fournissant des images d'autant plus petites que leur numéro est plus élevé, certains caractères de l'échelle typographique peuvent ne plus être reconnus, non parce que les images rétiniennes ne sont plus nettes, mais parce qu'elles sont trop petites. Il faudrait, pour éviter l'erreur provenant de ce chef, prendre en considération, non point la valeur de l'acuité, mais la netteté avec laquelle sont vus les bords des caractères assez grands pour être encore facilement reconnus à travers la lentille négative. C'est malheureusement là une distinction qu'il est souvent difficile de faire comprendre au sujet soumis à l'examen.

En outre, la plupart des personnes sur lesquelles on appliquera ce procédé de détermination du proximum, sachant que l'objet (échelle typographique) dont elles voient l'image à travers le verre négatif est placé assez loin (5 mètres), maintiendront leurs axes visuels sensiblement parallèles ; et cependant cette image, située très près du foyer principal du verre, est d'autant plus rapprochée que la lentille placée devant l'œil est plus forte. Or l'état de parallélisme des axes visuels constitue une sorte d'obstacle à l'accommodation. Nous verrons en effet, dans le Chapitre suivant, que l'état d'accommodation est lié dans une certaine mesure à l'état de convergence de nos axes visuels, et qu'à moins d'exercices prolongés on n'accommode fortement qu'en faisant converger très près les axes visuels des deux yeux.

En raison de ces causes d'erreur, le procédé de la boîte de verres ne doit pas être employé pour la détermination du punctum proximum.

Procédé de l'optomètre. — Nous nous bornerons encore à considérer l'instrument de Badal, celui de tous les optomètres dont l'usage est le plus répandu en France. Ce que nous avons dit sur la théorie de cet instrument (pag. 125 et suiv.) nous dispensera de longues explications, quant à son usage pour la détermination du proximum.

Partant d'une position de l'échelle sur verre pour laquelle l'acuité est maxima, c'est-à-dire pour laquelle l'image de l'échelle se forme entre le remotum et le proximum de l'œil examiné, on fera rentrer le tube mobile dans le tube fixe, de manière à ce que la netteté de la vision ne puisse être maintenue que par un effort plus grand d'accommodation ; on continuera ainsi jusqu'au moment où l'acuité diminuera, et on notera alors la division du tube mobile qui se trouve en face du repère porté par le tube fixe. Le nombre lu fera connaître la distance à l'œil de l'image actuelle de l'échelle, laquelle se trouve évidemment au punctum proximum, dont la position sera, par cela même, connue.

Lorsqu'on détermine le proximum avec l'optomètre, il importe d'enfoncer lentement le tube mobile et de prévenir le sujet que les caractères à lire se rapprochent de son œil. On l'incite ainsi à faire intervenir son accommodation, et le mouvement lent du tube lui permet de suivre constamment l'image de l'échelle, jusqu'au moment où cette image se trouvera au proximum. Il ne faut pas toutefois que l'expérience dure trop longtemps, car un effort considérable et longtemps soutenu d'accommodation occasionne une fatigue et des douleurs auxquelles le sujet se soustrait par un relâchement partiel du muscle ciliaire, avant que le maximum d'effort ait été atteint.

Il importe, pour plus d'exactitude, de répéter plusieurs fois la même mesure et, entre deux déterminations consécutives, de laisser reposer l'œil en le faisant regarder au loin.

Procédé clinique. — C'est celui auquel nous donnons la préférence.

Le petit instrument qu'exige l'emploi de ce procédé consiste en un petit cadre rectangulaire métallique d'environ 5 centim. de hauteur sur $1^{cm},5$ de large, porté par une poignée et sur lequel sont tendus, parallèlement aux grands côtés, quelques fils noirs de moyenne grosseur, au nombre de quatre généralement. Ce sont ces fils que l'on fait regarder par l'œil examiné, en plaçant au delà du cadre une feuille de papier blanc ; le sujet doit en outre tourner le dos à une fenêtre, afin que les fils se détachent bien sur le fond blanc éclairé.

Tant que le cadre est situé au delà du proximum, les fils sont vus avec netteté ; mais si, en approchant le cadre de l'œil, on dépasse ce point, les images rétiniennes des fils deviennent confuses et ceux-ci paraissent plus épais et moins noirs. Ce phénomène très simple, épaississement des fils, est toujours très bien perçu et indiqué, à la condition toutefois que l'acuité de l'œil examiné ne soit pas trop faible ou que le proximum ne soit pas situé à trop grande distance, auquel cas il est préférable d'employer l'optomètre.

Il est bon de montrer préalablement au sujet en quoi consiste le phénomène qu'il doit signaler, et pour cela de placer d'abord le cadre au delà, puis en deçà du proximum, en appelant son attention sur la différence de netteté avec laquelle les fils sont vus dans ces deux positions.

Lorsque, au moment d'une détermination, le rapprochement lent du cadre a permis de saisir, d'après les réponses du sujet, l'instant précis où le cadre se trouve au proximum, on mesure, avec un mètre en ruban, la distance de ce point à l'œil. Cette manière de mesurer les distances, quoique un peu grossière, est souvent suffisante pour les besoins de la pratique. Lorsqu'il est nécessaire d'obtenir avec une plus grande exactitude la distance dont il s'agit, on peut se servir, par exemple, de l'optomètre de Bull, que nous décrirons plus loin (pag. 173).

Pouvoir accommodatif. — L'effet de l'accommodation est d'accroître l'action réfringente de l'œil comme le ferait une lentille positive placée en avant de la cornée. On peut donc, avec Th. Young, prendre pour mesure de l'effort d'accommodation qui rend la vision nette à une distance *d*, le numéro ou pouvoir dioptrique de la lentille convergente qui rend de même la vision nette à cette distance *d* pendant le relâchement du muscle ciliaire.

Proposons-nous, en particulier, de mesurer ainsi l'effet maximum que l'accommodation peut produire. Cet effet, on le sait, consiste en ce que la vision est rendue nette à la distance du punctum proximum; le problème est donc celui-ci : Trouver le numéro de la lentille positive qui rend la vision nette à la distance du punctum proximum, l'accommodation restant au repos. Pour achever de déterminer rigoureusement les conditions pratiques du problème, nous supposerons que la lentille est placée au foyer principal antérieur de l'œil.

La lentille qui satisfait à de telles conditions est évidemment celle qui, recevant des rayons venus du punctum proximum, les réfracte de telle sorte que, après réfraction, ces rayons aillent concourir, par leur prolongement, au punctum remotum de l'œil examiné, lequel les réunira alors sur sa rétine sans que son accommodation ait à intervenir. En d'autres termes, le punctum remotum doit être le foyer conjugué du punctum proximum par rapport à la lentille cherchée, et cette lentille est dès lors facile à déterminer.

Représentons par P, R, F les distances, exprimées en dioptries, du punctum proximum, du punctum remotum et du foyer de la lentille au foyer antérieur de l'œil, où nous supposons cette lentille placée. Puisque le proximum et le remotum sont des foyers conjugués de la lentille, on aura :

$$F = P - R, \tag{1}$$

R étant ici affecté du signe —, car le remotum est, dans notre hypothèse, une image virtuelle fournie par la lentille F.

De là on déduit que le numéro F de la lentille cherchée est égal à la différence des distances, exprimées en dioptries, du proximum et du remotum au foyer principal antérieur de l'œil.

Si, par exemple, un œil a son remotum à 2^d ou $0^m.50$ et son proximum à 10^d ou $0^m.10$, la lentille qui produira un effet égal à celui de l'accommodation tout entière, c'est-à-dire qui permettra à cet œil de voir nettement, sans accommodation, à la distance de son proximum, aura pour numéro

$$F = 10 - 2 = 8;$$

ce sera la lentille de 8 dioptries.

Si l'œil est emmétrope, son remotum étant à l'infini, $R = 0$ et l'expression (1) se réduit à

$$F = P.$$

Il importe de remarquer les modifications que l'on doit apporter aux signes des termes du second membre de la formule (1) dans les cas d'hypermétropie. Cette formule doit alors s'écrire :

$$F = P + R \tag{2}$$

si le proximum est réel, situé en avant de l'œil, et

$$F = R - P \tag{3}$$

si le proximum est situé en arrière de l'œil, c'est-à-dire si l'hypermétrope ne peut y voir à l'infini, même avec le secours de toute son accommodation. Il suffit, pour s'en convaincre, de se souvenir de ce que nous avons dit (pag. 80) relativement aux signes des distances d'un objet et de son image, suivant que cet objet et cette image sont réels ou virtuels.

On peut également faire, pour arriver aux formules (2) et (3), le raisonnement très simple suivant :

Soit un hypermétrope de 5[d] dont le proximum

est à 2^d en avant de l'œil. Une lentille positive de 2^d ferait former à l'infini l'image d'un objet situé au proximum de cet œil; nous savons en outre qu'une lentille de 5^d reportera au remotum de cet œil l'image de tout objet situé à l'infini. Donc, grâce à ces deux lentilles de 2^d et 5^d, ou à une lentille unique de 7^d, l'image d'un objet situé au proximum de l'œil ira se former au remotum et cet œil la verra sans accommoder. Le numéro, 7^d, de la lentille cherchée est donc égal dans ce cas à $P + R$.

Si le même hypermétrope de 5^d a son proximum à 1^d en arrière de l'œil, il lui faudra une lentille positive de 1^d pour y voir à l'infini avec le secours de toute son accommodation, et une lentille de 5^d pour y voir à l'infini en laissant son accommodation au repos. L'effet total de l'accommodation de cet hypermétrope est donc égal à celui d'un verre de 4^d, différence entre les deux verres de 5^d et 1^d qui rendent la vision nette pour la même distance, l'infini, suivant que l'accommodation est maxima ou nulle. Le numéro de la lentille cherchée est donc, dans ce cas, donné par l'expression

$$F = R - P.$$

On appelle pouvoir accommodatif d'un œil le numéro ou le pouvoir dioptrique de la lentille qui, placée au foyer principal antérieur de cet œil, produit un effet égal à celui de l'accommodation intervenant avec son maximum d'action, ou qui fait former au remotum l'image d'un objet situé au proximum.

Si l'on se reporte aux relations (1), (2) et (3), on voit que le *pouvoir accommodatif* est donné :

1° Dans le cas de l'*emmétropie*, par *la distance* en dioptries du punctum proximum au foyer antérieur de l'œil ;

2° Dans le cas de la *myopie*, par la *différence des distances*, exprimées en dioptries, du punctum proximum et du punctum remotum au foyer principal antérieur de l'œil ;

3° Dans le cas de l'*hypermétropie avec punctum proximum réel*, par la *somme de ces mêmes distances ;*

4° Dans le cas de l'*hypermétropie avec punctum proximum virtuel*, par la *différence* des distances, exprimées en dioptries, du punctum remotum et du punctum proximum au foyer principal antérieur de l'œil.

Le pouvoir accommodatif ne dépend donc pas des positions absolues des points extrêmes de la vision distincte, mais de leur position relative. Soient un œil hypermétrope de 2^d, un œil emmétrope et un œil myope de 3^d ; supposons que le punctum proximum du premier soit à $0^m.50$ ou 2^d, celui du deuxième à $0^m.25$ ou 4^d, celui du troisième à $0^m.143$ ou 7^d. Le pouvoir accommodatif sera $2 + 2 = 4^d$ pour l'hypermétrope, $4 - 0 = 4^d$ pour l'emmétrope, $7 - 3 = 4^d$ pour le myope ; il a donc la même valeur dans les trois cas, bien que les positions relatives du proximum et du remotum soient extrêmement différentes. Et, en effet, dans les trois cas, la même lentille de 4 dioptries produira, pour chacun des yeux considérés, le même effet, à savoir : vision nette, sans intervention de l'accommodation, d'un objet situé au punctum proximum de l'œil, c'est-à-dire à $0^m.50$ pour l'hyermétrope, $0^m.25$ pour l'emmétrope, $0^m.143$ pour le myope.

Le raisonnement que nous avons fait plus haut pour mesurer, par une lentille, le pouvoir accommodatif d'un œil, nous permettra d'évaluer de la même manière la portion de l'accommodation totale ou la fraction de pouvoir accommodatif qu'un œil emploie pour voir distinctement à une distance *d* comprise entre celles du proximum et du remotum. Nous démontrerions ainsi que l'accommodation nécessaire, par exemple, à un myope de $1^d.5$ pour lire à 4^d, peut être remplacée par une lentille convexe de $4 - 1.5 = 2^d.5$; on dit alors que le myope emploie $2^d.5$ d'accommodation.

En considérant successivement les divers cas qui peuvent se présenter, on verrait que le nombre de dioptries d'accommodation nécessaires pour voir nettement à une distance de D dioptries est donné par des règles absolument analogues à celles de la page précédente, mais dans l'énoncé desquelles on remplacerait la distance P du punctum proximum par la distance D à laquelle se trouve l'objet qui doit être vu nettement.

Optomètre de Bull. — Nous croyons utile de décrire ici un nouvel optomètre imaginé par Bull dans le Laboratoire d'ophtalmologie de la Sorbonne. Cet ingénieux instrument permet de déterminer avec une grande rapidité les positions du proximum et du remotum, et par suite la valeur du pouvoir accommodatif.

Sur une règle sont dessinés, à des distances de 2, 3, 4, 5... dioptries de l'une des extrémités, des dominos portant chacun un nombre de points égal à sa distance, en dioptries, à l'extrémité de la règle. L'œil à examiner, armé d'une lentille positive assez forte pour qu'il soit rendu myope d'au moins 2^d, regarde par une ouverture, percée dans un écran fixé à l'extrémité de la règle. Les nombres de points des deux dominos extrêmes qui sont vus nettement indiquent les distances, en dioptries, auxquelles se trouvent, en avant de l'œil rendu myope, le proximum et le remotum; la différence de ces nombres fournit la valeur du pouvoir accommodatif.

L'instrument est en outre muni de diverses échelles qui permettent d'effectuer sans calcul toutes les transformations de pouces en centimètres ou de mètres en dioptries, et inversement, dont l'oculiste peut avoir besoin.

Indépendance du pouvoir accommodatif d'un œil et de son état d'amétropie. — La myopie et l'hypermétropie peuvent être la conséquence de la valeur anormale présentée par tel ou tel des éléments dioptriques de l'œil, longueur de l'axe antéro-postérieur, indices des milieux, courbure de la cornée, volume du cristallin, et par suite courbure de ses faces, etc. Il n'est pas évident *à priori* que ces diverses causes soient sans influence sur le pouvoir accommodatif de l'œil, d'autant plus que quelques-unes, indice et volume du cristallin par exemple, intéressent directement une partie de l'appareil de l'accommodation. Sans doute il serait possible de chercher théoriquement le pouvoir accommodatif d'un œil en supposant que son amétropie soit due uniquement à une courbure trop grande ou trop petite de la cornée, à un indice trop fort ou trop faible de certains milieux, etc.

Mais ces cas-là sont probablement rares, et il est à croire que, le plus souvent, la cause de l'amétropie entraînera, soit dans le fonctionnement de diverses parties de l'appareil de l'accommodation, soit dans les rapports que ces parties ont entre elles, des modifications qu'il paraît au moins fort difficile d'apprécier assez exactement pour pouvoir en tenir compte dans des calculs.

Aussi faut-il demander à l'observation de nous apprendre si le pouvoir accommodatif varie ou ne varie pas avec la nature et le degré de l'anomalie présentée par l'œil sur lequel on le mesure. Or l'observation montre que :

Le pouvoir accommodatif est en général indépendant des anomalies, quel que soit leur degré.

Il convient d'ajouter que cette constance du pouvoir accommodatif n'est pas absolue. Comme tous les éléments dioptriques de l'œil, le pouvoir accommodatif présente des différences individuelles; d'ailleurs, même si ces différences n'existaient pas et si la loi précédente était rigoureusement exacte, il ne faudrait pas demander aux mesures faites dans la pratique en vue de la correction des anomalies de la vision, de fournir des nombres vérifiant scrupuleusement cette loi, car les méthodes de détermination du proximum et du remotum ne comportent pas, en général, un tel degré d'exactitude.

Variation du pouvoir accommodatif avec l'âge. — L'âge, au contraire, exerce une influence très marquée et absolument générale sur le pouvoir accommodatif.

L'acte de l'accommodation, en effet, résulte de deux phénomènes, l'un actif, contraction du muscle ciliaire, l'autre passif, changement de forme du cristallin, qui, abandonné à lui-même par l'avancement de la zone de Zinn, tend à prendre la forme sphérique. Pour que l'effet de l'accommodation reste le même, il faut que le muscle ciliaire conserve la même force de contraction et que le cristallin conserve la même consistance, afin que les changements de forme de la lentille oculaire puissent atteindre les mêmes valeurs extrêmes. Or c'est un fait vérifié chaque jour sur le cadavre et sur des yeux énucléés, que le cristallin augmente de consistance à mesure qu'on avance en âge, et devient ainsi de moins en moins susceptible de déformation. Le muscle ciliaire, en outre, comme tous les muscles de l'économie, doit perdre de sa force lorsqu'on arrive à la vieillesse. Pour ces deux raisons, le pouvoir accommodatif doit diminuer quand l'âge augmente, et c'est là un fait d'observation courante.

Cette diminution se fait d'ailleurs suivant une loi connue aujourd'hui.

C'est Donders, l'illustre physiologiste d'Utrecht, qui a le premier indiqué et représenté graphiquement la relation qui existe entre l'âge d'une personne et son pouvoir accommodatif.

Soient deux axes rectangulaires, l'un horizontal, l'autre vertical (fig. 30); prenons sur chacun d'eux, à partir de leur point d'intersection, des longueurs égales qui représenteront, celles de l'axe horizontal des années, celles de l'axe vertical des distances en dioptries comptées en avant de l'œil. Sur chacune des parallèles à l'axe vertical menées par les points de division de l'axe horizontal, marquons les distances, en dioptries, du proximum et du remotum d'un emmétrope, telles que l'observation les fournit pour chaque âge. Il est à peine besoin d'ajouter que ces distances seront comptées au-dessus ou au-dessous de l'axe horizontal suivant que les points auxquels elles se rapportent sont situés en avant ou en arrière de l'œil. Nous obtiendrons ainsi les courbes de la fig. 30, la courbe supérieure représentant les positions successives du proximum, la courbe inférieure celles du remotum.

De l'inspection de cette figure on tire les conclusions suivantes :

I. — Puisque la courbe inférieure, qui représente les positions successives du remotum, se

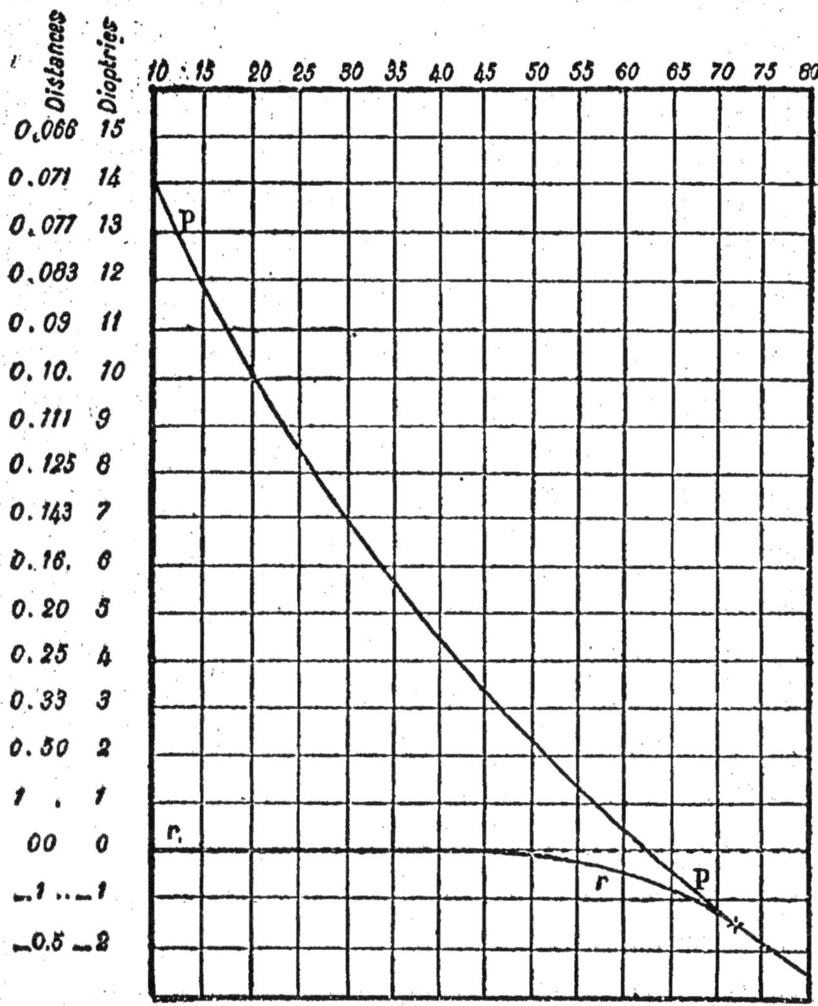

Fig. 30.— Déplacements du proximum et du remotum avec l'âge.

confond jusque vers 50 ans avec l'axe horizontal

et descend ensuite au-dessous de cet axe, c'est que le remotum reste à o dioptries, ou à l'infini, jusque vers 50 ans, et passe alors en arrière de l'œil ; en d'autres termes, un emmétrope jeune reste emmétrope jusque vers 50 ans et devient à ce moment hypermétrope, l'hypermétropie allant d'ailleurs en augmentant lentement et progressivement à mesure qu'on avance en âge.

II. — Puisque les ordonnées de la courbe supérieure, relative aux positions successives du proximum, vont en diminuant, c'est que ce point, dès le jeune âge, s'éloigne progressivement de l'œil ; à 20 ans, par exemple, il est à 10^{d} ($0^{m}.10$), et vers 43 à 4^{d} ($0^{m}.25$).

III. — La valeur du pouvoir accommodatif est représentée, pour chaque âge, par la longueur de l'ordonnée correspondante comprise entre les deux courbes du proximum et du remotum. La longueur de cette ordonnée diminuant progressivement, le pouvoir accommodatif diminue lui-même dès le jeune âge, pour disparaître complètement à 70 ans environ : les courbes se joignent en effet à cet âge, et le proximum et le remotum se confondent alors. Donc, à 70 ans, le cristallin a acquis une consistance telle qu'il n'est plus susceptible de se déformer, bien heureux encore quand il ne perd pas, en même temps, sa transparence pour devenir cataracté.

Les mêmes courbes peuvent encore représenter les états successifs d'un œil affecté d'hypermétropie ou de myopie non progressive; il suffit, pour cela, de les remonter ou de les abaisser, de manière à ce que la partie horizontale de la courbe inférieure aboutisse, sur l'axe vertical, à la division qui correspond au degré d'amétropie de l'œil considéré.

La fig. 31 représente seulement les valeurs suc-

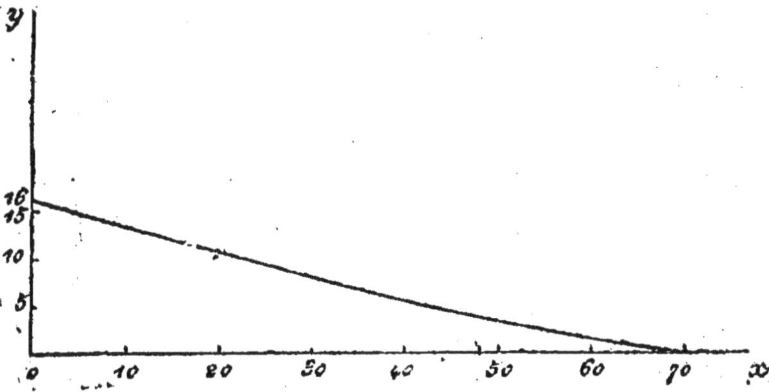

Fig. 31. — Variation du pouvoir accommodatif avec l'âge.

cessives du pouvoir accommodatif aux divers âges; elle a été construite par Monoyer, au moyen des ordonnées comprises entre les deux courbes de la figure précédente, ce qui nous dispense de donner toute explication. Enfin le même auteur, pour supprimer l'obligation de recourir à une figure, a donné, comme représentant d'une manière suffisamment exacte la courbe de la fig. 31, l'équation :

$$A = 16 - 0.3x + 0.001x^2,$$

dans laquelle A représente le pouvoir accommodatif, et x l'âge de la personne.

Il n'est pas également facile d'expliquer la variation du pouvoir accommodatif et les déplacements, soit du proximum, soit du remotum avec l'âge.

Sans doute la diminution du pouvoir accommodatif résulte tout naturellement de ce fait d'observation que, à mesure qu'on avance en âge, la consistance du cristallin augmente. La lentille oculaire, en effet, n'est plus, par ce fait, susceptible que de déformations plus faibles, les courbures maxima et minima de ses faces deviennent de moins en moins différentes, et la distance, en dioptries, du proximum au remotum diminue par cela même.

En outre, les courbures maxima que peuvent prendre les faces du cristallin étant évidemment d'autant moindres que la consistance de la lentille est plus grande, on comprend sans peine que le proximum s'éloigne de l'œil dès l'enfance.

Mais il est plus difficile de concevoir pourquoi le remotum reste fixe jusque vers 50 ans, et s'éloigne alors progressivement de l'œil.

L'accroissement de consistance du cristallin entraîne, conformément aux lois de la théorie physique de la lumière, une augmentation de l'indice de réfraction. On admet généralement que cette augmentation porte uniquement sur les couches périphériques dont l'indice se rapprocherait de celui du noyau. La lentille oculaire tendrait ainsi à devenir homogène, son indice total (Cf. p. 21) serait en conséquence de moins en moins élevé et son pouvoir dioptrique diminuerait, entraînant une diminution correspondante de l'action réfringente totale de l'œil. De là résulterait, comme conséquence évidente, le recul du punctum remotum.

Tout d'abord, en admettant que l'indice total du cristallin diminue, en effet, à mesure qu'on vieillit, cette diminution doit se produire dès que la consistance de la lentille oculaire augmente, c'est-à-dire dès l'enfance. Dès ce moment l'action réfringente de l'œil devrait devenir plus faible et le remotum devrait donc se déplacer dès le jeune âge; ce qui est contraire aux données de Donders. On pourrait, il est vrai, admettre avec quelque raison que l'accroissement de consistance du cristallin influe non seulement sur la courbure maxima, mais aussi sur la courbure minima que peuvent prendre les faces de la lentille; celle-ci opposerait une résistance de plus en plus grande à la traction qu'exercent sur elle les fibrilles de la zonule de Zinn pendant le relâchement du muscle ciliaire; sa convexité serait en conséquence de plus en plus accusée pendant le repos de l'accommodation et le remotum devrait, de ce fait, se rapprocher de l'œil.

Deux causes interviendraient donc : l'une, la diminution de l'indice total du cristallin, pour éloigner le remotum; l'autre, la convexité de plus en plus grande de la lentille oculaire pendant le repos de l'accommodation, pour rapprocher ce même point. Les effets contraires de ces causes se compenseraient jusqu'à un certain âge; puis l'un d'eux, celui qui est dû à la diminution de l'indice total, deviendrait prépondérant à partir de 50 ans environ.

Mais la diminution de l'indice total est plutôt une conséquence théorique déduite de l'accroissement de consistance du cristallin, qu'un fait bien établi par l'observation. Il se pourrait d'ailleurs que cet indice total, au lieu de diminuer, augmentât. Voici en effet les résultats des mesures que Woinow a pu prendre sur des yeux, malheureusement en trop petit nombre, une heure seulement après l'énucléation, et appartenant à des personnes dont l'âge variait de 2 ans à 47 ans :

	Indice total du cristallin.
Enfant de 2 à 3 ans.	1.4311
— de —	1.4303
— de 16 ans.	1.4362
Adulte de 47 ans.	1.4411

Woinow a constaté en outre que la différence d'indice entre les couches périphériques et le noyau persistait malgré l'accroissement de consistance de la lentille organique :

	Indices.		
	Couche périphérique.	Couche moyenne.	Noyau.
Enfant de 2 à 3 ans.	1.3904	1.4003	1.4281
— de 16 ans. . .	1.3932	1.4199	1.4315
Adulte de 47 ans. . .	1.4005	1.4232	1.4387

On voit que ces divers indices augmentent tous progressivement, ce qui rend compte de la valeur croissante de l'indice total.

D'après cela, la réfringence de l'œil augmenterait à mesure que les années s'écoulent; donc un emmétrope devrait devenir non pas hypermétrope mais myope en vieillissant, ce qui paraît contraire à la généralité des faits [1].

En résumé, l'accroissement de consistance du cristallin et les variations de son indice total, variations sur lesquelles on manque d'ailleurs de données expérimentales, ne suffisent pas pour expliquer le recul du punctum remotum. Les progrès de l'âge amènent peut-être dans quelques-uns des éléments de l'œil, indice du corps vitré, rapports du cristallin avec le corps ciliaire, etc., des modifications qui, lorsqu'elles seront connues, permettront de donner l'explication complète des conséquences résultant des diagrammes de Donders supposés exacts.

L'utilité de la considération du pouvoir accommodatif résulte de ce fait que cet élément est pres-

[1] Il nous a été donné d'observer quelques rares emmétropes qui sont devenus légèrement myopes à l'âge où, d'après Donders, ils auraient dû commencer à être hypermétropes. Leur myopie ne nous a pas paru pouvoir être rapportée à une cause autre qu'une cause toute physiologique. Nos observations, à ce sujet, sont trop peu nombreuses pour que nous puissions en tirer aucune conclusion; nous nous bornons à signaler le fait afin d'appeler sur lui l'attention.

que toujours fonction seulement de l'âge et indépendant des anomalies de réfraction dont peuvent être affectés les yeux sur lesquels on le mesure.

Si donc, lors d'une détermination de remotum, on a dû faire les mesures sans instillations préalables d'atropine, l'exactitude du résultat obtenu pourra être contrôlée par la détermination du proximum. Lorsque le pouvoir accommodatif, déduit de ces mesures, aura sensiblement la valeur normale qu'il doit présenter à l'âge de la personne examinée, on sera en droit de conclure que la distance trouvée pour le remotum est au moins à peu près exacte. Si cette valeur, au contraire, s'écarte sensiblement de la normale, c'est que des instillations d'atropine sont indispensables pour arriver à connaître l'état exact de la réfraction oculaire.

Dans d'autres cas, la mesure du pouvoir accommodatif servira à déterminer la cause du recul du proximum. Il arrive, en effet, soit après une maladie aiguë, soit par suite d'un état d'anémie accompagné de perte de l'appétit et des forces, que le muscle ciliaire, participant à la débilité générale, n'est plus capable des efforts de contraction nécessaires pour réaliser la vision nette à courte distance. Le proximum se trouve alors plus ou moins éloigné de l'œil; mais ce n'est pas là sa position normale, et si des verres peuvent rendre, dans ce cas, des services momentanés, comme nous le verrons à propos de la presbyopie, il ne faut pas oublier que ce n'est là qu'un état passager destiné à disparaître avec le retour à la santé. En dehors des circonstances au milieu desquelles s'est produit le recul du proximum, et qui presque toujours suffisent pour en déterminer la cause, la mesure du pouvoir accommodatif, dont la valeur sera alors inférieure à la normale malgré des instillations d'atropine, permettra de distinguer nettement ces cas de ceux où le recul du proximum est dû à l'hypermétropie.

X.

POUVOIR DE CONVERGENCE.—RELATIONS ENTRE LA CONVERGENCE ET L'ACCOMMODATION.

Nous avons dit, dans le Chapitre précédent, comment on définit, pour les besoins de la pratique, le pouvoir accommodatif et par quels procédés on le détermine.

Mais ces notions manquent de rigueur et il importe de spécifier plus exactement les diverses circonstances dans lesquelles on peut se proposer d'évaluer l'effet produit par l'accommodation. D'une part, en effet, nous serons amenés ainsi à définir le *pouvoir de convergence*, dont la considération est souvent utile dans la pratique, et à indiquer comment on le mesure ; d'autre part, nous pourrons donner les raisons pour lesquelles le strabisme convergent des hypermétropes et divergent des myopes peut résulter de l'état de dépendance dans lequel se trouvent, l'un par rapport à l'autre, ces deux actes, accommodation pour une distance donnée et convergence des axes visuels pour la vision binoculaire à la même distance.

Pouvoir de convergence. — Sa mesure en angles métriques.— Pour voir un objet, nous orientons nos yeux de telle sorte que l'axe visuel de chacun d'eux passe par le point visé et que, par suite, les deux images rétiniennes de ce point se forment simultanément sur les deux taches jaunes. Il en résulte que nos axes visuels font entre eux un angle d'autant plus grand ou d'autant plus petit que l'objet regardé est situé plus près ou plus loin. On conçoit d'ailleurs que cette faculté que possèdent nos yeux, grâce aux muscles (fig. 1) qui les mettent en mouvement, de faire concourir leurs axes visuels en des points de plus en plus rapprochés, ait une limite et qu'il existe donc un *punctum proximum de la convergence*, comme il existe un punctum proximum de l'accommodation.

La détermination de ce point est basée sur les considérations suivantes.

Lorsque les axes visuels de nos deux yeux sont dirigés vers un même point, ce point est vu simple, parce que le cerveau fusionne en une seule les deux excitations rétiniennes qui lui sont transmises par les deux nerfs optiques. Lorsque, au contraire, les deux images d'un même objet, au lieu de se former, comme tantôt, sur les deux macula, occupent des positions quelconques sur les deux rétines, et cela parce que les deux axes visuels ne concourent pas vers cet objet, les deux excitations rétiniennes ne sont plus fusionnées en général par le cerveau; l'objet est vu double, on dit qu'il y a *diplopie*.

Pour nous convaincre de ces faits, il nous suffit

de placer entre nos yeux et un objet brillant, une lampe par exemple, un crayon ou tout autre corps que nous fixerons, c'est-à-dire vers lequel nous ferons concourir nos deux axes visuels; le crayon sera vu simple, mais nous apercevrons deux lampes. Nous pouvons encore fixer la lampe, en d'autres termes faire concourir sur la lampe nos deux axes visuels, puis exercer, avec un doigt, une action mécanique sur l'un de nos yeux, de manière à changer la direction de son axe visuel, lequel dès lors ne rencontrera plus sur la lampe l'axe visuel de l'œil congénère; la lampe sera aussitôt vue double et la deuxième image occupera par rapport à la première une position qui dépendra du sens dans lequel l'axe visuel de l'œil sur lequel on a agi mécaniquement aura été déplacé.

Les personnes qui louchent, les strabiques, voient double l'objet qu'ils regardent, puisqu'ils ne dirigent pas simultanément vers l'objet à voir les axes visuels de leurs deux yeux. Mais il faut ajouter que cette diplopie est à ce point désagréable, que les strabiques arrivent bientôt à faire abstraction, à ne plus tenir compte de l'image fournie par l'œil dévié ; plus souvent encore, les strabiques donnent à l'œil dévié une direction telle que l'image correspondante vienne se former au *punctum cæcum*, sur la pupille ou entrée du nerf optique, région absolument insensible aux excitations lumineuses ; la deuxième image est alors radicalement supprimée.

Ces faits acquis, supposons que l'on place à une distance comprise entre les limites de la vision distincte d'un sujet dont on veut déterminer le proximum de la convergence, et à égale distance de ses deux yeux, une fente verticale percée dans un écran opaque et éclairée en arrière par une bougie. Dans ces conditions, la fente sera vue très nettement, et il en sera ainsi tant que, en approchant des yeux du sujet cet objet lumineux, on n'aura pas dépassé le proximum de l'accommodation. A partir de ce moment, si l'on continue à rapprocher de l'œil la fente lumineuse, les bords de celle-ci paraîtront diffus; la fente elle-même sera d'ailleurs vue simple encore, aussi longtemps que le sujet pourra diriger simultanément vers elle les axes visuels de ses deux yeux. Mais il arrivera un moment où, les muscles qui produisent la rotation en dedans des globes oculaires ayant réalisé leur effort maximum, si l'on approche encore la fente, les axes visuels ne pourront plus être dirigés simultanément vers la ligne lumineuse et cette dernière sera vue double. La position de la fente à partir de laquelle la diplopie se manifeste indique la position du *punctum proximum de la convergence*, c'est-à-dire du point le plus rapproché vers lequel le sujet examiné peut encore faire converger ses axes visuels.

Ajoutons que la diplopie, ou dédoublement de la fente, se produit d'abord vers la partie supérieure, si bien que l'aspect présenté alors par cette fente dédoublée est celle d'un V lumineux.

M. Landolt a fait construire et a baptisé du nom d'*ophtalmodynamomètre* un petit instrument formé d'un cylindre métallique percé d'une fente suivant une génératrice et muni d'une bougie suivant son axe, au moyen duquel on peut très commodément procéder à la détermination du punctum proximum de la convergence.

Ce point est presque toujours situé en deçà du proximum de l'accommodation, ainsi que nous l'avons supposé plus haut ; sa position présente d'ailleurs des variations individuelles notables.

Il existe aussi, on le conçoit sans peine, un *punctum remotum de la convergence.* En d'autres termes, de même que nous pouvons faire tourner nos yeux en dedans, de manière à ce que leurs axes visuels aillent concourir le plus près possible sur la ligne médiane et fassent entre eux un angle maximum, nous pouvons aussi faire tourner nos yeux en dehors ; nous amènerons ainsi nos axes visuels à faire entre eux un angle minimum, ou à être parallèles, ou même à être divergents et à concourir en conséquence en arrière de nos yeux. Le point de concours de ces axes, lorsque les yeux se trouvent ainsi dans l'état de rotation extrême en dehors, sera le *remotum de la convergence.*

La détermination de ce point, moins importante d'ailleurs que celle du proximum, se fait de la manière suivante.

Si ce remotum est situé à une distance finie en

avant de l'œil, il suffit d'éloigner progressivement la fente lumineuse jusqu'au moment où le sujet soumis à l'observation accuse un dédoublement; la position de la fente, à ce moment, est celle du remotum cherché.

Dans le cas où la personne examinée peut amener ses axes visuels à l'état de divergence, la détermination du degré de divergence s'obtient au moyen de prismes. Supposons en effet que, la fente étant placée à plusieurs mètres du sujet, on mette devant les yeux de celui-ci des prismes égaux à arête verticale et tournée en dehors, c'est-à-dire vers la tempe (fig. 32). Les rayons SI_1, SI_2, venus de la fente lumineuse S, auront, après réfraction à travers les prismes, des directions telles que I_1G, I_2D; les yeux du sujet, pour éviter la diplopie, effectueront chacun une rotation en dehors, de manière à ce que, leurs axes visuels étant dirigés suivant ces mêmes directions GI_1S_1, DI_2S_2, les rayons venus de la fente lumineuse S aillent concourir sur les macula m_1 et m_2 de chaque œil. Les conditions ordinaires de la vision binoculaire étant dès lors remplies, la fente sera vue simple.

Il en sera encore ainsi, la fente sera vue simple encore si, après avoir substitué aux prismes précédents des prismes plus forts, les yeux du sujet peuvent effectuer une nouvelle rotation en dehors, de manière à faire coïncider de nouveau leurs axes visuels avec les nouvelles directions des rayons réfractés. Il y aura diplopie, au contraire, à partir du moment où cette coïncidence ne pourra plus être établie, les images de la fente ne se formant plus sur les macula des deux yeux.

D'après cela, la position de divergence extrême

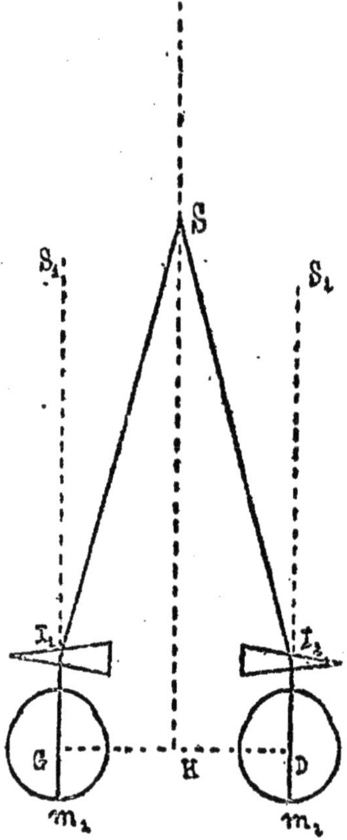

Fig. 32. — Détermination du punctum remotum de la convergence.

que le sujet pourra donner à ses axes visuels sera indiquée par les directions des rayons réfractés à travers les prismes les plus forts pour lesquels il n'y a pas encore dédoublement de la fente lumineuse. Or ces directions des rayons réfractés sont données par les valeurs des angles SI_2S_2 et SI_1S_1, en supposant connue la position de la fente S; mais chacun de ces angles, qui n'est autre chose que la déviation imprimée par chacun des prismes aux rayons lumineux qui le traversent, est très sensiblement égal à la moitié de l'angle de réfringence des prismes employés, angle que nous supposons connu.

Nous pouvons donc déduire de cette expérience la valeur de l'angle maximum de divergence que le sujet peut donner à ses axes visuels et par suite la position, en arrière de l'œil, du point de concours de ces axes; ce point de concours sera le remotum de la convergence.

Nous appellerons *pouvoir de convergence, l'angle formé par les parties antérieures de l'axe visuel de l'un des yeux dans les deux positions que cet axe occupe lorsqu'il est successivement dirigé vers le proximum, puis vers le remotum de la convergence*, points que nous venons d'apprendre à déterminer.

Soient G et D (fig. 33) les deux yeux d'une même personne, dont le proximum de la convergence est en π. Le remotum peut, suivant les sujets, être situé :

1° En ρ, à distance finie, auquel cas les axes visuels $G\rho$, $D\rho$ ne peuvent pas être amenés au parallélisme;

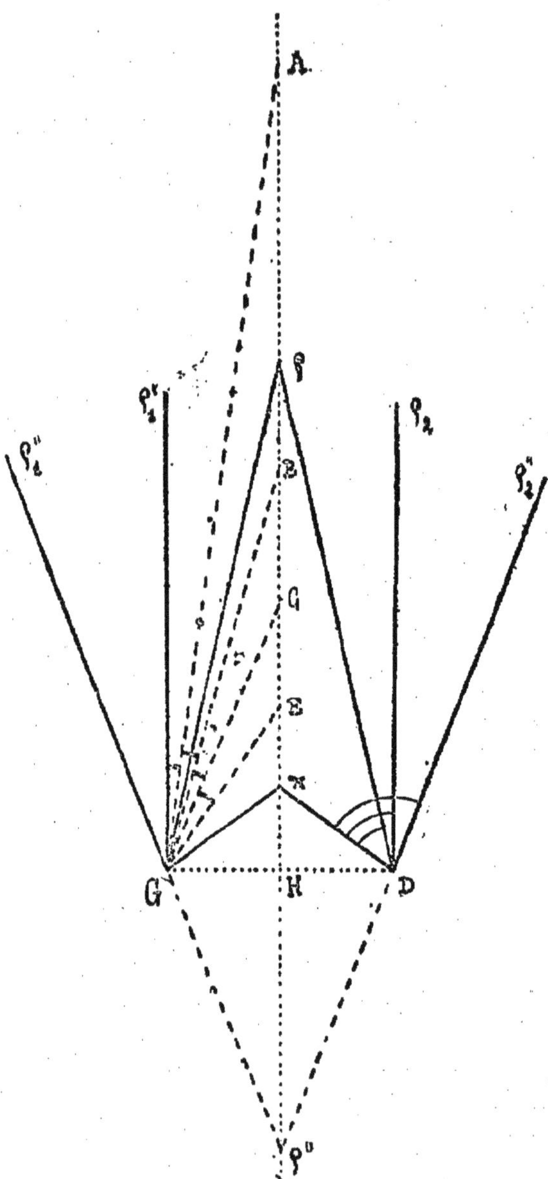

Fig. 33. — Mesure du pouvoir de convergence en angles métriques.

2° A l'infini, auquel cas les axes $G\rho'_1$, $D\rho_2$ peuvent être rendus parallèles ;

3° En ρ'', en arrière de l'œil, et alors le sujet peut donner à ses axes visuels, $G\rho_1''$ et $D\rho_2''$, un certain degré de divergence.

Le pouvoir de convergence sera, dans le premier cas, l'angle $\rho D\pi$, dans le deuxième, l'angle $\rho_2 D\pi$, dans le troisième, l'angle $\rho''_2 D\pi$.

Nagel a proposé, pour mesurer ces angles ou ces *pouvoirs de convergence* dont la première indication a été donnée par Javal (*in* de Wecker, *Traité des Maladies des yeux*, 1re édit.), de faire choix comme unité, non du degré, mais d'un angle particulier, auquel il a donné le nom d'*angle métrique* (*a.m.*) et qui est défini d'après les considérations suivantes.

Marquons sur la ligne médiane $H\rho$ les points A, B, C, E... situés respectivement à des distances du point H égales à 1^m, $0^m.50$, $0^m.33$... c'est-à-dire à 1, 2, 3... dioptries. Les angles ρ'_1GA, AGB, BGC... sont très sensiblement égaux entre eux; c'est l'un de ces angles égaux que l'on prend pour unité et que l'on appelle *angle métrique*. Ajoutons que non seulement ces angles ne sont pas rigoureusement égaux entre eux, mais que leur valeur dépend évidemment de la distance GD des centres de rotation des yeux. La valeur de l'*angle métrique* ρ'_1GA, lorsque la distance GD présente la valeur moyenne de $0^m.064$, est de $1° 50' = 1°.83$.

Si, par exemple, le proximum π est situé à $0^{m}.10$ ou 10^{d} et le remotum ρ à $0^{m}.57$ ou $1^{d}.75$, les angles que font les axes visuels, dirigés vers π et vers ρ, avec la direction $G\rho'_{1}$ parallèle à la ligne médiane, seront respectivement égaux à $10^{a.m}$ et à $1^{a.m}.75$; le pouvoir de convergence, sera, dans ce cas, de $10 - 1.75 = 8.25\,a.m.$

Si, pour la même position du proximum π, les axes peuvent être amenés au parallélisme, le pouvoir de convergence sera égal à $10 - 0 = 10\,a.m.$

Enfin, dans le cas où les axes visuels pourront recevoir un certain degré de divergence et aller concourir en ρ'' en arrière de l'œil, le pouvoir de convergence $\rho''_{1}GA$ se composera de deux parties: l'une $\rho'_{1}G\pi$, qui sera égale encore à 10 *a. m.*, en attribuant toujours au point π la même position; l'autre $\rho''_{1}G\rho'_{1}$ qui sera égale, nous l'avons dit plus haut, à la moitié de l'angle du prisme le plus fort pour lequel la fente placée à plusieurs mètres (distance que l'on regarde comme égale à l'infini) ne sera pas encore vue double.

On voit que, avec ce mode de mensuration, le même nombre exprime, d'une part la valeur en *a. m.* de l'angle formé par l'axe visuel d'un œil avec la ligne médiane HA, d'autre part la distance, en dioptries, du point où cet axe visuel rencontre cette ligne médiane. Lorsque, par exemple, nos yeux regardent successivement les points A,B,C... situés à 1, 2, 3... dioptries, les angles $\rho'_{1}GA$, $\rho'_{1}GB$, $\rho'_{1}GC$... ou leurs égaux GAH,

GBH, GCH... sont eux-mêmes égaux à 1, 2, 3... angles métriques.

Il est facile de comprendre l'importance que présente quelquefois, dans la pratique, la détermination du proximum de la convergence. Supposons, par exemple, un myope de 10 dioptries dont le proximum de la convergence est situé à $0^m.10$. Ce myope ne verra pas avec netteté au delà de $0^m.10$; d'un autre côté, il ne peut pas faire converger plus près ses axes visuels. Il ne pourra donc y voir nettement qu'en plaçant l'objet à $0^m.10$, relâchant complètement son accommodation et faisant converger ses yeux le plus qu'il lui est possible. Il est certain que, dans ces conditions, le travail s'accompagnera de fatigue, non par suite de l'effort demandé au muscle ciliaire, comme cela a lieu lors de la lecture au proximum de l'accommodation, mais par suite de la contraction la plus énergique possible que doivent réaliser et soutenir les muscles droits internes de l'œil qui président à la convergence des axes visuels.

Ce cas n'est d'ailleurs pas le seul dans lequel l'étude de la convergence soit intéressante, comme cela résultera des relations, que nous allons faire connaître, entre la convergence et l'accommodation.

RELATIONS ENTRE LA CONVERGENCE ET L'ACCOMMODATION. — Lorsque nous regardons un objet situé à une distance donnée, $0^m.33$ par exemple, ou 3 dioptries, sur la ligne médiane perpendiculaire à la droite qui joint les centres de rotation de nos yeux, deux actes ont été produits : 1° chacun de nos yeux s'est mis en convergence de 3 *a. m.* par rapport à la position qui correspond au parallélisme des axes visuels ou à la vision à l'infini ; 2° chacun de nos muscles ciliaires s'est contracté de manière à réaliser un effort d'accommodation qui dépend de la réfraction statique de nos yeux. Un emmétrope aura besoin, dans ces conditions, de 3 dioptries d'accommodation, un myope de 2 dioptries n'aura à faire intervenir au contraire que $3 - 2 = 1$ dioptrie d'accommodation, tandis qu'un hypermétrope de 4 dioptries devra réaliser $7 - 3 = 4$ dioptries d'accommodation.

Proposons-nous de chercher si, pour une convergence donnée, à $0^m.33$ ou 3 dioptries par exemple, il nous est possible de mettre nos yeux dans un état d'accommodation autre que celui qui est exigé par cette distance de 3 dioptries et par l'état de la réfraction statique. En d'autres termes, et en nous reportant aux exemples précédents, est-il possible à un emmétrope, à un myope de 2 dioptries et à un hypermétrope de 3 dioptries, dont les axes visuels convergent à $0^m.33$ ou 3 dioptries, de réaliser à volonté, le premier plus et moins de 3 dioptries d'accommodation, le deuxième plus et moins de 1 dioptrie, le troisième plus et moins de 7 dioptries ?

Considérons, pour fixer les idées, le cas de l'emmétrope regardant binoculairement un objet *o* (fig. 34) situé à $0^m.33$, et plaçons devant chacun de ses yeux G et D, que nous supposons égaux en

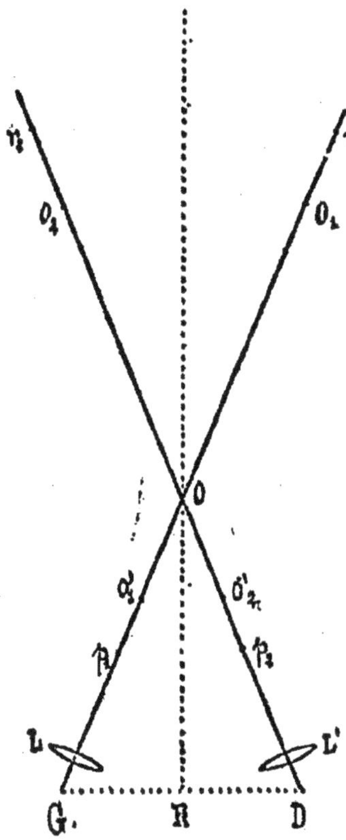

Fig. 34. — Détermination du proximum et du remotum de l'accommodation pour une convergence donnée des axes visuels.

réfraction, un verre convexe dont la distance focale soit plus grande que $0^m.33$; orientons en outre ces verres de telle sorte que leur axe principal coïncide avec l'axe visuel correspondant. Dans ces conditions, chaque verre donne de l'objet *o* une image virtuelle o_1, o_2, plus éloignée que l'objet, mais située toujours sur l'axe visuel correspondant. Les yeux, pour voir ces images, doivent conserver leur état de convergence, mais accommoder un peu moins, puisque les images o_1, o_2 qu'ils doivent regarder se trouvent plus éloignées que l'objet *o*. Les images rétiniennes correspondant aux images virtuelles o_1, o_2 se formeront d'ailleurs sur les deux macula, puisque o_1 et o_2 sont situées sur les axes visuels ; le cerveau fusionnera les deux excitations rétiniennes et l'objet sera encore vu simple. Il est évident en outre que les yeux devront relâcher leur accommodation d'une quantité d'autant plus grande que les verres positifs employés seront plus forts. Si donc nous plaçons successivement devant les yeux des verres de 0.50, 1, 1.50, 2... dioptries, pour continuer à y voir nettement, la convergence restant la même, le sujet devra successivement relâcher son accommodation de 0.50, 1, 1.50, 2... dioptries. Le numéro du verre le plus fort avec lequel la vision reste nette indiquera donc le nombre de dioptries dont l'emmétrope soumis à l'expérience peut relâcher son accommodation, à partir de 3 dioptries, pour la convergence à $0^{m}.33$ ou de 3 *a. m.*

Si nous plaçons, perpendiculairement aux axes visuels, des verres négatifs de plus en plus forts, qui substitueront à l'objet *o* des images virtuelles o'_1,

o'_2 plus rapprochées, mais situées encore sur les axes visuels, nous mettrons l'emmétrope dans l'obligation, pour y voir nettement, d'accommoder davantage, tout en maintenant ses yeux dans le même état de convergence. Le numéro du plus fort des verres négatifs avec lequel la vision est encore nette, indiquera le nombre de dioptries dont l'emmétrope peut faire augmenter son accommodation à partir de 3 dioptries et pour la convergence à $0^m.33$ ou de 3 *a. m.*

Ces expériences reviennent en somme à la détermination d'un *proximum* et d'un *remotum* de l'accommodation relatifs à la convergence à $0^m.33$ ou de 3 *a. m.* Si, par exemple, les verres positifs et négatifs les plus forts avec lesquels la vision reste encore nette, ont pour numéro, le premier $2^d.50$, le second $3^d.50$, cela veut dire que, pour cette convergence de 3 *a. m.*, l'emmétrope peut, soit relâcher son accommodation de $2^d.50$ et la réduire à $3^d - 2^d.50 = 0^d.50$, soit augmenter son accommodation de $3^d.50$ et lui donner la valeur maxima de $3^d + 3^d.50 = 6^d.50$. En d'autres termes, sous la convergence à $0^m.33$, il est possible à l'emmétrope d'y voir depuis $0^d.50$ ou 2^m jusqu'à $6^d.50$ ou $0^m.154$; il existe donc pour cette convergence, et pour chaque œil, un *proximum* situé en p_1 ou p_2 à $0^m.154$ et un *remotum* situé en r_1 ou r_2 à 2^m.

Ces variations de l'accommodation sous une convergence donnée et fixe, que l'on produit facilement à l'aide de verres convexes ou concaves, ainsi que nous venons de l'expliquer, peuvent aussi être obtenues directement à la suite de quelques exercices. Ainsi, en plaçant sur les directions G*o*, D*o*, à égale distance des yeux et entre le proximum et le remotum de chaque œil, deux objets identiques o_1 et o_2, il est possible de les fusionner en un seul sans le secours de verres ; en d'autres termes, il est possible de donner aux axes visuels les directions G*o*, D*o* et d'accommoder pour les distances G o_1 et D o_2. On éprouve quelque difficulté, au début, à faire varier, dans ces conditions, la valeur de l'accommodation sans le secours de verres, tout en maintenant la même convergence ; toutefois on arrive, en général, après quelques exercices, à vaincre cette difficulté et à pouvoir constater, sans verres, ces variations de l'accommodation en plus et en moins de ce qu'elle doit être pour la vision nette au point de concours des axes visuels. Ce sont ces variations possibles de l'accommodation que l'on met à profit pour obtenir la sensation du relief en regardant deux images stéréoscopiques d'un même objet sans le secours du stéréoscope.

Quoi qu'il en soit de cette vérification directe des résultats obtenus à l'aide de verres positifs et négatifs, il résulte de ce qui précède que, lors d'une convergence à $0^m,33$, un emmétrope n'accommode pas forcément et quand même de 3 dioptries, et qu'il peut, au contraire, relâcher ou augmenter en partie son accommodation, mais en partie seulement.

Imaginons que l'on ait ainsi déterminé, pour toutes les convergences possibles, à partir de la position de parallélisme des axes visuels, le proximum et le remotum correspondants; on pourra, à l'exemple de Donders et de Nagel, représenter l'ensemble des résultats obtenus pour un œil par des courbes dont nous allons indiquer la construction et dont la considération mettra nettement en évidence des faits intéressants.

Soient deux axes rectangulaires, l'un horizontal, l'autre vertical, menés par le point *o* (fig. 35); portons sur ces axes des divisions égales qui représenteront, les unes, celles de l'axe horizontal, les divers degrés de convergence exprimés en angles métriques; les autres, celles de l'axe vertical, les distances comptées sur la ligne médiane des yeux et exprimées en dioptries.

L'expérience nous montrera, par exemple lors du parallélisme des axes visuels, c'est-à-dire pour la convergence o, que la vision est nette à l'infini, que les verres positifs les plus faibles la rendent confuse, mais qu'elle conserve sa netteté pour des verres négatifs croissant jusqu'à $3^{d}.5$. Cela veut dire que, pour la convergence o, le remotum est à l'infini ou à o dioptries et le proximum à $3^{d}.5$ ou $0^{m}.285$; sur l'axe vertical de la figure qui correspond à la division o de l'axe horizontal, nous marquerons donc les points o (remotum) et 3.5 (proximum).

Faisons alors regarder le sujet à $0^{m}.33$ ou 3

dioptries et recommençons l'essai des verres positifs et négatifs. Nous constaterons, par exemple, que la vision reste nette jusqu'à l'interposition des verres + 2d.75 d'une part, — 3d.50 de l'autre.

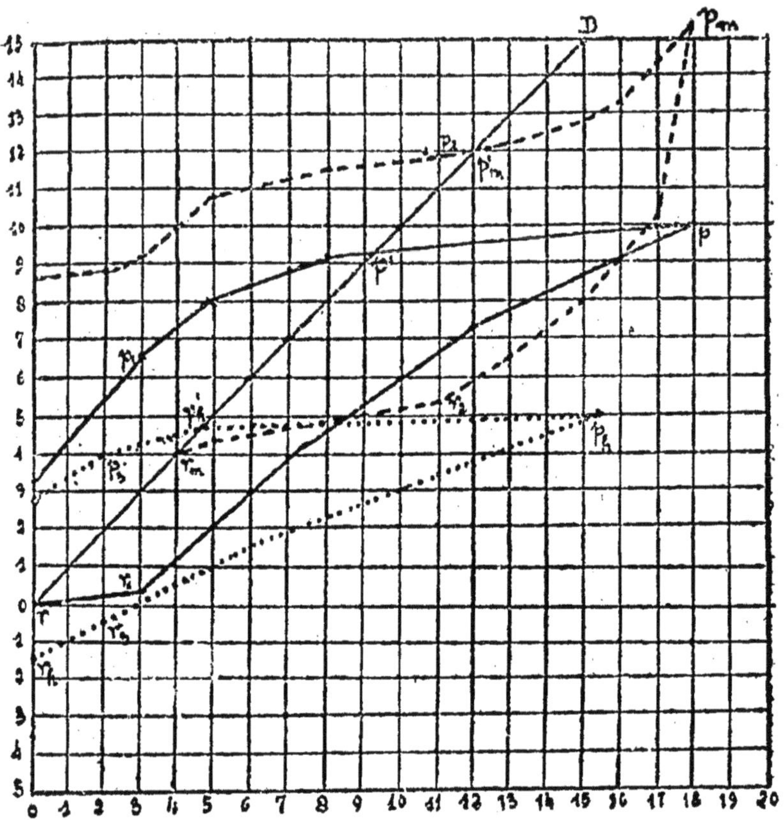

Fig. 35. — Positions du proximum et du remotum sous divers degrés de convergence des axes visuels.

L'accommodation peut donc diminuer de 2d.75 et augmenter de 3d.50 à partir de la valeur, 3 dioptries, qu'elle a lors de la vision à l'œil nu à 0m.33 ;

par suite, sous cette convergence à $0^m.33$ ou de 3 *a. m.*, le remotum se trouve à $3^d - 2^d.75 = 0^d.25$ ou 4^m et le proximum à $3^d + 3^d.50 = 6^d.50$ ou $0^m.154$ de l'œil. Sur la parallèle à l'axe vertical menée par la division 3 de l'axe horizontal, nous porterons donc des longueurs égales à 0.25 et 6.50, et les points r_1 et p_1 ainsi obtenus représenteront les positions du proximum et du remotum relatives à la convergence à $0^m.33$ ou de 3 *a. m.*

En faisant de nouvelles mesures analogues pour d'autres degrés de convergence, nous déterminerons un certain nombre de positions du proximum et du remotum; puis en joignant entre elles, d'une part les positions successives du premier de ces points, d'autre part celles du deuxième, nous obtiendrons deux courbes du genre de celles qui sont tracées en traits pleins sur la fig. 35.

D'après la manière dont la figure a été obtenue, l'espace situé entre les deux courbes comprend l'ensemble des points qui peuvent être vus nettement, et les coordonnées de ces points indiquent la convergence et l'accommodation nécessaires pour cela. Soit par exemple le point p_8 ; la parallèle menée par ce point à l'axe vertical rencontre l'axe horizontal à la division 2, ce qui nous montre que, pour diriger vers le point de l'espace représenté par p_8 l'œil auquel se rapporte la figure, il faut que les yeux convergent chacun de 2 *a. m.* En outre, la parallèle menée par p_8 à l'axe horizontal aboutissant à la division 4 de l'axe vertical, cela veut dire que l'œil, sous la convergence de 2 *a. m.*, c'est-à-dire dirigeant son axe visuel à $0^m.50$ sur la ligne médiane, le point de cet axe dont p_3 est la représentation est situé à 4^d ou $0^m.25$ en avant. Ce point peut être vu nettement par l'œil, puisque, pour cette convergence de 2 *a. m.*, le remotum, d'après les courbes en traits pleins, est situé à $0^d.25$ environ ou à 4^m et le proximum à $5^d.5$ ou $0^m.18$. L'effort d'accommodation à faire par l'œil pour voir le point de l'espace auquel correspond le point p_3 de la figure est d'ailleurs de $4^d - 0^d.25 = 3^d.75$, puisque ce point est à 4^d et le remotum à $0^d.25$; cette fraction de l'accommodation mise en jeu est donc égale à la portion de l'ordonnée de p_3 comprise entre ce point et la courbe du remotum.

Considérons, au contraire, un point p_2 situé en dehors de l'espace compris entre les deux courbes; le point de l'espace dont il est la représentation ne pourra pas être vu nettement. En effet, la position de ce point correspondant à la division 11 de l'axe horizontal, il est nécessaire d'abord que les yeux soient chacun en convergence de 11 *a. m*; en outre, la parallèle à l'axe horizontal menée par p_2 aboutissant à peu près à la division 12 de l'axe vertical, le point de l'espace dont p_2 est la représentation est situé à 12 dioptries ou $0^m.083$; or la courbe pleine supérieure montre que, sous cette convergence de 11 *a. m.*, l'œil a son proximum situé à $9^d.5$ environ ou $0^m.105$.

Les divers points de la bissectrice *o*D de l'angle des axes correspondent aux divers points de la ligne médiane horizontale (la tête étant verticale) perpendiculaire à la droite de jonction des centres de rotation des yeux. C'est sur cette ligne que l'on place toujours l'objet à regarder lors de la vision binoculaire, et la considération de cette bissectrice est donc à ce titre importante. Or on voit qu'elle est comprise, en partie en dedans, en partie en dehors de l'espace limité par les deux courbes du proximum et du remotum. Si nous considérons le point *p'*, où la bissectrice sort de cet espace, nous voyons qu'il représente un point situé à $9^d.25$ environ ou $0^m.108$ de chaque œil et exigeant, pour que les axes visuels soient dirigés vers lui, une convergence de 9.25 *a. m.* environ. Le proximum, sous cette convergence, étant situé lui-même à $9^d.25$ ou $0^m.108$, le point *p'* pourra être vu nettement, mais les yeux devront pour cela faire intervenir toute l'accommodation compatible avec cette convergence. Par contre, le point p'_m qui correspond à un point de l'espace situé à 12^d ou $0^m.083$, exige pour être vu nettement une convergence de 12 *a. m.* et un effort d'accommodation de 12 dioptries. Or un tel effort d'accommodation est incompatible, chez l'emmétrope que nous considérons, avec la convergence de 12 *a. m.*; la courbe du proximum montre en effet que, sous cette convergence de 12 *a. m.*, l'œil ne peut réaliser plus de $9^d.5$ d'accommodation. Par suite, le point de la ligne médiane auquel correspond p'_m ne pourra pas être vu nettement. L'emmétrope auquel se rapportent les courbes de la fig. 35 peut donc voir binoculairement et avec netteté tous les objets situés sur la ligne médiane depuis l'infini jusqu'à $9^d.25$ ou $0^m.108$ environ ; si l'objet est placé plus près, il peut sans doute accommoder davantage, puisque son proximum, d'après la figure, est situé à 10^d ou $0^m.10$ pour une convergence de 18 *a. m.*; mais il n'y a plus alors concordance entre la convergence et l'accommodation, cette dernière étant inférieure à la valeur qu'elle devrait avoir pour que la vision fût nette au point de la ligne médiane vers lequel convergent les axes visuels.

Remarquons encore que, en considérant un point tel que r_m, par exemple, de la bissectrice, la portion de l'ordonnée de ce point comprise entre la bissectrice et la courbe du remotum représente le nombre de dioptries d'accommodation nécessaire pour voir nettement le point de la ligne médiane dont r_m est la représentation sur la figure, tandis que la portion de la même ordonnée comprise entre la bissectrice et la courbe du proximum représente le nombre de dioptries d'accommodation qui est à ce moment-là en réserve.

Il est évident que l'on pourra, dans les cas de myopie ou d'hypermétropie, construire des figures analogues. Dans le cas d'une myopie de 4^d par exemple (courbes en petits traits de la fig. 35), la courbe du remotum présentera cette particularité d'être horizontale entre le point 4 de l'axe vertical et la bissectrice de l'angle des axes. Dans le cas d'une hypermétropie de $1^d.5$ (courbes pointillées de la fig. 35), la courbe du remotum présentera cette autre particularité d'être située au-dessous de l'axe horizontal pour des convergences faibles, car le remotum est alors situé en arrière de l'œil.

Ajoutons encore que les courbes de la fig. 35, construites d'après les mesures des variations de l'accommodation compatibles avec les divers degrés de convergence, fournissent la solution de la question inverse, à savoir : entre quelles limites la convergence des axes visuels peut-elle varier pour un même état de l'accommodation ? Il est évident, en effet, d'après la figure, que lorsque l'emmétrope accommode de 6 dioptries par exemple, il peut faire varier la convergence de ses yeux depuis 2.5 *a. m.* jusqu'à 10 *a. m.*, puisque 2.5 et 10 sont les divisions de l'axe horizontal qui correspondent aux points où la parallèle à cet axe, menée par la division 6 de l'axe vertical, rencontre les courbes du proximum et du remotum relatives à l'emmétrope considéré.

Pouvoir accommodatif relatif, binoculaire, absolu. — Des considérations qui précèdent, il résulte que le pouvoir accommodatif peut être considéré à divers points de vue et que sa valeur dépend des conditions dans lesquelles on le mesure.

Nous avons vu, en effet, qu'il existe pour chaque œil un proximum et un remotum dont la position varie avec le degré de convergence sous lequel on détermine ces points. Il y a donc un *pouvoir accommodatif relatif* à chaque degré de convergence. La fig. 35 montre par exemple que, pour l'emmétrope auquel se rapportent les courbes en traits pleins, le pouvoir accommodatif est de $3^d.25$ lors du parallélisme des axes visuels, de $6^d.25$ environ pour la convergence de 3 *a. m.*, de $4^d.50$ environ pour la convergence de 8 *a. m.*, de $2^d.25$ environ pour la convergence de 12 *a. m.*, et enfin que le pouvoir accommodatif est nul pour la convergence de 18 *a. m.*, puisque les deux courbes du proximum et du remotum se joignent sur l'ordonnée menée par la division 18 de l'axe horizontal.

Nous avons vu, en outre, qu'un objet situé sur la ligne médiane ne peut plus être vu binoculairement avec netteté lorsque le point de la bissectrice *o* D qui lui correspond est situé en dehors de l'espace compris entre les deux courbes du proximum et du remotum. Dans le cas de notre emmétrope, le point le plus rapproché de la ligne médiane qui puisse être vu binoculairement avec netteté est situé à $9^d.25$ environ. Quant au point le plus éloigné de cette même ligne médiane qui peut aussi être vu binoculairement avec netteté, il est situé à l'infini. Il y a donc lieu de considérer un *pouvoir accommodatif binoculaire,* lequel sera déterminé par les points extrêmes de la ligne médiane que nos deux yeux, supposés égaux, peuvent voir simultanément avec une égale netteté. Dans le cas de la fig. 35, le *pouvoir accommodatif binoculaire* est de $9^d,25$ environ, pour l'emmétrope auquel les courbes en traits pleins se rapportent.

Enfin, si l'on veut apprécier l'effet total de l'accommodation, il faudra considérer les points extrêmes qu'un œil peut voir nettement indépendamment de la vision binoculaire; la différence des distances dioptriques de ces points à l'œil donnera le *pouvoir accommodatif absolu.* On voit que, dans l'exemple choisi, ces points se trouvent, l'un à o dioptries (origine des axes de la fig. 35), l'autre à 10 dioptries (proximum et remotum confondus en *p*). Le *pouvoir accommodatif absolu* est donc, dans ce cas, de 10 dioptries.

Le pouvoir accommodatif que nous avons appris à déterminer dans le chapitre précédent, est au moins très voisin du *pouvoir accommodatif absolu.*

En effet, lorsqu'on cherche la position du proximum d'un œil au moyen des fils tendus sur un cadre par exemple, si l'on vient à découvrir brusquement l'œil exclu de la vision, le sujet accuse, dans les premiers moments, une diplopie. La position du second objet aperçu montre d'ailleurs que l'œil couvert s'était mis en état de strabisme interne. Un observateur qui suivrait du regard cet œil, exclu d'abord de la vision, constaterait objectivement que, au moment où on le découvre, il se tourne en dehors d'un certain angle, jusqu'à ce que l'objet regardé soit vu simple par la personne soumise à l'expérience. Lors donc de la détermination du proximum d'un œil, en pratique, le sujet, incité par le rapprochement de l'objet qu'il regarde à accommoder le plus fortement possible, ne maintient pas ses deux axes visuels dirigés vers cet objet. Pour être capable d'une accommodation plus énergique, il augmente la convergence de ses axes de manière à loucher de son œil couvert; il réalise ainsi le plus grand effort possible d'accommodation, et le résultat de la mesure effectuée doit fournir, sensiblement au moins, ce que nous avons appelé le *pouvoir accommodatif absolu*.

Il ne faudrait pas attacher à cette distinction de pouvoirs accommodatifs relatif, binoculaire et absolu, une importance trop grande : l'exercice, en effet, permet de changer dans des proportions assez notables la forme générale des courbes de la fig. 35. Aussi n'est-il pas nécessaire de déterminer les diverses valeurs du pouvoir accommodatif pour chaque amétrope dont on veut corriger l'anomalie de réfraction; mais il est utile toutefois d'avoir présentes à l'esprit les distinctions que nous venons d'établir, d'après Donders, afin d'éviter des mécomptes auxquels on peut se trouver exposé dans la pratique.

Formation du strabisme convergent chez les hypermétropes et divergent chez les myopes. — L'état de dépendance dans lequel se trouvent, l'une par rapport à l'autre, la convergence et l'accommodation n'est pas absolu, nous venons de le dire, et personne ne doute que par l'exercice on n'arrive à modifier la forme des courbes du proximum et du remotum de la fig. 35 ; mais il n'en est pas moins vrai que l'accommodation et la convergence sont dans un certain état de dépendance et que nous ne pouvons pas, sous chaque degré de convergence, donner à notre accommodation les valeurs extrêmes qui correspondent au pouvoir accommodatif absolu. Donders a déduit de là une explication très séduisante de l'existence si fréquente du strabisme convergent chez les hypermétropes et divergent chez les myopes.

Un hypermétrope, par exemple, a besoin, pour y voir à $0^m.33$ ou 3 dioptries, de plus de 3 dioptries d'accommodation, quantité suffisante à un emmétrope pour y voir à cette distance. Or l'effort d'accommodation qui lui est nécessaire peut ne pas être compatible, chez lui, avec la convergence de 3 *a. m.*, sous laquelle s'effectue la vision binoculaire à la distance de 3 dioptries. En d'autres termes, il peut arriver que, si l'on construit pour cet hypermétrope les courbes du proximum et du remotum, le point de la bissectrice qui correspond au point de la ligne médiane situé à $0^m.33$ soit déjà en dehors de l'espace compris entre ces courbes ; la vision binoculaire est alors impossible pour cette distance. D'après Donders, l'hypermétrope tournerait cette difficulté d'une façon bien ingénieuse. Ne pouvant réaliser une assez forte accommodation sous la convergence de 3 *a. m.*, il augmente la convergence de ses axes visuels en déviant en dedans un œil, mais un seul, l'œil gauche par exemple, l'œil droit continuant à être dirigé vers l'objet à voir. Cette augmentation de convergence lui permet de réaliser un plus grand effort d'accommodation et d'arriver ainsi à faire former sur la macula de l'œil droit l'image nette de l'objet situé à $0^m.33$ de cet œil. La rétine de l'œil gauche, il est vrai, recevra aussi une image de ce même objet, et cette image ne se formera pas sur la macula de cet œil; le cerveau ne la fusionnera pas avec celle de l'œil droit, et l'objet sera en conséquence vu double. L'hypermétrope n'aura donc obtenu la vision nette avec l'œil droit qu'au prix d'une diplopie fort gênante au début. Mais cette diplopie ne persiste pas généralement, soit parce que le strabique arrive bientôt à ne plus tenir compte, à ne plus percevoir en quelque sorte l'image fournie par l'œil dévié, soit parce qu'il donne à l'œil dévié une direction telle que l'image de l'objet visé se forme, ainsi que l'a observé Javal, sur la papille ou entrée du nerf optique (punctum cœcum de Mariotte); cette région étant insensible aux excitations lumineuses, l'image fournie par l'œil dévié se trouve ainsi radicalement supprimée.

Chez le myope, l'effort d'accommodation, lors de la vision nette à une distance donnée, doit être plus faible que chez un emmétrope qui regarderait à la même distance. Il peut se faire encore que cet effort plus faible d'accommodation ne puisse être obtenu sous la convergence qu'exige la vision binoculaire à la distance considérée ; le myope alors déviera un œil en dehors, mais un seul, de manière à diminuer la convergence de ses axes visuels et à pouvoir, par cet artifice, relâcher suffisamment son accommodation.

Si les deux yeux sont affectés du même degré d'amétropie et ont même acuité, le strabisme pourra rester longtemps *alternant*, c'est-à-dire porter alternativement sur l'un et l'autre des deux yeux ; mais si l'un de ceux-ci, pour une cause quelconque, degré plus fort d'amétropie, astigmatisme, etc., présente une acuité moindre, ce sera cet œil qui sera toujours dévié ; le strabisme sera *unilatéral*.

La cause à laquelle Donders rapporte le strabisme convergent et divergent est-elle la vraie ? Beaucoup y croient, beaucoup aussi en doutent. Ce qui est certain, c'est que, sur 100 cas de strabisme, on compte 60 à 70 fois l'existence de la myopie ou de l'hypermétropie et que la correction, par des verres appropriés, de l'anomalie de réfraction statique existante suffit souvent, chez les enfants au moins, c'est-à-dire lorsque la déviation n'est pas trop ancienne, à faire disparaître le strabisme. Une anomalie de réfraction statique est donc 60 ou 70 fois sur 100 la cause première de la déviation, et le seul point douteux est de savoir si cette cause agit par suite des relations qui existent entre la convergence et l'accommodation ou d'une autre manière. Il n'est pas irrationnel, croyons-nous, de penser que l'explication de Donders est dans certains cas l'expression de la réalité; nous ne voyons, en effet, aucune difficulté à accorder une telle importance aux relations qui existent entre la convergence et l'accommodation [1]. Que quelques personnes arrivent à rompre inconsciemment ces relations et à faire intervenir, indépendamment l'une de l'autre, l'accommodation et la convergence, la chose est bien possible, et cela explique pourquoi tous les hypermétropes ne sont pas strabiques, pas plus que tous les myopes; mais

[1] L'explication de Donders a reçu une sorte de confirmation expérimentale à la suite des recherches de Hensen et Vœlkers sur les localisations centrales de divers phénomènes dont les yeux sont le siège. En excitant, en effet, sur des animaux, divers points de l'aqueduc de Sylvius, canal qui établit la communication entre le troisième et le quatrième ventricule du cerveau, Hensen et Vœlkers ont constaté que la contraction du muscle droit interne, qui préside à la convergence, d'une part, et celle du muscle ciliaire, d'autre part, étaient provoquées par l'excitation de deux points voisins l'un de l'autre ; l'excitation du point intermédiaire aux deux précédents provoque en outre la contraction de l'iris et amène un rétrécissement de la pupille. On conçoit, d'après cela, que la convergence et l'accommodation ne soient pas deux actes facilement dissociables, l'excitation du centre qui provoque l'un pouvant ne pas être exactement limitée et se propager, par suite, au centre de l'autre.

il ne nous semble pas qu'il y ait impossibilité à admettre qu'un hypermétrope, par exemple, placé en face de cette alternative, ou rompre les relations qui existent entre la convergence et l'accommodation, ou placer un œil en déviation en respectant ces relations, choisira la seconde solution, qui, au point de vue physiologique, semble la plus simple à réaliser, quitte à négliger ensuite ou à supprimer l'image fournie par l'œil dévié.

XI.

PRESBYOPIE OU PRESBYTIE.

Nous avons dit, pag. 63, que:

L'œil presbyte est celui qui n'y voit que confusément de près, ou mieux, *celui dont le punctum proximum est situé au delà de la distance du travail.*

On voit qu'une telle définition ne présente rien de rigoureux, rien de précis ; elle n'indique pas à partir de quelle position déterminée du punctum proximum un œil doit être regardé comme presbyte. C'est qu'en effet l'état presbyopique de l'œil est essentiellement relatif et dépend de la distance pour laquelle nos occupations exigent que nous jouissions encore d'une vision nette. Une personne dont le proximum, par suite des progrès de l'âge, s'est éloigné jusqu'à 3 dioptries ou $0^m.33$, par exemple, ne pourra plus lire à la distance habituelle de la lecture, $0^m.25$ ou $0^m.30$; mais elle verra encore avec une netteté parfaite la partition qu'elle joue au piano et qui se trouve à $0^m,50$ environ de ses yeux ; une telle personne sera presbyte ou non presbyte suivant que ses occupations exigeront la vision nette à une distance inférieure ou supérieure à $0^m.33$.

Il n'y a donc pas lieu, du moins pour les besoins de la pratique, de préciser davantage la définition donnée plus haut et de regarder comme presbyte, ainsi que le font quelques oculistes, tout œil dont le proximum est éloigné de plus de $0^m.22$ ou $0^m.25$, ou $0^m.30$ par exemple.

Le mot de *presbyopie* ou *presbytie*, créé avant que l'on eût des notions complètes sur les anomalies de la réfraction statique et dynamique, est mal choisi quant à son étymologie ; il vient en effet de deux mots grecs, πρεσβύσ qui signifie vieillard, et ὤψ qui signifie œil.

La presbyopie devrait donc, d'après cette étymologie, ne se rencontrer que chez les personnes âgées. Cela est vrai, mais pour les emmétropes seulement : la presbyopie commence, en effet, d'autant plus tôt chez un hypermétrope et d'autant plus tard chez un myope que le degré de leur anomalie est plus élevé. On peut être presbyte dès le jeune âge, comme on peut ne le devenir jamais. Les notions que nous avons données (Chap. IX) sur le pouvoir accommodatif, sur sa diminution quand on avance en âge et sur son indépendance presque constante des anomalies de réfraction, permettent de justifier ces assertions.

Soient, en effet, un hypermétrope de 5 dioptries, un emmétrope et un myope de 2 dioptries, âgés chacun de 20 ans par exemple, et possédant, en conséquence, un pouvoir accommodatif commun de 10 dioptries. L'hypermétrope ayant déjà besoin de 5 dioptries d'accommodation pour y voir à l'infini, son proximum sera situé à $10^d - 5^d = 5^d$ ou $0^m.20$ en avant de l'œil; le proximum de l'emmétrope au contraire sera distant de 10^d ou $0^m.10$, et celui du myope, dont l'accommodation ne commence à entrer en jeu que pour la distance de 2^d ou $0^m.50$, sera éloigné de $2^d + 10^d = 12^d$ ou $0^m.083$ de l'œil. En outre, le pouvoir accommodatif de ces trois yeux diminuera pour chacun d'eux, par suite du progrès de l'âge, de la même quantité pendant le même temps. La distance du proximum augmentera donc simultanément d'un même nombre de dioptries pour les trois yeux considérés, en supposant, bien entendu, que leur degré d'amétropie reste stationnaire. L'hypermétrope et le myope deviendront en conséquence presbytes, celui-là plus tôt, celui-ci plus tard que l'emmétrope, puisque à l'âge de 20 ans le proximum du premier est situé plus loin, et celui du second plus près que le proximum de l'œil normal. Il est évident en outre que la presbytie sera d'autant plus précoce chez l'hypermétrope et tardive chez le myope que le degré de l'anomalie sera plus élevé.

En résumé, *la presbytie peut commencer à tout âge, suivant la nature et le degré de l'anomalie présentée par l'œil;* ce mot de presbytie ou de presbyopie, pris avec sa signification courante, c'est-à-dire employé pour exprimer l'impossibilité d'obtenir la vision nette à la distance habituelle du travail, est donc absolument impropre quant à son étymologie.

De ce fait, assez universellement connu, que la presbytie commence à un âge plus avancé chez les myopes, le public a tiré cette conséquence: les vues myopes sont les meilleures. Mais ceci n'est vrai qu'en partie. Sans doute, si l'on regarde comme un ennui l'obligation de porter des verres correcteurs de la presbyopie, une myopie légère, et qui n'altère pas d'une manière gênante la netteté de la vision des objets éloignés, est préférable à l'emmétropie et à plus forte raison à l'hypermétropie. En même temps, en effet, que le myope faible possède une vision suffisamment nette pour l'infini, il n'aura besoin qu'assez tard des verres correcteurs de la presbytie; en outre, si sa myopie ne constitue qu'un simple état anormal de l'œil, si elle n'est pas progressive, le recul du remotum, qui se produit physiologiquement à partir de 50 ans, en diminuera le degré et rendra plus nette encore la vision des objets éloignés. Dans ces conditions, le dicton populaire: les vues myopes sont les meilleures, peut donc être regardé comme l'expression de la vérité. Si au contraire le degré de myopie est un peu élevé, la vision au loin est à tel point confuse que le myope est dans la nécessité de porter des verres correcteurs de son amétropie; il ne deviendra sans doute jamais presbyte, mais dès son jeune âge les lentilles négatives lui seront indispensables.

Or, verres pour verres, mieux vaut n'avoir à faire usage que des verres correcteurs de la presbytie, car la myopie est souvent progressive et s'accompagne alors de graves lésions anatomiques du fond de l'œil, lésions irréparables qui peuvent compromettre gravement l'intégrité de la vue.

Il est facile de déterminer à l'avance la distance à laquelle se trouvera, à un âge quelconque, le proximum d'une personne et de prédire dans combien d'années elle deviendra presbyte, pourvu que l'on connaisse l'état de la réfraction statique de ses yeux et que cet état doive rester stationnaire. Il suffit pour cela de recourir à l'une des figures des pages 178 et 180, ou à la formule de Monoyer (pag. 180) et de faire le raisonnement suivant.

Soit, par exemple, un hypermétrope de 4 dioptries, qui travaille habituellement à une distance de 3 dioptries ou $0^m.33$. La vision de cet hypermétrope manquera de netteté à cette distance lorsque son proximum sera situé à plus de $0^m.33$, c'est-à-dire lorsque son pouvoir accommodatif deviendra inférieur à $4^d + 3^d = 7$ dioptries.

Or les figures des pages 178 et 180, ou la formule de la page 180, nous montrent que c'est vers 30 ans que le pouvoir accommodatif est réduit à cette valeur ; ce sera donc à partir de cet âge que notre hypermétrope de 4 dioptries devra, pour le travail à $0^m.33$, commencer à faire usage des verres correcteurs dont nous parlerons bientôt.

Le raisonnement est le même dans le cas d'une myopie de 1 dioptrie par exemple. Le proximum de ce myope, dont l'amétropie, il ne faut pas l'oublier, est supposée stationnaire, sera situé à $0^m,33$ ou à 3 dioptries de l'œil, lorsque le pouvoir accommodatif ne sera plus que de $3^d - 1^d = 2$ dioptries, c'est-à-dire vers 53 ans. C'est vers cet âge donc que le myope considéré commencera à devenir presbyte, pour la distance de $0^m,33$.

En regardant comme presbyte toute personne, travaillant à D dioptries, dont le proximum est situé à cette distance D, on déduit de ce qui précède la règle pratique suivante pour déterminer l'âge auquel la personne considérée deviendra presbyte : *Mesurer le degré d'amétropie* R *du sujet ; l'ajouter, s'il est hypermétrope, au nombre de dioptries* D *représentant la distance de travail, ou le retrancher de ce même nombre si le sujet est myope, et chercher*, soit par les courbes des pages 178 et 180, soit par la formule de la page 180, *l'âge auquel le pouvoir accommodatif du sujet deviendra égal à la somme* $R + D$ *ou à la différence* $R - D$; cet âge sera celui auquel le sujet commencera à être presbyte.

La première manifestation de la presbytie, le premier symptôme auquel chacun reconnaît l'existence de cette anomalie de la réfraction dynamique, consiste non pas tant dans une absence de netteté des images rétiniennes lors de la vision à la distance habituelle du travail, que dans la fatigue oculaire, dans les douleurs périorbitaires, ou le larmoiement qu'occasionne le travail à cette distance. Le presbyte, en effet, tant qu'il n'est pas pourvu de verres correcteurs, doit désormais travailler à une distance plus grande que celle qu'il avait adoptée jusqu'alors ; or, pour rendre moins gênant ce changement dans ses habitudes, il ne s'éloignera de l'objet à voir que de la longueur à peu près strictement nécessaire pour que cet objet soit amené à la distance de son punctum proximum. La netteté des images rétiniennes pourra bien ainsi être maintenue, mais à la condition que l'accommodation intervienne avec son maximum d'effet. Le muscle ciliaire du presbyte devra donc se maintenir en état de contraction maxima aussi longtemps que durera le travail, d'où la fatigue oculaire, les douleurs périorbitaires dont nous avons parlé plus haut.

Telle est l'explication généralement admise des phénomènes d'*asthénopie accommodative* dont se plaignent tous les presbytes. Elle est fondée sur cette hypothèse que le travail à la distance du punctum proximum exige, chez toute personne, l'effort maximum de contraction dont le muscle ciliaire est capable. Mais cette hypothèse ne nous paraît pas être absolument légitime si l'on admet, conformément à l'opinion généralement adoptée, que l'accommodation est due uniquement à une augmentation de courbure des faces du cristallin et que cette augmentation est, en ce qui concerne la lentille oculaire, un acte purement passif.

Considérons en effet deux cristallins, de consistance différente, appartenant à deux emmétropes, l'un âgé de 10 ans, l'autre de 44 ans. Supposons que chacun d'eux lise à la distance de 4 dioptries, là où se trouve le proximum de l'emmétrope le plus âgé. Pour que la vision nette soit obtenue, les deux cristallins devront se déformer de la même quantité, et il suffit pour cela, si l'augmentation de courbure du cristallin est un acte purement passif en lui-même, que les deux muscles ciliaires se contractent également, de manière à faire avancer de la même quantité la zonule de Zinn. Peu importe, en effet, la consistance du cristallin ; les fibrilles et le muscle ciliaire n'agissant pas directement sur la lentille, il suffit que l'augmentation de courbure soit rendue possible pour qu'elle se produise.

Or il est à croire que l'énergie du muscle ciliaire croît, comme celle de tous les autres muscles de l'économie, jusqu'à l'âge mûr que nous avons attribué au second de nos emmétropes ; il semble du moins incontestable que l'énergie de ce muscle ne doit pas être, chez l'adulte, inférieure à la valeur qu'elle présente chez l'enfant. Il résulte de là que l'effort demandé au muscle ciliaire pour réaliser la vision nette à $0^{m}.25$ est, au moins chez l'emmétrope le plus âgé, bien inférieur à l'effort maximum que ce muscle peut produire. Aucune sensation de fatigue ne devrait donc, dans l'âge mûr, résulter du travail à la distance du punctum proximum. Et cependant l'enfant travaille indéfiniment, peut-on dire, et sans aucune fatigue, à la distance de $0^m.25$, tandis que l'emmétrope de 44 ans, dans les mêmes conditions, accuse après un temps très court les phénomènes de l'asthénopie accommodative.

L'interprétation des faits nous semble devoir être la suivante :

Chez l'adulte, le travail à la distance du proximum n'entraîne aucune fatigue, d'après les considérations précédentes. Mais supposons que l'objet se rapproche, même de très peu, de manière à rendre nécessaire un faible accroissement d'accommodation. Le muscle ciliaire, dont l'intervention est ainsi sollicitée de nouveau, augmentera sa contraction de la quantité qui jusqu'à ce jour avait suffi pour rendre la vision nette à la nouvelle distance de l'objet. Or, par suite de la consistance actuelle de la lentille oculaire, aucun accroissement de courbure des faces du cristallin ne se manifeste à la suite de ce surcroît de contraction du muscle ciliaire. En présence d'un tel insuccès, ce muscle agira plus énergiquement encore, sans produire plus d'effet, et sera ainsi amené à développer son maximum d'action, poursuivant un résultat que son intervention avait obtenu jusqu'alors, et dont la réalisation n'est plus possible, non par sa faute, mais par celle du cristallin.

D'après cette explication, la contraction maxima du muscle ciliaire se produirait seulement lors du travail à une distance inférieure, même de très peu, à celle du proximum, et c'est dans ces conditions seulement que l'asthénopie accommodative se manifesterait chez les presbytes.

En exposant plus loin les considérations d'après lesquelles on doit choisir les verres correcteurs de la presbytie, nous dirons comment l'expérience paraît justifier notre manière de voir.

Avant de passer à la correction de la presbytie, nous croyons utile de mettre le lecteur en garde contre une croyance très répandue, mais absolument fausse. Bien des gens sont convaincus, en effet, que l'on ne doit faire usage des verres convexes correcteurs de la presbytie que le plus tard possible et lorsqu'on est dans l'impossibilité de se livrer à son travail habituel. La raison donnée à l'appui de cette assertion est que, en commençant trop tôt à se servir de verres correcteurs, on s'expose à ne plus trouver, dans un âge avancé, de lentilles assez fortes pour rétablir la vision nette à la distance habituelle du travail. Or ce risque n'existe pas : on peut en effet rendre la lecture possible à $0^m,25$ à des yeux opérés de la cataracte, c'est-à-dire privés de cristallin, les plus hypermétropes et les plus presbytes de tous les yeux ; en outre, les verres nécessaires pour obtenir ce résultat n'occupent guère que le milieu de la série des verres qui constituent les boîtes d'essai et dont la fabrication est courante Cette antipathie du public pour les verres correcteurs de la presbyopie nous paraît résulter de ce que cet état de l'œil est regardé, bien à tort, comme l'un des premiers signes de la vieillesse; on s'avoue avec peine, on avoue plus difficilement encore aux autres, que l'on a dépassé l'âge mûr pour entrer dans la période du déclin de la vie; on veut cacher sa presbytie commençante comme on dissimule ses premiers cheveux blancs, et, par un sentiment de coquetterie basé sur une croyance fausse, on soumet ses yeux à des efforts fatigants, ou bien l'on se prive, sans nécessité, de toutes les occupations qui exigent la vision nette à petite distance.

La correction de la presbyopie se déduit immédiatement, et de la manière la plus simple, de la nature même de cette anomalie de la réfraction dynamique.

On est presbyte parce que l'œil n'est pas assez réfringent pour réunir sur la rétine les rayons venus d'un objet situé à la distance habituelle du travail, alors même que cet œil fait intervenir toute son accommodation; en d'autres termes, le punctum proximum de l'œil presbyte s'est éloigné au delà de la distance habituelle du travail. On viendra donc en aide à l'œil presbyte, on corrigera la presbytie, en choisissant une lentille convergente telle que, l'objet étant situé en deçà du proximum à la distance à laquelle le presbyte a l'habitude de le tenir, cette lentille en donne une image virtuelle plus éloignée et située au delà du proximum. D'après cela, le verre correcteur de la presbytie joue, par rapport à l'œil presbyte, le rôle de loupe. Ajoutons que, d'après l'expérience de tous les jours, pour faire disparaître pendant plusieurs années tout phénomène d'asthénopie accommodative chez les presbytes, *on doit choisir la lentille correctrice de manière à ce que l'image qu'elle fournit se forme à une distance à laquelle le presbyte puisse y voir nettement en employant seulement les $\frac{3}{4}$ ou même les $\frac{4}{5}$ de son pouvoir accommodatif.*

Appliquons ces considérations à un exemple :

Soit une personne dont le proximum est situé à $0^{m}.40$ ou $2^{d}.5$ en avant de l'œil, dont le pouvoir accommodatif, vu son âge (36 ou 37 ans), est de 5^{d}, et qui désire des verres pour y voir sans fatigue à $0^{m}.25$ ou 4^{d}. Lorsqu'elle regarde à la distance de son proximum, c'est-à-dire à $2^{d}.5$, cette personne emploie tout son pouvoir accommodatif, qui est de 5 dioptries; pour ne lui faire employer que les $\frac{4}{5}$ de son pouvoir accommodatif et lui en laisser en réserve $\frac{1}{5}$, ou 1^{d} dans le cas considéré, il faudra la faire regarder à 1^{d} plus loin que son proximum, c'est-à-dire à $2^{d}.5 - 1^{d} = 1^{d}.5$ ou $0^{m}.66$. D'après cela, en négligeant la distance qui existe entre la lentille correctrice et l'œil, cette lentille devra faire former à $1^{d}.5$ ou $0^{m}.66$ l'image d'un objet situé à 4^{d} ou $0^{m}.25$. Si l'on se reporte aux applications de la formule des lentilles données pages 80 et 81, et si l'on remarque que l'image est ici virtuelle, on en déduit que le numéro de la lentille correctrice est donné par l'expression :

$$F = 4^d - 1^d.5 = 2^d.5.$$

On n'est pas dans la nécessité de faire ce raisonnement toutes les fois que l'on a à prescrire des verres à un presbyte : il est facile, en effet, de déduire de l'égalité précédente une règle pratique très simple. Pour cela, remarquons que la distance $1^d.5$, à laquelle la lentille correctrice doit faire former l'image, est égale, d'après ce que nous avons dit plus haut, à la distance $2^d.5$ du proximum, diminuée de la fraction de pouvoir accommodatif, 1^d dans le cas considéré, qu'il faut laisser en réserve chez le presbyte. La valeur de F peut, en conséquence, s'écrire :

$$F = 4^d - 2^d.5 + 1.$$

D'où cette règle :

Le numéro du verre convergent à prescrire à un presbyte est égal à la différence des distances, exprimées en dioptries, de l'objet et du proximum à l'œil, augmentée de la fraction du pouvoir accommodatif qu'il faut laisser en réserve chez le presbyte[1].

[1] Il résulte de là cette conséquence bien évidente que les mêmes verres ne conviennent pas à deux personnes dont les proximums sont à la même distance, mais dont les âges sont différents ; la valeur de la fraction de pouvoir accommodatif qui doit être tenue en réserve n'est pas la même, en effet, dans les deux cas.

Si donc une personne dont le proximum est à $0^{m}.57$ ou $1^{d}.75$ et dont le pouvoir accommodatif est de 3^{d}, demande des lentilles convergentes pour y voir à $0^{m}.33$ ou 4^{d}, le numéro des verres à prescrire sera donné par la différence $4^{d} - 1^{d}.75$ ou $2^{d}.25$ augmentée du cinquième du pouvoir accommodatif, lequel cinquième est exactement égal à $\frac{3}{5}$ ou $0^{d}.60$. Le numéro déterminé rigoureusement d'après la règle précédente sera donc $2^{d}.25 + 0^{d}.60 = 2^{d}.85$; on prescrira dans ce cas le verre 3^{d}.

Ajoutons que lorsqu'il est nécessaire de faire une division pour avoir la valeur exacte du quart ou du cinquième du pouvoir accommodatif, on s'en dispense toujours; on se contente de choisir sans calcul la fraction du pouvoir accommodatif que l'on croit nécessaire de maintenir en réserve pour éviter toute fatigue au presbyte. On acquiert même rapidement l'habitude d'appliquer en quelque sorte intuitivement la règle de la page précédente, sans calculer séparement chacun des termes qu'elle comprend. Le premier des verres positifs croissants qui rétablit la vision nette à la distance du travail reporte, en effet, au proximum l'image de l'objet à voir; en augmentant le numéro de ce verre d'un nombre de dioptries égal à la fraction du pouvoir accommodatif que l'on veut laisser en réserve, on a le numéro du verre à prescrire.

Il importe de remarquer ce fait d'expérience que nous pouvons faire intervenir pendant longtemps les $\frac{4}{5}$ de notre pouvoir accommodatif sans éprouver aucune fatigue. Sans doute la fraction plus ou moins grande de pouvoir accommodatif, que l'on réalise à un moment donné par une contraction convenable du muscle ciliaire, ne fournit pas une mesure rigoureuse de l'effort développé par ce muscle : on ne peut admettre en effet qu'il y ait proportionnalité exacte entre ces deux faits, contraction du muscle ciliaire et augmentation de l'effet réfringent de l'œil, qui sont la conséquence l'un de l'autre. Mais si l'on admet, avec la plupart des auteurs, que la vision à la distance du proximum correspond à la contraction maxima du muscle de l'accommodation, la conséquence incontestable de cette hypothèse est que ce muscle devra développer une fraction très notable de son énergie totale pour réaliser les $\frac{4}{5}$ du pouvoir accommodatif de l'œil. Ce muscle, seul de l'économie, pourrait donc effectuer d'une manière continue, pendant un long temps et sans fatigue, une importante fraction du travail total dont il est capable. Une telle exception est peu probable ; aussi voyons-nous là une nouvelle raison pour croire, ainsi que nous l'avons dit plus haut, que la fatigue résulte non pas de la lecture à la distance du proximum, mais à toute distance inférieure même de très peu à celle-là.

Il n'en est pas moins nécessaire, et pour plusieurs

raisons, de reporter l'image de l'objet à voir nettement au delà du proximum et non au proximum lui-même. Quand on dit en effet qu'une personne travaille à $0^m.33$, par exemple, ce ne peut être là qu'une distance moyenne, la distance entre le livre et les yeux de cette personne s'abaissant à coup sûr aussi souvent à $0^m.32$ ou $0^m.31$ qu'elle s'élève à $0^m.34$ ou $0^m.35$. En choisissant donc la lentille correctrice de manière à reporter l'image au proximum même, on priverait le presbyte de la faculté de diminuer, même de très peu, sa distance de travail, ce qui lui occasionnerait une gêne désagréable.

En outre, la position du proximum n'est certainement pas fixe et invariable comme celle du remotum. Si donc le verre correcteur de la presbytie était choisi de manière à reporter l'image de l'objet au proximum déterminé, comme on le fait d'habitude, par une seule mesure, ce verre serait insuffisant, la presbytie existerait de nouveau momentanément, toutes les fois qu'une diminution passagère de l'énergie du muscle ciliaire amènerait un recul temporaire du proximum.

En résumé donc, il importe de reporter l'image de l'objet au delà du proximum, c'est-à-dire de laisser au presbyte une fraction de pouvoir accommodatif en réserve; il vaut donc mieux choisir un verre correcteur trop fort que trop faible, l'usage du premier n'offrant aucun inconvénient, l'usage du second pouvant au contraire ne pas supprimer chez le presbyte tout phénomène d'asthénopie accommodative.

Le punctum proximum s'éloignant progressivement et continuellement de l'œil à mesure que l'on avance en âge, la presbyopie augmente elle-même d'une façon continue et le numéro ou pouvoir dioptrique des verres correcteurs doit être en conséquence progressivement augmenté. Le presbyte ne doit jamais hésiter à remplacer un verre devenu insuffisant par un verre plus fort, de même qu'il doit commencer à faire usage de lentilles correctrices dès que la nécessité s'en fait sentir pour lui.

Les premières sensations de fatigue oculaire qu'un presbyte éprouve pour travailler se manifestent presque toujours le soir à la lumière artificielle. Celle-ci, en effet, bien inférieure en intensité à la lumière du jour et n'éclairant qu'imparfaitement les objets, on place plus près de l'œil les objets à distinguer nettement, afin de gagner en grandeur d'images rétiniennes ce que l'on perd en éclairement. Le presbyte qui porte des verres pour la première fois, s'il n'a pas attendu trop longtemps pour en faire usage, s'en servira donc le soir seulement, jusqu'au moment où, même à la lumière du jour, le travail s'accompagnera de fatigue oculaire. Pour la même raison, lorsque le presbyte s'aperçoit que ses verres deviennent insuffisants à la lumière artificielle, il se servira d'abord exclusivement le soir des verres plus forts qui lui sont devenus nécessaires.

Il est d'ailleurs possible de dire en une seule fois au presbyte ce qu'il aura à faire durant toute sa vie, quant à son anomalie de réfraction dynamique. Après lui avoir prescrit les verres dont il doit actuellement faire usage, et que l'on choisira d'après les règles posées plus haut, on le préviendra que dans quelques années ces verres deviendront insuffisants. Il devra alors, sans qu'il soit besoin pour lui de consulter à nouveau un oculiste, augmenter de 1 dioptrie le numéro de ses verres et s'en servir comme il vient d'être dit. La même augmentation de 1 dioptrie devra être apportée dans le numéro de ces verres nouveaux, lorsque, à leur tour, ils deviendront impuissants à permettre le travail à la distance habituelle sans fatigue oculaire.

On conçoit d'ailleurs que le nombre d'années après lequel les verres doivent être changés dépend de la façon dont ces verres auront été choisis[1]; ils pourront être portés plus longtemps sans

[1] Quelquefois, mais rarement, la presbytie constitue l'un des symptômes d'une affection grave de l'œil, le glaucome, et ne doit pas être considérée comme une simple anomalie de la réfraction dynamique ; c'est lorsque les verres correcteurs de la presbytie deviennent rapidement trop faibles, au lieu de pouvoir servir, s'ils sont convenablement choisis, pendant trois ou quatre ans environ, comme c'est en général le cas. La progression de la presbytie, dans le glaucome, a été attribuée à un état hypermétropique, progressif lui-même

fatigue si on les a déterminés de manière à ne faire intervenir que les $\frac{3}{4}$ du pouvoir accommodatif total, moins longtemps si leur choix a été fait de manière à ne laisser en réserve que $\frac{1}{5}$ de l'effet total de l'accommodation.

On trouve dans beaucoup d'ouvrages le tableau des verres correcteurs de la presbytie aux divers âges de la vie, pour le cas d'un œil emmétrope. Lorsqu'on a affaire à un œil myope ou hypermétrope en même temps que presbyte, il suffit de retrancher (cas de la myopie) ou d'ajouter (cas de l'hypermétropie) le degré de l'amétropie existante au numéro donné par ces tableaux et convenant à un emmétrope de même âge que l'amétrope examiné. Nous nous dispenserons de reproduire ces tableaux, qui varient d'ailleurs d'un auteur à l'autre, suivant la distance à laquelle on suppose placé, en avant de l'œil, l'objet à distinguer, suivant aussi la fraction de pouvoir accommodatif que l'on veut tenir en réserve. On n'a d'ailleurs jamais recours à ces tableaux dans la pratique, tant sont faciles à appliquer les considérations, indiquées plus haut, d'après lesquelles doit être déterminé le verre à prescrire.

et dû, pense-t-on, à une diminution des courbures des faces du cristallin sous l'influence d'une augmentation de la pression hydrostatique intérieure dans l'œil glaucomateux.

Après tout ce que nous venons de dire, il est à peine besoin de mettre le lecteur en garde contre l'erreur que commettent, peut-être de bonne foi, les opticiens qui affirment pouvoir choisir les verres correcteurs d'une presbytie d'après l'âge seul du presbyte. Cela n'est possible en effet que pour les emmétropes, car, pour tout œil presbyte présentant une amétropie, le choix du verre correcteur doit être basé sur la considération de deux éléments, âge ou pouvoir accommodatif du sujet et degré d'amétropie.

XII.

HYPERMÉTROPIE.

On se souvient que l'hypermétropie est caractérisée par ce fait que le foyer principal postérieur de l'œil, c'est-à-dire le point de concours des rayons arrivant sur l'œil en un faisceau parallèle, est situé en arrière de la rétine, l'accommodation n'intervenant pas.

Ce fait peut être dû à des causes diverses, les unes, congénitales et permanentes, entraînant un état simplement anormal et d'ailleurs stationnaire de l'œil; les autres, beaucoup plus rares, mais constituant de véritables maladies dont l'hypermétropie n'est que l'un des symptômes.

La science possède, en effet, l'histoire de quelques cas de tumeurs situées en arrière du globe de l'œil, dans la cavité orbitaire, et qui, ayant refoulé le segment postérieur du globe, avaient ainsi diminué la longueur de l'axe antéro-postérieur et rendu hypermétrope un œil qui était d'abord emmétrope ou myope. Quelquefois un décollement de la rétine, dû à un exsudat liquide en arrière de cette membrane nerveuse, qui peut conserver malgré cela une certaine sensibilité à la lumière, rapproche la macula de la cornée et donne de même naissance à une hypermétropie accidentelle. L'hypermétropie s'est montrée aussi plusieurs fois comme conséquence du glaucome, état de l'œil caractérisé par un accroissement de la tension hydrostatique à l'intérieur du globe oculaire et de violentes douleurs périorbitaires; l'hypermétropie, nous l'avons dit plus haut, est alors attribuée, sans preuves précises, à une diminution de courbure des dioptres oculaires sous l'influence de l'excès de pression intérieure. Enfin le diabète s'accompagne quelquefois d'hypermétropie dont la cause doit être la présence dans le corps vitré de glycose qui, augmentant l'indice de réfraction du milieu situé en arrière du cristallin, diminue par cela même l'effet dioptrique de la lentille organique et par conséquent celui de l'œil. On voit que dans tous ces cas la considération de l'hypermétropie est tout à fait secondaire; sa correction, si elle était utile, se ferait d'ailleurs suivant les mêmes principes que pour l'hypermétropie congénitale ; aussi n'insisterons-nous pas davantage à ce sujet.

Nous avons vu, dans l'un des premiers chapitres, que tous les éléments dioptriques de l'œil présentent des différences individuelles. Aussi l'hypermétropie congénitale peut-elle être due à plusieurs causes : longueur trop courte de l'axe antéro-postérieur de l'œil, courbure trop faible des dioptres oculaires, indices des divers milieux trop peu différents entre eux. Ce sont alors là des états simplement anormaux et nullement morbides de l'œil, états d'ailleurs absolument stationnaires si l'on met à part les changements purement physiologiques que les progrès de l'âge entraînent dans l'action totale de l'œil. La plus fréquente de ces causes de l'hypermétropie congénitale est la longueur trop petite de l'axe antéro-postérieur de l'œil, qui généralement est alors comme aplati d'avant en arrière et renflé, avec une courbure plus prononcée, sur la circonférence de l'équateur vertical du globe; on peut s'en assurer, sur le vivant, en écartant et tirant les paupières vers la tempe et invitant l'hypermétrope à tourner son globe oculaire le plus possible en dedans. Cette déformation de l'œil, comme celles dont nous aurons à parler plus tard à propos de la myopie et de l'astigmatisme, doit être souvent rapportée, croyons-nous, à un défaut d'homogénéité des membranes externes du globe avant le développement complet de l'organe, surtout pendant la vie fœtale. On conçoit en effet que, pendant cette période, la constitution de ces membranes enveloppes du globe oculaire ne soit pas absolument identique en tous leurs points, que la proportion de leurs divers éléments constitutifs ne soit pas partout absolument la même et que, par suite, il existe çà et là des différences de résistance. Si ces variations de résistance, dont on peut regarder l'existence comme certaine, se succèdent à intervalles très rapprochés à la surface de ces membranes et comme au hasard, sans aucune loi de répartition, elles se fondront en une résistance moyenne unique, et la forme du globe oculaire, par seule raison de symétrie, sera sphérique, comme si ses membranes enveloppes étaient rigoureusement homogènes. Mais lorsque ces variations existeront, avec une valeur sensiblement la même, sur une portion finie de la surface; lorsque, par suite d'un accroissement moins rapide par exemple de ses éléments constitutifs, la sclérotique et la choroïde offriront une résistance moindre dans toute une région, celle-ci prendra une courbure plus prononcée. Si ce fait se produit au pôle postérieur de l'œil, il en résultera une longueur plus grande de l'organe, l'œil présentera une myopie par allongement de l'axe antéro-postérieur ; si c'est au contraire la région équatoriale de la sclérotique et de la choroïde, dont les éléments se multiplient avec moins de rapidité, la résistance y sera plus faible, l'œil sera renflé sur toute la circonférence de l'équateur et son axe antéro-postérieur aura une longueur moindre que la normale ; il sera hypermétrope.

Dans d'autres cas, cette sorte d'arrêt de développement de l'œil dans le sens antéro-postérieur paraît dû à la forme de la cavité orbitaire et du crâne tout entier. Bon nombre, en effet, d'hypermétropes sont brachycéphales ; la face est comme aplatie, les pommettes et l'arcade orbitaires sont peu saillantes.

Afin de simplifier le langage et de rappeler la cause de l'hypermétropie, Monoyer a proposé d'appeler, *hypermétropie aniso-axile* l'anomalie due à une longueur trop petite de l'axe antéro-postérieur et *hypermétropie iso-axile* celle qui reconnaît une cause autre, l'axe antéro-postérieur ayant dans ce cas la même longueur que chez un emmétrope.

Il est d'ailleurs inutile, en pratique, de déterminer si l'hypermétropie est iso-axile ou aniso-axile ; il suffit d'en constater l'existence et d'en mesurer le degré : sa correction, en effet, se fait dans les deux cas d'après les mêmes principes et avec les mêmes verres.

Une autre distinction plus importante à établir est celle qui est relative à la partie latente et à la partie manifeste de l'hypermétropie.

On sait que l'hypermétrope accommode, même lors de la vision à l'infini ; son muscle ciliaire est donc constamment en état de contraction. Il en résulte, nous l'avons déjà dit à propos de la détermination du punctum remotum sans instillations préalables d'atropine, que presque aucun hypermétrope ne peut arriver à relâcher complètement son muscle ciliaire, même lorsque ses yeux y sont sollicités par des verres convexes de plus en plus forts dont l'effet remplacerait celui de l'accommodation. D'après cela, il y a lieu de distinguer : 1° le degré d'hypermétropie déterminé avant que l'on ait paralysé le muscle ciliaire avec l'atropine, et qui constitue l'*hypermétropie manifeste*, celle qui peut être décelée en plaçant simplement devant l'œil des verres convexes de plus en plus forts ; 2° le degré vrai d'hypermétropie, celui que l'on trouve après l'emploi des mydriatiques, et qui se compose de l'*hypermétropie manifeste*, augmentée de l'*hypermétropie latente* mise en évidence seulement après des instillations répétées d'atropine et qu'une contraction permanente du muscle ciliaire masquait complètement ; c'est ce degré vrai qui constitue l'*hypermétropie totale*.

Prenons un exemple pour mieux faire comprendre. Soit d'abord un hypermétrope qui peut, grâce à son accommodation, y voir nettement à l'infini, c'est-à-dire dont le proximum est situé à distance finie en avant de l'œil. Supposons que, avant toute instillation d'atropine, les verres convexes croissants jusqu'à + 2^{d},50, placés devant un œil, sans améliorer la vision, conservent la même acuité, laquelle au contraire diminue par l'interposition du verre + 3^{d} ; ce fait nous montre que l'hypermétrope examiné peut relâcher volontairement 2^{d},50 sur l'effort d'accommodation qui lui est nécessaire pour y voir à l'infini. Si son muscle ciliaire était alors au repos, son hypermétropie vraie serait de 2^{d},50 ; mais il en est rarement ainsi et l'on n'obtient, en opérant comme nous venons de le dire, que l'*hypermétropie manifeste*, inférieure à l'*hypermétropie* vraie ou *totale*. Instillant, en effet, à plusieurs reprises quelques gouttes d'une solution d'atropine dans l'œil examiné, nous constaterons que la vision est améliorée par des verres de numéros croissants jusqu'à 4^d, par exemple, auquel cas on obtient une acuité maxima. Le degré vrai d'hypermétropie, ou l'*hypermétropie totale*, est donc de 4^d, au lieu de $2^d.50$, nombre que nous supposons avoir trouvé avant l'emploi du mydriatique. Le muscle ciliaire se trouvait donc dans un état de contraction permanente, involontaire, qui correspondait à une accommodation de $4^d - 2^d.50 = 1^d.50$; rien ne pouvait faire soupçonnner cette contraction du muscle ciliaire, si ce n'est les résultats analogues obtenus dans d'autres cas et dans les mêmes conditions. Il y avait donc $1^d.50$ d'hypermétropie qui échappait à l'observation ; il y avait, suivant le terme adopté, $1^d.50$ d'*hypermétropie latente*. Quant à l'*hypermétropie totale* de 4^d, elle est la somme de l'*hypermétropie manifeste* $2^d.50$ et de l'*hypermétropie latente* $1^d.50$.

Considérons encore un hypermétrope dont l'âge et le degré de l'anomalie sont tels que, même en faisant le plus grand effort possible d'accommodation, il n'arrive pas à voir nettement à l'infini, ou, en d'autres termes, dont le proximum est situé en arrière de l'œil. Les verres positifs faibles amélioreront la vision jusqu'au moment où l'on aura placé devant l'œil un verre assez fort pour que, son effet s'ajoutant à celui de l'accommodation totale du sujet, les rayons venus de l'infini aillent converger sur la rétine ; ce résultat est obtenu au moyen du plus faible des verres avec lesquels l'acuité atteint son maximum, et le numéro de ce verre, 2^d par exemple, représente ce que l'on appelle l'*hypermétropie manifeste absolue*. Si l'on augmente, à partir de ce moment, le numéro du verre placé devant l'œil, l'acuité conserve sa valeur maxima aussi longtemps que le sujet peut relâcher suffisamment son accommodation. Soit 5^d le numéro du verre le plus fort avec lequel l'acuité conserve sa plus haute valeur; la différence $5^d - 2^d = 3^d$ représente ce que l'on appelle l'*hypermétropie manifeste facultative*, et la somme $2^d + 3^d = 5^d$ est l'*hypermétropie manifeste totale;* dans le premier exemple choisi, l'*hypermétropie manifeste* était tout entière *facultative*. Si maintenant on procédait, sur cet hypermétrope dont le proximum est virtuel, à une nouvelle détermination du remotum après instillations d'atropine, on en déduirait, comme dans le cas précédent, l'hypermétropie totale et l'hypermétropie latente.

Le rapport entre l'hypermétropie latente H_l et l'hypermétropie totale H_t, ou encore entre l'hypermétropie manifeste H_m et l'hypermétropie totale H_t, dépend évidemment de la valeur du pouvoir accommodatif, c'est-à-dire de l'âge du sujet. S'il était possible de trouver entre ces diverses quantités une relation générale applicable à tous les degrés d'hypermétropie, on pourrait déduire l'hypermétropie totale de l'hypermétropie manifeste et de l'âge, sans avoir besoin de recourir à des instillations d'atropine. Malheureusement, le rapport entre l'hypermétropie manifeste et l'hypermétropie totale présente, comme on devait s'y attendre, des différences individuelles telles qu'on ne peut compter établir entre ces deux quantités une relation générale suffisamment exacte. En effet, de Schrœder, d'une part, a proposé la relation :

$$H_l = \frac{H_t \times A}{14},$$

dans laquelle A représente le pouvoir accommodatif. En remplaçant H_l par $H_t - H_m$ et tirant la valeur du rapport $\frac{H_m}{H_t}$, il vient :

$$\frac{H_m}{H_t} = \frac{14 - A}{14}.$$

Si l'on remplace successivement A par sa valeur aux divers âges, on trouve pour valeurs correspondantes du rapport $\frac{H_m}{H_t}$, 0.14 à 15 ans, 0.28 à 20 ans, 0.39 à 25 ans, 0.5 à 30 ans, 0.6 à 35 ans, 0.67 à 40 ans, 0.75 à 45 ans; ces nombres, d'après de Schrœder, s'accorderaient assez exactement avec les résultats d'observation. D'autre part, L. Daniel, à la suite de mensurations, est arrivé aux résultats suivants :

AGES.	VALEURS DE $\frac{Hm}{Ht}$
de 6 à 15 ans......	$\frac{1}{3}$ dans 80 % des cas.
16 à 25 —......	$\frac{1}{2}$ — 72 % —
26 à 35 —......	$\frac{2}{3}$ à $\frac{3}{4}$ — 75 % —
36 à 45 —......	1 — 80 % —

Les différences qui existent entre les résultats des deux observateurs que nous venons de citer montrent, mieux que toutes autres considérations, que l'hypermétropie totale n'est exactement connue que si elle a été déterminée directement après des instillations d'atropine.

Arrivons maintenant à la correction de l'hypermétropie.

Nous avons dit déjà que les hypermétropes deviennent presbytes de meilleure heure et nous avons expliqué pourquoi il en est ainsi ; or, généralement, la raison pour laquelle ils consultent le médecin est précisément cette presbytie précoce, dont beaucoup de personnes s'effrayent.

La vision, très nette encore pour les objets éloignés, est pénible à la distance habituelle du travail. A cette distance, les objets peuvent tout d'abord être vus nettement ; mais bientôt l'hypermétrope accuse des douleurs dans la région péri-orbitaire, quelquefois de vrais maux de tête et des migraines ; la vision se trouble, les yeux se remplissent de larmes. Un repos de quelques instants permet de reprendre le travail, mais bientôt les mêmes phénomènes se reproduisent et exigent une nouvelle interruption.

Le seul remède, et le remède souverain à prescrire, est l'usage de verres convexes qui, permettant de diminuer le trop grand effort d'accommodation nécessaire, suppriment les douleurs dans leur cause même et rétablissent du même coup la netteté de la vision à la distance voulue. C'est donc plutôt la presbytie, conséquence de l'hypermétropie et de l'âge, que l'hypermétropie elle-même qu'il s'agit de corriger.

Il est à peine besoin d'ajouter que l'hypermétropie doit être corrigée seulement lorsqu'elle rend pénible le travail à petite distance ou qu'elle est la cause d'un strabisme convergent.

Quant au choix même du verre à prescrire, nous répéterons ce que nous avons dit déjà à propos de la presbytie, qu'il doit être fait de telle sorte que, grâce à ce verre, une partie de l'accommodation, égale environ à 1/4 du pouvoir accommodatif du sujet, reste au repos. Il en résulte que, à deux hypermétropes dont l'anomalie est du même degré, on ne prescrira pas les mêmes verres s'ils ne sont pas du même âge.

Les verres, choisis comme nous venons de le dire, ne sont relatifs qu'à la vision de près ; mais l'hypermétrope pourra, en général, en faire usage pour la vision au loin, s'il est jeune encore, c'est-à-dire si son pouvoir accommodatif est encore considérable. Toutefois ces verres peuvent être mal supportés, au début au moins, lors de la vision à grande distance ; la cause en sera que les lentilles choisies pour le travail de près exigent, lors de la vision au loin, un relâchement de l'accommodation supérieur à celui que la volonté peut provoquer, par suite de l'existence presque constante d'une certaine quantité d'hypermétropie latente. Dans ce cas, il ne sera fait usage des verres correcteurs que pour le travail à courte distance.

Lorsque l'hypermétropie est absolue, c'est-à-dire lorsque le punctum proximum est lui-même virtuel et situé en arrière de l'œil, les verres convexes sont également utiles pour la vision éloignée. Comme tantôt, les verres choisis pour le travail de près pourront en général servir également lors de la vision à grande distance, si l'hypermétrope est jeune ; mais si, dans ce cas d'une hypermétropie absolue, le pouvoir accommodatif est considérablement réduit, par suite des progrès de l'âge, il est de toute nécessité pour l'hypermétrope d'avoir deux espèces de verres, les uns pour la vision de loin, les autres pour la vision de près. Le choix des verres est alors limité et facilité en raison même de la diminution survenue physiologiquement dans la valeur du pouvoir accommodatif.

Ajoutons encore qu'un hypermétrope ne court

aucun danger sérieux en faisant usage de verres trop forts. Ces verres, en effet, maintiendront relâchée une partie de l'accommodation plus grande qu'il n'est nécessaire pour supprimer toute fatigue; le muscle ciliaire ne devant faire, en conséquence, que de faibles efforts de contraction, pourra, par défaut d'exercice, perdre un peu de sa force; mais l'hypermétropie elle-même restera stationnaire ou du moins ne subira que les augmentations qui, à partir d'un certain âge, résultent des changements physiologiques survenus dans le cristallin.

XIII.

MYOPIE.

Un œil est myope toutes les fois que son foyer principal postérieur, c'est-à-dire le point de concours des rayons arrivant sur l'œil en un faisceau parallèle, est situé en avant de la rétine, l'accommodation n'intervenant pas.

Comme pour l'hypermétropie, la myopie peut être due à des causes diverses : valeur anormale de tel ou tel élément dioptrique de l'œil, ou longueur trop grande de l'axe antéro-postérieur. De toutes ces causes, la plus fréquente est la dernière, celle qui est relative à la longueur de l'axe.

Mais, tandis que l'hypermétropie est presque toujours simplement un état anormal, stationnaire, nullement morbide, n'entraînant aucune altération d'aucune partie de l'organe de la vision, la myopie, au contraire, est trop souvent une maladie véritable, qui s'aggrave si des soins judicieux ne sont pas donnés, qui s'accompagne de lésions anatomiques irréparables des membranes profondes de l'œil, et dont les conséquences peuvent être d'une extrême gravité puisqu'elles entraînent, dans quelques cas heureusement rares, la cécité.

Ces graves dangers de l'état myopique peuvent survenir toutes les fois que le degré de la myopie augmente progressivement par allongement de l'axe antéro-postérieur. Or on ne connaît aucun signe certain qui permette de reconnaître sûrement si une myopie progressera ou restera stationnaire. Aussi toute myopie mérite-t-elle d'être surveillée, chez les enfants et les adolescents au moins, c'est-à-dire pendant toute la durée des études scolaires, époque pendant laquelle l'anomalie qui nous occupe s'établit et commence à progresser.

Pour pouvoir instituer un traitement rationnel de la myopie progressive, il faut évidemment chercher d'abord le mécanisme suivant lequel se produit l'allongement de l'axe antéro-postérieur. Bien des opinions ont été émises à ce sujet, et chacune d'elles contient probablement une partie de la vérité, qui n'est peut-être pas encore connue tout entière.

L'énucléation d'yeux atteints de forte myopie progressive a montré que l'accroissement de longueur de l'axe se produit par une distension du segment postérieur du globe. Pour que cette distension puisse se produire, pour que le globe puisse ainsi s'ectasier, il faut que les membranes enveloppes de l'œil offrent en cette région une résistance moindre et que la pression hydrostatique intraoculaire, qui distend ces membranes, soit la plus grande possible. Toute cause donc qui diminuera la résistance des parois au pôle postérieur ou qui augmentera la pression intra-oculaire sera une cause d'augmentation du degré de la myopie, et il faudra la supprimer si la chose est possible.

Faisons remarquer tout d'abord qu'une conformation oblongue de l'œil dans le sens antéro-postérieur ne constitue pas une prédisposition à la myopie, comme quelques auteurs l'ont avancé. La considération, en effet, des conditions d'équilibre entre une membrane solide et élastique distendue par un fluide intérieur et la pression de ce fluide, montre que la membrane résiste d'autant mieux à la distension, toutes choses égales d'ailleurs, que sa courbure est plus accusée. De deux yeux donc, l'un sphérique, l'autre allongé dans le sens antéro-postérieur, et chez lesquels la résistance des membranes est la même au pôle postérieur, celui qui cédera et qui s'allongera le premier sous l'influence d'un excès de pression intérieure, ce sera l'œil sphérique et non l'œil allongé. Une courbure plus prononcée au pôle postérieur ne prédispose donc pas à la myopie, et l'on peut affirmer au contraire que, dans les yeux myopes, il y a eu accroissement de courbure par distension parce qu'il y avait prédisposition à l'allongement par suite d'une résistance moindre au pôle postérieur [1].

[1] A. Imbert; *De l'une des causes des amétropies stationnaires.* — *Annal. d'Ocul.*, n° juillet-août 1887.

La prédisposition à la myopie, c'est-à-dire à l'allongement de l'axe de l'œil, pourrait résulter plutôt d'un affaiblissement congénital de la sclérotique, fait dont la preuve est encore toutefois à fournir, et surtout d'un état inflammatoire de la choroïde, lequel se communiquerait à la sclérotique, dont il diminuerait la résistance ; cet état inflammatoire serait d'ailleurs sous la dépendance d'un état général justiciable d'une thérapeutique dont nous n'avons pas à nous occuper ici. C'est cette dernière cause qui semble devoir être incriminée dans un certain nombre de cas de myopie progressive que l'on observe sur des personnes illettrées, à propros desquelles, par conséquent, les causes dont nous allons parler, et qui résultent du travail à courte distance, ne peuvent être invoquées.

L'état d'inflammation, dont la conséquence est une diminution de résistance au pôle postérieur, peut résulter des différences considérables d'efforts d'accommodation que le myope doit faire lorsque, la tête étant immobile, il lit à courte distance un livre maintenu également fixe. Pour apprécier ces différences, il suffit d'évaluer, non pas en mètres mais en dioptries, les distances à l'œil des extrémités et du milieu de chaque ligne. Supposons, en effet, que l'objet à voir se trouve successivement à des distances de 1^m, $0^m.50$, $0^m.33$, $0^m,25$, 0^m 20...; si l'on veut que la vision soit successivement nette pour ces diverses distances, il faut, l'accommodation restant la même dans tous les cas, ajouter chaque fois à l'œil un nouveau verre de 1^d, ou augmenter de 1 dioptrie le numéro du verre placé en avant de la cornée. Si la netteté de la vision est obtenue uniquement par l'accommodation, l'augmentation de celle-ci, lorsque l'objet passe de l'une des distances ci-dessus à la suivante, peut être évidemment mesurée par l'accroissement, 1 dioptrie, du pouvoir dioptrique du verre, qui, en l'absence de l'accommodation, permettrait également d'obtenir des images nettes. Nous pourrons donc dire qu'il faut le même accroissement d'effort accommodatif pour voir successivement avec netteté à 1^m puis à $0^m.50$, ou à $0^m.50$ puis à $0^m.33$, ou à $0^m.33$ puis à $0^m.25$, ou à $0^m.25$ puis $0^m.20$..., bien que les différences $0^m.50$, $0^m.17$, $0^m.08$, $0^m.05$..., de ces distances successives soient rapidement décroissantes. Il résulte de là que, plus un objet est situé près de l'œil, plus sera considérable l'accroissement d'effort accommodatif correspondant à un rapprochement toujours le même de l'objet. Si, par exemple, l'objet passe de 1^m à $0^m.99$, l'accroissement d'accommodation sera égal à $\frac{1}{0.99} - \frac{1}{1} = 0.01$; si, par contre, l'objet passe de $0^m.25$ à $0^m.24$, l'accroissement d'accommodation nécessaire pour maintenir la vision nette sera de $\frac{1}{0.24} - \frac{1}{0.25} = 0.17$, c'est-à-dire 17 fois plus considérable que tantôt.

Soient maintenant deux personnes lisant sur un livre des lignes de même longueur, placées en face de l'un de leurs yeux aux distances de $0^m.25$ pour l'une, que nous supposerons emmétrope, et de $0^m.10$ pour l'autre, qui sera donc myope. Sans avoir recours à un calcul mathématique d'ailleurs très simple, et en employant seulement une feuille de papier et une règle, il est facile de se convaincre que lorsque la différence des distances à l'œil de l'extrémité et du milieu d'une ligne sera de $0^m.005$, par exemple, pour la première personne, cette même différence sera de $0^m.015$ environ par rapport à l'œil myope placé plus près ; par suite, tandis que la variation de l'accommodation ne sera, de ce fait, pour l'emmétrope, que de $\frac{1}{0.25} - \frac{1}{0.255} = 0^d.08$, elle sera, pour le myope, de $\frac{1}{0.10} - \frac{1}{0.115} = 1^d.3$; ce dernier se trouve donc à peu près dans les mêmes conditions qu'un emmétrope qui, pendant chaque intervalle de temps nécessaire pour lire une demi-ligne, devrait accommoder successivement pour l'infini et une distance de $1^d.3$ ou $0^m.76$. Or, on se souvient que les fibres méridiennes du muscle ciliaire ont leur point fixe près de la jonction de la cornée avec la sclérotique et que leur extrémité postérieure est donc tirée en avant pendant la contraction du muscle. Il en résulte, à chaque effort d'accommodation, un tiraillement exercé sur la région postérieure de la choroïde; l'état de tension de cette membrane subira donc des variations d'autant plus grandes que les efforts d'accommodation seront plus différents entre eux, comme chez le myope, pendant la lecture à courte distance. On conçoit que ces tiraillements, longtemps et très souvent répétés pendant le travail, soient la cause d'une inflammation et par suite d'une diminution de résistance du pôle postérieur du globe, et cela d'autant plus facilement que la contraction du muscle ciliaire produit une stase veineuse dans les membranes profondes de l'œil, par suite de la compression que ce muscle exerce alors sur les vaisseaux de la choroïde.

Presque tous les enfants, il est vrai, au début de leurs études, se mettent volontairement, si l'on n'y prend garde, dans ces conditions favorables au développement d'une inflammation de la région postérieure du globe oculaire ; presque tous travaillent à courte distance, et, si tous ne deviennent pas myopes, ce n'est pas que la cause dont nous venons de parler soit sans influence sur la production de la myopie, mais bien que cette cause ne produit tous ses effets que dans les yeux présentant en quelque sorte une prédisposition à l'hyperémie.

Cette inflammation et cette diminution de résistance une fois existantes, le travail à courte distance intervient encore d'une autre manière pour faire progresser l'allongement du globe oculaire par sa partie postérieure. En effet, la convergence des axes visuels vers un même point situé sur la ligne médiane est obtenue par une contraction convenable des muscles droits internes; en même temps les muscles antagonistes, les droits externes, sont soumis à un allongement forcé, puisque leur insertion antérieure sur la sclérotique, dans le voisinage de la cornée, s'éloigne évidemment alors de leur insertion postérieure, au fond de l'orbite. Ces muscles résistent à l'allongement, et comme ils sont en contact avec le globe oculaire sur une partie de leur longueur, ils pressent sur l'œil, le compriment et tendent à l'aplatir. Mais la sphère, qui est sensiblement la forme que possède le globe oculaire, est, de tous les corps de même surface, celui qui correspond au plus grand volume intérieur ; toute déformation du globe oculaire diminue donc le volume de celui-ci, comprime son contenu et augmente par cela même la pression hydrostatique intérieure. Sous l'influence de cette augmentation de pression, les parois du globe céderont évidemment là où la résistance est moindre, c'est-à-dire au pôle postérieur, siège d'une inflammation.

Quelques auteurs nient l'influence que la convergence des axes visuels doit exercer, d'après les considérations qui précèdent, sur la production et la progression de la myopie. Leur objection consiste à faire remarquer que l'on rencontre des exemples de myopie progressive chez les personnes qui, ayant perdu un œil, placent l'objet à voir en face de l'autre, et suppriment dès lors sur celui-ci l'action compressive des muscles droits externes. De tels faits prouvent, à coup sûr, jusqu'à l'évidence, que la compression du globe, qui accompagne fatalement la convergence des axes visuels, n'est pas la cause unique des progrès de la myopie ; mais, pour que la conclusion tirée de l'objection précédente fût légitime, il faudrait pouvoir citer des cas dans lesquels les progrès de la myopie auraient été arrêtés, alors que, de toutes les causes invoquées par les auteurs, on n'en aurait laissé subsister qu'une, la convergence des axes visuels. Jusque-là, il nous paraît juste de ne pas nier absolument l'influence de la convergence sur les progrès de l'anomalie, et il nous semble judicieux, dans le traitement à prescrire, d'atténuer cette cause probable d'aggravation de la myopie, alors surtout qu'il est si facile de le faire par l'emploi de verres prismatiques ou de verres décentrées, ainsi que nous le dirons bientôt.

Ces causes, variations rapides et notables de l'effort d'accommodation lors du travail à courte distance, et compression du globe par le muscle droit externe dans les mêmes circonstances, ne sont pas les seules qui aient été invoquées pour expliquer les progrès de la myopie.

C'est ainsi que Giraud-Teulon a signalé la compression exercée sur le globe par le muscle petit oblique; que Stilling fait jouer le rôle principal, dans la progression de la myopie, à l'action du muscle droit inférieur, et surtout de l'oblique supérieur, sur le bulbe en voie de développement, et que Weiss attribue une grande importance au tiraillement du nerf optique pendant les efforts de convergence.

Enfin G. Martin a appelé l'attention des oculistes sur une cause déterminante d'une autre nature : cette cause résiderait dans les contractions inégales des fibres du muscle ciliaire chez les astigmates, contractions dont l'existence paraît aujourd'hui indiscutable, bien qu'elles n'aient pas encore été observées objectivement. Nous reviendrons sur cette question dans le chapitre suivant, consacré à l'étude de l'astigmatisme.

En résumé, et sans discuter le plus ou moins d'importance relative des diverses causes invoquées, tant qu'il ne sera pas rigoureusement démontré que certaines d'entre elles interviennent à l'exclusion de certaines autres, il nous paraît judicieux de tenir compte, dans la mesure du possible, des diverses opinions que nous venons de faire connaître. Or les seuls actes incriminés, en somme, sont les efforts d'accommodation régulière, ou irrégulière (astigmatisme), et les efforts de convergence. Expliquons donc comment on peut supprimer ces efforts d'accommodation régulière et de convergence au moyen de verres sphériques, et comment ces verres doivent être choisis ; nous indiquerons d'ailleurs, dans le chapitre suivant, comment les verres cylindriques permettent de supprimer en outre l'accommodation irrégulière nécessitée par l'existence d'un astigmatisme cornéen.

Il est facile de diminuer la convergence des axes visuels en ajoutant au verre sphérique, choisi comme nous le dirons bientôt de manière à supprimer tout effort d'accommodation, un verre prismatique à arête verticale et tournée en dehors, du côté de la tempe.

En effet, tout rayon incident VI (fig. 36) qui tombe sur un prisme ACB et le traverse, est dévié deux fois vers la base du prisme et sort suivant

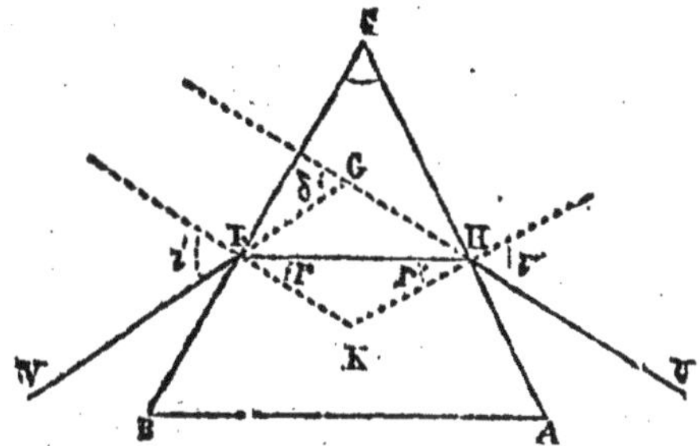

Fig. 36. — Déviation d'un rayon lumineux par un prisme.

la direction HU. La déviation, c'est-à-dire l'angle formé par les directions du rayon incident VI et du rayon réfracté correspondant HU, est d'autant plus considérable que l'angle formé par les deux faces planes du prisme est plus grand.

Soient alors deux yeux G, D (fig. 37) qui pour regarder un objet S, c'est-à-dire pour faire former sur leur macula les images de cet objet, devraient donner à leurs axes visuels un certain degré de convergence. Il sera toujours possible de trouver des prismes tels que, placés devant ces yeux, l'arête orientée verticalement et tournée en dehors, les rayons SI_1, SI_2 qui les traversent, aient, à leur sortie, des directions $I_1 G$, $I_2 D$ sensiblement parallèles à la ligne médiane HS. Pour recevoir ces

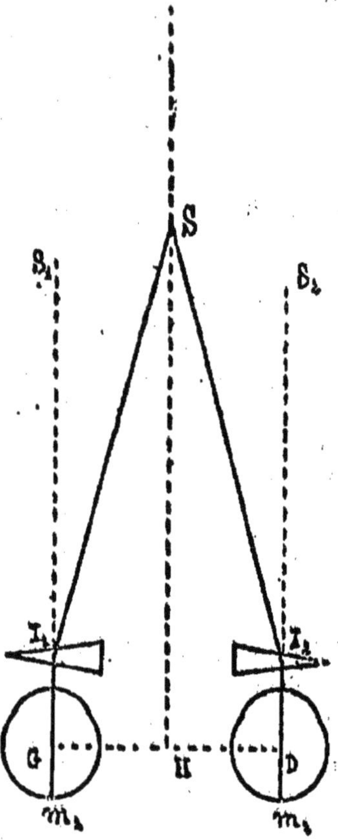

Fig. 37. — Action des verres prismatiques.

rayons sur leur macula m_1 et m_2, ces yeux devront alors s'orienter de manière à ce que leurs axes visuels aient les directions GS_1, GS_2 sensiblement parallèles entre elles. La convergence des axes visuels est donc ainsi diminuée.

En réalité, on ne superpose jamais un verre prismatique à un verre sphérique ; on arrive en effet plus simplement au même résultat en décentrant le verre sphérique, c'est-à-dire en taillant ce verre de telle façon que, une fois fixé dans la monture de la lunette ou du lorgnon, son centre se trouve situé en dehors par rapport au centre de la monture elle-même. Les plans tangents aux deux faces du verre aux points où ces faces sont rencontrées par les rayons qui pénètrent dans l'œil, ces plans tangents, disons-nous, ne sont plus parallèles entre eux comme lorsque le centre du verre est placé exactement en face de la pupille ; ils font entre eux un certain angle dont le sommet est tourné en dehors, vers la tempe. Il en résulte que, à l'effet habituel du verre sphérique, s'ajoute un effet prismatique dû à ce non-parallélisme des plans tangents considérés. Il est d'ailleurs facile de démontrer que la déviation obtenue ainsi est proportionnelle au numéro ou pouvoir dioptrique du verre et au nombre de millimètres dont ce verre a été décentré. Elle est donnée par la formule :

$$\Delta = 0^{\circ}.06\, l\, F,$$

de laquelle on tire :

$$(1) \qquad l = 17.45\, \frac{\Delta}{F},$$

et où Δ représente la déviation que l'on veut obtenir, F le pouvoir dioptrique du verre et l le nombre de millimètres dont il faut le décentrer dans la monture. La déviation Δ, que l'on se propose d'obtenir par une décentration convenable du verre correcteur, dépend à la fois de l'écartement des yeux et de la distance à laquelle l'objet est placé; ces deux quantités devraient donc être préalablement mesurées si l'on voulait, par un calcul trigonométrique d'ailleurs très simple, trouver la valeur exacte de l'angle Δ, qui n'est autre que l'angle HSD formé par la ligne médiane et l'axe visuel dirigé vers l'objet. La valeur de Δ une fois connue, ainsi que le numéro F du verre correcteur, la formule (1) fournirait le nombre l de millimètres dont le verre doit être décentré pour que les axes visuels soient parallèles entre eux.

Cette formule (1) montre qu'il faut une décentration considérable, au moins lorsque les verres prescrits sont faibles, pour rendre les axes visuels parallèles, ou seulement pour diminuer leur convergence dans une proportion notable; aussi est-il superflu, en général, d'avoir recours à cette formule dans la pratique.

Il est en effet un moyen plus simple de résoudre la même question : On fait tailler le verre biconcave, dont le myope devra faire usage, dans un prisme PAQ (fig. 38) dont l'angle A est choisi égal au double de la déviation que l'on veut obtenir. Le centre vrai du verre se trouve ainsi en M ou en M', points de rencontre de ses faces avec la ligne CC' qui joint les centres des sphères auxquelles ces faces appartiennent, tandis que sa partie centrale, celle qui se trouvera au centre de la monture, sera en

B ou B′, points où les plans tangents aux faces de la lentille sont parallèles aux faces AP, AQ du prisme. Le verre, lorsqu'il sera monté, se trouvera

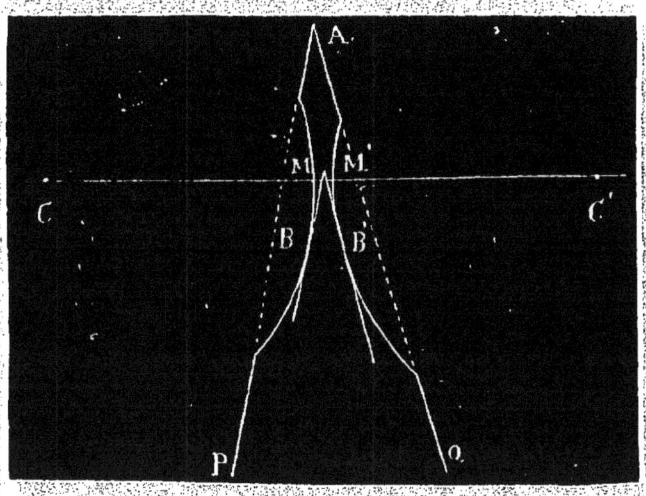

Fig. 38. — Verre sphérique concave taillé dans un prisme et, par suite, décentré.

donc décentré de la quantité BM, ou B′M′. Cette manière de procéder sera préférable toutes les fois qu'il faudrait une décentration considérable pour produire la déviation que l'on veut obtenir. Le verre, en effet, dans ces cas, devrait avoir de grandes dimensions lorsqu'il sort de chez le fabricant, puis être réduit par l'opticien à la grandeur de la monture. Au contraire, en taillant le verre dans un prisme, on ne travaille que la portion de la lentille qui doit être utilisée.

Pour supprimer l'accommodation régulière, il

suffira évidemment de choisir un verre sphérique, qui, placé devant l'œil, reporte au punctum remotum l'image de l'objet à voir. Le point le plus éloigné de la vision distincte doit donc d'abord être déterminé avec toute l'exactitude possible, et pour cela il est nécessaire d'atropiniser l'œil à plusieurs reprises : on sera sûr, en opérant ainsi, de faire cesser la contraction permanente du muscle ciliaire si elle existe, de ne pas trouver un degré de myopie trop élevé et de ne pas prescrire des verres trop forts qui, au lieu de maintenir l'accommodation au repos, rendraient au contraire son intervention indispensable.

C'est pour la même raison que les verres correcteurs de la myopie ne doivent jamais être employés pour des distances plus petites que celle pour laquelle ils ont été choisis, car l'accommodation interviendrait nécessairement. Des verres différents doivent donc être prescrits pour le travail à la distance habituelle de $0^m.33$, pour la lecture de la musique au piano, pour la vision au loin, etc... Dans tous les cas, les verres doivent être tels que des images nettes aillent se former sur la rétine sans que l'accommodation ait à intervenir. Ajoutons encore que la distance la plus petite à laquelle on doit permettre le travail à un myope est de $0^m.30$ environ, ou mieux $0^m.33$, c'est-à-dire 3 dioptries. Pour toute distance plus petite, en effet, si les verres ne sont pas décentrés, les yeux convergent assez fortement et la vision alors exige une inclinaison assez prononcée de la tête, inclinaison qui provoque la compression des veines du cou et gêne ainsi le retour du sang ; la tête tout entière se trouve dès lors soumise à une congestion qui peut être dangereuse pour l'œil.

Beaucoup d'écoliers ont la mauvaise habitude de travailler à trop courte distance. Pour les mettre sûrement dans l'impossibilité de conserver cette attitude vicieuse, on peut faire usage de l'appareil représenté fig. 39 et imaginé par Kallmann, de Breslau. L'usage de cet appareil suppose évidem-

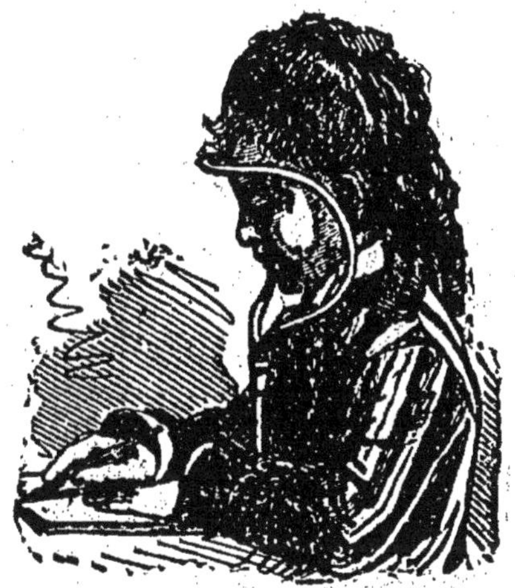

Fig. 39. — Appareil pour empêcher les écoliers de travailler à trop courte distance.

ment que le travail à $0^{m}.33$ a été rendu possible, si c'est le cas, au moyen de verres correcteurs ; il faut en outre que l'élève ne soit pas mis dans la nécessité de travailler de près, soit par suite d'une insuffisance d'éclairage, soit à cause de la mauvaise impression ou de la petitesse des caractères des livres en usage dans les classes, soit encore en raison d'une mauvaise disposition des tables et des bancs [1].

Appliquons les règles précédentes à des exemples. Soit un myope de 5^d, c'est-à-dire dont le remotum se trouve à $0^m.20$, et auquel il faut choisir des verres pour lui rendre la vision nette à $0^m.33$ ou 3^d, sans le secours de son accommodation. On doit pour cela placer devant chacun de ses yeux un verre négatif qui fasse former à $0^m.20$ ou 5^d l'image de l'objet situé à $0^m.33$ ou 3^d; les deux points situés à 5^d et à 3^d doivent donc être des foyers conjugués de la lentille, dont le numéro F est à déterminer. En nous reportant aux formules des pages 80 et suivantes, et remarquant que l'image est virtuelle, nous aurons :

$$P - P' = F,$$

et, dans le cas particulier considéré :

$$F = 3 - 5 = -2.$$

La lentille à prescrire est donc le verre concave de 2^d.

Si la myopie eût été de 7^d, le verre à prescrire pour permettre la vision nette, en l'absence de toute

[1] Voir, pour les conditions d'éclairage, d'impression et de mobilier scolaire : *Rapport de la Commission d'Hygiène des Écoles*. E. Javal, rapporteur général.

accommodation, l'objet étant toujours situé à $0^m.33$, eût de même été donné par la formule :

$$F = 3 - 7 = -4.$$

C'est le verre concave de 4^d qu'il eût fallu prescrire dans ce cas[1].

Supposons encore que le myope de 5^d veuille lire la musique au piano, c'est-à-dire à $0^m.50$ ou 2^d, sans le secours de son accommodation. L'objet étant maintenant placé à $0^m.50$ ou 2^d et l'image devant se former comme tantôt au remotum, c'est-à-dire à $0^m.20$ ou 5^d, le numéro du verre à prescrire sera

$$F = 2 - 5 = -3\ ;$$

le myope de 7^d, afin de pouvoir lire dans les mêmes conditions, aurait besoin du verre

$$F = 2 - 7 = -5.$$

Si c'est au contraire pour l'infini, ou 0 dioptrie, que l'on doit rendre la vision nette à ces myopes,

[1] On peut se dispenser d'avoir recours à une formule au moyen du raisonnement suivant : L'œil myope est trop réfringent ; si cet œil est myope de 5^d par exemple, c'est-à-dire si son remotum est à 5^d ($0^m.20$), suivant qu'il voudra y voir nettement, sans le secours de l'accommodation à 3^d ($0^m.33$), ou à 2^d ($0^m.50$), ou à 0^d (l'infini), il présentera un excès de réfringence de $5 - 3 = 2^d$, ou de $5 - 2 = 3^d$, ou de $5 - 0 = 5^d$; pour supprimer cet excès de convergence, il faudra donc munir cet œil, dans le premier cas d'un verre concave de 2^d, dans le second d'un verre concave de 3^d, dans le troisième d'un verre concave de 5^d.

sans que l'accommodation ait à intervenir, le premier aura besoin du verre

$$F = 0 - 5 = -5^d,$$

et le second du verre

$$F = 0 - 7 = -7^d.$$

On déduit de là cette règle pratique : *Le numéro des verres à prescrire à un myope pour lui fournir la vision nette à une distance donnée, sans le secours de l'accommodation, s'obtient en retranchant la distance de son remotum, exprimée en dioptries, de la distance, également exprimée en dioptries, à laquelle il doit voir nettement.*

Le signe — qui affecte cette différence, dans les exemples que nous venons de donner, indique que les verres correcteurs sont concaves ou négatifs. Mais ce n'est pas toujours là le cas, et l'on est quelquefois amené à prescrire à des myopes des verres convexes ou positifs pour supprimer chez eux toute accommodation à la distance de $0^m.33$.

Supposons, en effet, un enfant ou un adolescent qui, primitivement emmétrope ou même légèrement hypermétrope, est devenu myope au cours de ses études, et dont la myopie est actuellement de 2^d, par exemple ; ces cas sont très fréquents chez les écoliers, et il est utile de surveiller ces myopies scolaires et de les corriger, dès le début, au moyen de verres qui maintiennent constamment l'accommodation au repos.

Remarquons d'abord que le myope de 2^d, ayant

son remotum à $0^{m}.50$ ou à 2^{d}, a besoin de 1^{d} d'accommodation pour y voir nettement à $0^{m}.33$ ou 3^{d}. Pour lui rendre possible la vision nette à $0^{m}.33$, tout en maintenant son muscle ciliaire au repos, il faudra donc placer devant son œil un verre pouvant produire le même effet convergent que son accommodation, c'est-à-dire un verre positif de 1^{d}. En d'autres termes, la vision nette pour ce myope sera possible à $0^{m}.33$ ou 3^{d}, sans le concours de l'accommodation, si nous plaçons devant son œil un verre qui substitue à l'objet situé à $0^{m}.33$ ou 3^{d} une image située plus loin à $0^{m}.50$ ou 2^{d}, c'est-à-dire au remotum de cet œil. L'image devant, ici encore, être virtuelle, le numéro F du verre cherché sera donné par la même formule que tantôt :

$$F = 3 - 2 = +1.$$

C'est donc le verre convexe de 1^{d} qu'il faudra prescrire à ce myope.

De même, si les yeux d'un écolier présentent une myopie de $1^{d}.5$ dont on veut arrêter les progrès, les verres à prescrire auront pour numéro :

$$F = 3 - 1.5 \quad \text{ou} \quad F = +1^{d}.5$$

Il est d'ailleurs évident que, si le degré de la myopie est de 3^{d}, le remotum se trouvant à $0^{m}.33$, il n'est besoin d'aucun verre pour voir à cette distance. Un tel myope devra seulement s'astreindre à ne jamais travailler à une distance plus petite que $0^{m}.33$, comme d'ailleurs les autres myopes dont le degré ou la marche progressive de l'anomalie nécessite l'usage de verres correcteurs.

Le numéro de ces verres positifs, que l'on est amené quelquefois à prescrire, est donné, on le voit, par la règle que nous avons énoncée plus haut relativement aux verres négatifs. Cette règle est absolument générale et le signe dont est affectée la différence qui fournit le numéro du verre indique en même temps quelle est la nature de la lentille correctrice.

Lorsque la myopie est progressive, les verres entièrement correcteurs de l'amétropie, c'est-à-dire les verres qui rendent la vision nette pour les grandes distances, ne doivent être donnés qu'aux myopes qui voudraient en limiter strictement l'usage à la vision au loin. Ce ne sera pas le cas, en général, des écoliers qui ayant besoin de ces verres, par exemple pour suivre les démonstrations faites au tableau, ne les quitteront sûrement pas au moment où ils voudront prendre des notes. La manière la plus sûre de mettre le myope dans l'impossibilité de faire usage, pour la vision des objets rapprochés, des verres trop forts qui corrigent entièrement son anomalie, consiste à faire porter d'une manière constante, en lorgnon ou en lunettes suivant le goût de chacun, les verres qui rendent la vision nette à $0^{m}.33$ ou 3^{d}, la plus petite des distances à laquelle le myope doit regarder; on prescrit ensuite, montés en face à main (fig. 40), les verres qui ajoutés à ceux du lorgnon ou des lunettes rendront la vision nette pour l'infini. Admettons, ce qui est sensiblement exact tant que les verres ne sont pas d'un numéro élevé, que le pouvoir dioptrique de l'ensemble de deux verres est égal à la somme algébrique des pouvoirs dioptriques de ces deux verres considérés séparément; le numéro du verre de la face à main sera alors

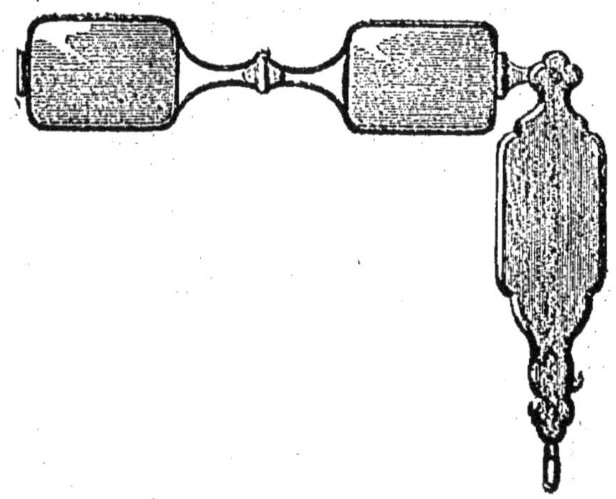

Fig. 40. — Face à main.

donné par la différence entre le verre totalement correcteur, ou le degré de la myopie, et le verre du lorgnon ou des lunettes. Pour le myope de 7^d, considéré plus haut, les verres du lorgnon pour la vision nette à $0^m.33$ ou 3^d étant de 4^d, les verres de la face à main seraient de $7 - 4 = 3^d$. De même pour le myope de 5^d, le numéro des verres de la face à main, à ajouter aux verres de 2^d du lorgnon, seraient $5 - 2 = 3^d$. On voit que le numéro des verres de la face à main est égal à 3^d dans ces deux cas, ou, plus généralement, égal au nombre de dioptries qui exprime la distance pour laquelle les verres du lorgnon ont été choisis. La face à main doit être tenue de la main gauche, placée devant le lorgnon pour la vision au loin et retirée lorsque l'objet à voir est à $0^m.33$; n'étant pas fixée sur le nez, on peut être sûr que le myope s'en servira seulement lorsqu'elle lui sera indispensable (vision au loin), et l'éloignera de ses yeux lorsqu'elle deviendra inutile pour la vision, en même temps que nuisible quant aux progrès de la myopie (vision à $0^m.33$).

Il importe d'ajouter que ces verres correcteurs, choisis d'ailleurs rigoureusement comme nous venons de le dire, ne doivent pas être prescrits sans restriction à tous les myopes. En effet, lorsque le degré de l'anomalie est élevé, les verres correcteurs nécessaires sont très forts et les images qu'ils fournissent, tout en étant nettes, sont tellement petites qu'elles ne sont guère perceptibles ou que le myope se plaint bientôt de ce que ses verres le fatiguent. Cela tient probablement au travail physiologique dont notre rétine est le siège, toutes les fois que nous voulons voir nettement ; ce travail, dont la nature intime nous est inconnue, doit être d'autant plus difficile, et par suite d'autant plus pénible, que l'image à analyser est plus petite, et la fatigue qui en résulte ne peut être que nuisible à l'organe. Aussi, dans les degrés un peu élevés de myopie, faut-il être circonspect et tenir grand compte de l'état des membranes profondes de l'œil (examen à l'ophtalmoscope) pour lesquelles tout travail accompagnant la vision nette, même avec des verres judicieusement choisis, doit être évité, dans la mesure du possible.

Il paraît d'ailleurs résulter des travaux publiés dans ces dernières années qu'il existe, en réalité, deux espèces de myopie : l'une, la myopie scolaire, se développerait chez les personnes bien entendu prédisposées, mais uniquement par suite du travail prolongé à trop petite distance; l'autre, la myopie organique, serait due à des causes inconnues encore, mais différentes à coup sûr des précédentes, car on l'observe non seulement chez les hommes d'études, mais fréquemment aussi chez des personnes illettrées habitant la campagne et cultivant leurs propriétés, genre d'occupation qui n'exige ni une grande attention, ni la vision à courte distance. Dans la myopie organique, l'acuité visuelle est généralement diminuée dans de notables proportions, plus que ne le ferait supposer d'abord le degré de l'anomalie; la détermination du punctum remotum est difficile parce que les réponses du malade manquent de netteté; celui-ci est embarrassé pour désigner, entre deux verres qui diffèrent de une dioptrie, celui qui lui procure la vision la meilleure. Cette indécision, par contre, n'existe pas chez les myopes dont l'anomalie reconnaît pour cause déterminante le travail à courte distance : ceux-ci, en effet, désignent sans hésitation le verre exactement correcteur de leur anomalie, et si l'observateur a lieu d'être étonné, c'est d'arriver à donner une acuité normale à des myopes dont le degré de l'anomalie dépasse 10 dioptries. Si les verres correcteurs, choisis comme nous l'avons dit, arrêtent sûrement les progrès de la myopie scolaire, il ne paraît pas qu'il en soit de même de la myopie organique; le seul traitement par les verres est alors insuffisant et on doit recourir dans ces cas, sans grand espoir, à des moyens thérapeutiques qui relèvent de la médecine générale, voire même quelquefois à une intervention chirurgicale.

Ajoutons encore que, pour les adultes, lorsque l'œil a acquis sa forme définitive, c'est-à-dire à partir de 20 à 25 ans, on peut, en général, se départir de la rigueur avec laquelle la myopie doit être corrigée pour les diverses distances auxquelles le myope doit pouvoir distinguer nettement les objets. Les chances de progression, en effet, ont alors diminué, soit parce que l'œil a acquis son complet développement, soit parce que le travail est alors moins prolongé, soit encore parce que les attitudes vicieuses d'où résulte la congestion de la tête sont alors naturellement abandonnées par le myope lui-même.

XIV.

ASTIGMATISME.

« Tandis que le public et les opticiens ont des notions plus ou moins nettes sur la myopie et la presbytie et que les oculistes savent tous reconnaître l'hypermétropie, il faudra bien des années encore pour que l'astigmatisme, le plus fréquent des défauts de l'œil, soit connu autant qu'il importerait dans l'intérêt des personnes qui en souffrent[1]. »

Particularités de la vision chez les astigmates. — L'astigmatisme est caractérisé par ce fait que, à un faisceau incident homocentrique, ne correspond pas un faisceau réfracté homocentrique; en d'autres termes, les rayons venus d'un même point ne vont pas, après leur réfraction dans l'œil, concourir en un même point. Ce défaut d'homocentricité du faisceau réfracté peut être dû, soit à une obliquité marquée des surfaces réfringentes de l'œil par rapport aux rayons qui y pénètrent, soit plus souvent à une asymétrie de courbure de la cornée. Toutes les fois donc que la cornée ne sera pas

[1] E. Javal; art. *Vision* du *Dictionnaire de Médecine et de Chirurgie.*

rigoureusement assimilable à une surface de révolution, ou que les rayons n'arriveront pas suivant la direction même de l'axe de symétrie de la surface; toutes les fois aussi que le cristallin ne sera pas exactement perpendiculaire à ce même axe, l'œil sera astigmate. On conçoit que la réalisation simultanée et absolument rigoureuse de ces conditions soit au-dessus du degré de perfection auquel la nature peut atteindre ; mais l'on conçoit aussi que les écarts présentés par la majorité des yeux soient négligeables et que, chez un certain nombre seulement, l'obliquité ou l'asymétrie de courbure aient une valeur assez grande pour troubler notablement la vision.

Ces troubles de la vision résultent de la forme même du faisceau lumineux réfracté par le système dioptrique oculaire, forme qu'il est nécessaire de connaître si l'on veut comprendre les diverses particularités de la vision chez les astigmates. Bien qu'elle soit assez complexe, on peut se faire une idée nette de cette forme du faisceau réfracté au moyen de la fig. 41, pag. 282. La partie AVV' HH' représente un œil astigmate par asymétrie de courbure de la cornée. Si l'on considère les divers méridiens que l'on peut mener par l'axe AFF', la courbure de la section obtenue varie avec l'orientation du méridien. Il y a toujours deux méridiens dont les sections présentent, l'une une courbure maxima, l'autre une courbure minima. Les plans de ces méridiens sont rigoureusement perpendiculaires entre eux lorsque, par exemple, la forme de la cornée est exactement celle du solide géométrique auquel on a donné le nom d'ellipsoïde à trois axes inégaux. On conçoit que la réalisation absolument rigoureuse de cette surface géométrique soit aussi rare que celle d'une surface de révolution ; toutefois les méridiens de courbure maxima et minima de la cornée sont presque toujours, en réalité, au moins très sensiblement perpendiculaires entre eux. Pour la grande majorité des yeux, le méridien vertical est le plus courbe, le méridien horizontal le moins courbe ; on dit alors que l'astigmatisme est *conforme à la règle.* Mais il n'en est pas toujours ainsi, et les courbures maxima et minima peuvent se trouver dans des méridiens qui présentent une orientation quelconque, tout en restant perpendiculaires entre eux. Cette orientation paraît déterminée, en partie, par une influence de race, bien que toutefois les observations ne soient pas encore assez nombreuses pour que le fait puisse être sûrement affirmé : Javal, en effet, a remarqué depuis longtemps déjà que, chez les Israélites, c'est souvent le méridien vertical qui présente la plus forte courbure ; on dit dans ce cas que l'astigmatisme est *contraire à la règle.*

Quoi qu'il en soit de l'orientation de ces méridiens de courbure maxima et minima que l'on nomme les *méridiens principaux,* les rayons incidents contenus dans leur plan sont les seuls qui, après réfraction, aillent rencontrer l'axe AFF'. Ceux qui sont situés dans le plan VAV' de la plus forte courbure vont évidemment concourir plus près en F; ceux qui sont compris dans le plan HAH' de la courbure la plus faible, plus loin en F'. Aucun rayon réfracté autre que ceux que nous venons de considérer, ne coupe l'axe AFF', mais tous rencontrent deux droites *bb'*, *vv'*, situées dans les plans des méridiens principaux, par suite perpendiculaires entre elles, et que l'on nomme *droites focales*. La surface réglée que forme ainsi l'ensemble des rayons réfractés présente, perpendiculairement à l'axe, des sections de forme différente suivant la position du plan sécant. En avant de *bb'* (à gauche sur la figure), la section perpendiculaire à l'axe est une ellipse dont le grand axe est parallèle à *bb'*; en arrière et très près de cette droite focale, il en est de même encore; mais à mesure que la section est considérée plus loin de *bb'*, plus près de *vv'*, le grand axe de l'ellipse de section diminue, tandis que son petit axe augmente; en M la section est circulaire; de M en F' elle est encore elliptique, mais son grand axe est alors parallèle à *vv'*, et il en est de même à toute distance au delà de F'. Il est d'ailleurs bien évident qu'en F et F' la section se réduit à une droite. La forme de ces diverses sections est représentée dans le bas de la figure 41 et des lignes pointillées indiquent en quels points F, K, M, N, F' les plans sécants correspondants ont été menés.

La forme du faisceau réfracté ainsi connue, il sera facile de se rendre compte des troubles

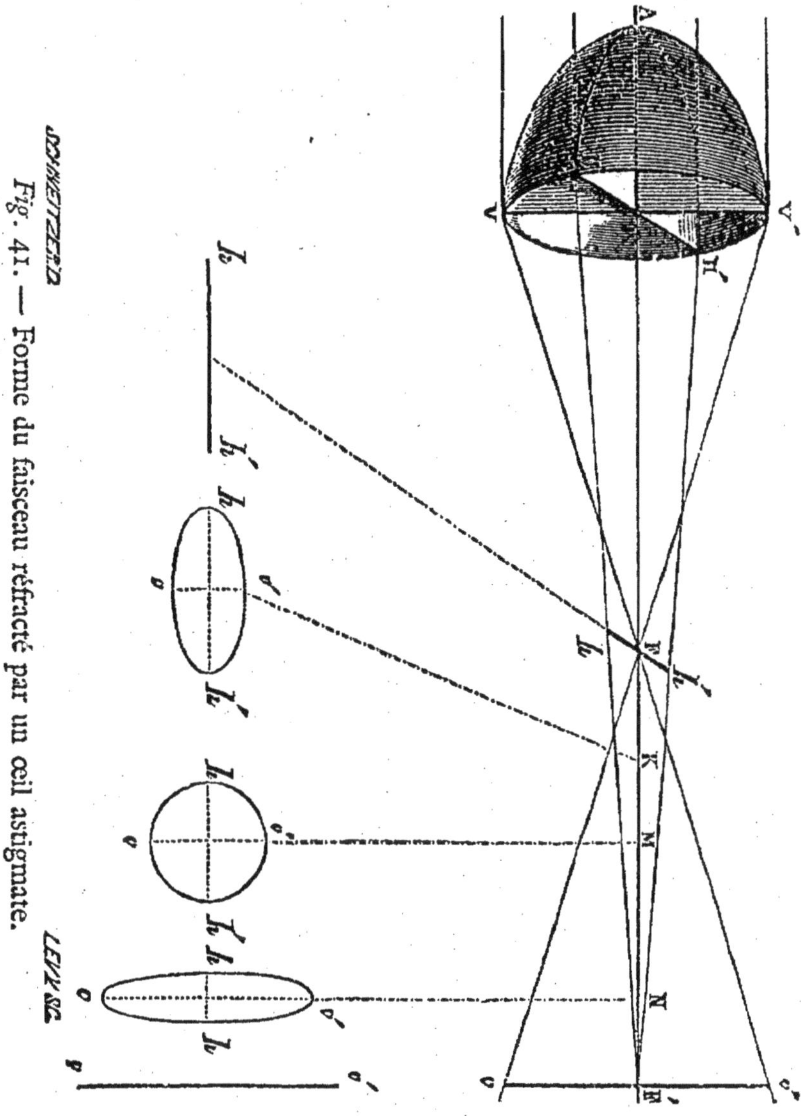

Fig. 41. — Forme du faisceau réfracté par un oeil astigmate.

visuels qu'occasionne l'asymétrie de courbure de la

cornée, lesquels d'ailleurs sont les mêmes lorsque les surfaces réfringentes présentent une obliquité marquée par rapport à la direction des rayons incidents ; dans les deux cas, en effet, le faisceau réfracté affecte la même forme.

Toutes les fois que la rétine sera située en avant ou en arrière des deux droites focales *bb'* et *vv'*, ou dans l'intervalle compris entre ces deux droites, l'image rétinienne du point de concours des rayons incidents sera, soit une ellipse à grand axe parallèle à *vv'* ou à *bb'*, soit un cercle si la rétine est en M ; lorsque, au contraire, l'écran rétinien sera situé en F ou en F', l'image d'un point sera une droite située dans l'un ou dans l'autre des plans des méridiens principaux. Mais en aucun cas l'image rétinienne d'un point ne sera elle-même un point ; par là se trouve justifié le nom d'*astigmatisme,* donné par Whewel, en 1817, à cette anomalie de la vision et formé de deux mots grecs, α privatif et στίγμα, point ou foyer. Donc, tandis qu'un œil régulièrement constitué réunit en un même point de sa rétine, au moyen d'une accommodation exacte, les rayons incidents venus d'un même point d'un objet, l'œil astigmate ne reçoit jamais sur sa rétine qu'une ellipse, un cercle ou une droite de diffusion, à moins toutefois qu'il ne contracte irrégulièrement son muscle ciliaire, comme nous l'expliquerons bientôt. On conçoit dès lors combien la vision, chez les astigmates, doit être confuse.

Il est des objets toutefois que les yeux affectés

d'astigmatisme perçoivent nettement dans certaines conditions. Soient, en effet, une série de droites parallèles entre elles et à la droite focale hh'; supposons en outre que la rétine soit située en F, ou, mieux, que l'œil soit accommodé de manière à réunir sur sa rétine les rayons incidents contenus dans le plan principal VAV' perpendiculaire aux lignes-objets. Chaque point de ces lignes aura pour image rétinienne une petite droite hh'; ces diverses petites droites empiéteront en partie l'une sur l'autre, mais dans le sens de leur longueur seulement; l'image rétinienne de chaque ligne-objet sera donc un peu plus longue qu'elle ne serait dans un œil symétriquement constitué, mais sa largeur ne sera nullement altérée par l'astigmatisme. Les images rétiniennes des diverses lignes-objets seront donc aussi nettement séparées entre elles que dans un œil non astigmate et pourront être aussi facilement comptées. Il n'en serait plus de même si la droite focale vv' s'était trouvée sur la rétine, c'est-à-dire si l'œil avait été accommodé de manière à réunir sur sa rétine les rayons contenus dans le plan principal HAH' auquel les lignes-objets sont parallèles. Les images de ces lignes auraient alors, en effet, une longueur normale; mais leur épaisseur serait augmentée par la réfraction astigmatique de l'œil, puisque chaque point de l'objet aurait pour image une petite droite parallèle à vv', c'est-à-dire perpendiculaire à la direction des images rétiniennes des lignes-objets. Si donc ces dernières sont assez rapprochées, leurs images, élargies par la réfraction astigmatique, pourront empiéter l'une sur l'autre et l'œil ne les distinguera plus l'une de l'autre.

Des considérations complètement analogues montreraient d'ailleurs que, lorsque l'œil astigmate regarde des droites perpendiculaires aux précédentes, il les voit nettement si la droite focale *vv'* coïncide avec sa rétine, et confusément si c'est avec la droite focale *hh'* que coïncide son écran rétinien.

En résumé, un œil astigmate obtient une image nette d'une droite perpendiculaire au plan principal pour lequel il est accommodé. Cette conséquence, que nous utiliserons plus loin pour la détermination des éléments de l'astigmatisme, explique pourquoi certains astigmates inclinent la tête à droite ou à gauche, par exemple lorsqu'ils regardent certaines heures à un cadran de pendule ou d'horloge. Ils rendent ainsi les chiffres romains, indiquant l'heure qu'ils veulent distinguer nettement, parallèles à la droite focale qu'ils peuvent faire former sur leur rétine. Ces inclinaisons de tête sont rares chez les astigmates ; mais, quand elles existent, elles sont à ce point caractéristiques, qu'elles suffiraient souvent, en l'absence de tout autre renseignement et de toute interrogation, à diagnostiquer un astigmatisme fort chez la personne sur laquelle on les observe.

Astigmatisme simple, composé et mixte. Mesure de l'astigmatisme. — On voit, par ce qui précède, le rôle important que jouent, quant à la netteté de la vision, les méridiens principaux d'un œil astigmate et la position de la rétine de cet œil par rapport aux droites focales du faisceau réfracté. Les seuls rayons incidents contenus dans l'un ou l'autre de ces plans vont concourir, après réfraction, en un même point de l'axe, et les seuls objets linéaires contenus dans ces méridiens de courbure maxima ou minima peuvent être vus nettement, à la condition que l'une ou l'autre des droites focales vienne se peindre sur la rétine. Ce sont ces divers éléments, d'une part position, par rapport à la rétine, des droites focales ou des foyers F et F′ des rayons venus de l'infini et contenus dans les méridiens principaux, d'autre part orientation de ces méridiens principaux; ce sont ces éléments, disons-nous, qui, en l'absence de toute contraction du muscle ciliaire, conduisent à distinguer diverses espèces d'astigmatisme, à caractériser cette anomalie dans chaque œil qui en est affecté et à en exprimer la mesure.

Supposons, en effet, que l'accommodation d'un œil astigmate soit complètement relâchée, soit par le fait seul de la volonté, soit au moyen d'instillations préalables d'atropine. Les foyers principaux F et F′ occuperont alors, par rapport à la rétine, des positions, d'ailleurs fixes et invariables, qui caractériseront l'état de réfraction de l'œil dans les plans des méridiens principaux, absolument comme la position du foyer unique d'un œil non astigmate nous a servi à caractériser l'état d'emmétropie, de myopie ou d'hypermétropie de cet œil. Chacun des méridiens principaux ayant une courbure, et par suite une réfraction propre, pourra être emmétrope, hypermétrope ou myope, tandis que le méridien perpendiculaire présentera, soit un degré différent du même état de réfraction, soit un état de réfraction différent.

Lorsque, en l'absence de toute accommodation, l'un des foyers F ou F' se trouve sur la rétine, tandis que l'autre est situé en avant ou en arrière; en d'autres termes, *lorsque l'un des méridiens principaux est emmétrope, tandis que l'autre est myope ou hypermétrope, on dit que l'astigmatisme est* SIMPLE.

Si, au contraire, et toujours en l'absence de l'accommodation, les deux foyers F et F' se trouvent, soit en avant, soit en arrière de la rétine, c'est-à-dire *si les deux méridiens principaux sont tous deux myopes ou tous deux hypermétropes, on dit que l'astigmatisme est* COMPOSÉ.

Lorsque enfin, en l'absence encore de l'accommodation, l'un des foyers F ou F' se trouve en avant, tandis que l'autre se trouve en arrière de la rétine; en d'autres termes, *lorsque l'un des méridiens principaux est myope, tandis que l'autre est hypermétrope, on dit que l'astigmatisme est* MIXTE.

D'après ce qui précède, il existera évidemment, pour chacun des méridiens principaux d'un œil astigmate, un punctum remotum situé, soit à l'infini, soit à distance finie en avant de l'œil, soit au contraire à distance finie en arrière de l'œil, suivant que ce méridien sera emmétrope, myope ou hypermétrope. Soient R et R′ les distances, en dioptries, du remotum de chacun de ces méridiens à l'œil, c'est-à-dire les degrés d'amétropie de ces méridiens. L'astigmatisme est évidemment d'autant plus fort que les degrés d'amétropie R et R′, présentés par chaque méridien principal, seront plus différents entre eux; donc *le degré de l'astigmatisme est égal à la différence*

$$R - R' = As$$

des degrés d'amétropie des deux méridiens principaux.

L'astigmatisme est ainsi exprimé en dioptries comme toutes les autres anomalies de réfraction.

Si l'un des méridiens principaux est emmétrope, l'une des distances précédentes, R′ par exemple, est égale à 0 et l'astigmatisme est mesuré par

$$As = R;$$

il est égal au degré d'anomalie du seul méridien amétrope.

Lorsque l'un des méridiens principaux est myope, tandis que l'autre est hypermétrope, ce n'est plus la différence $R - R'$ qui mesure le degré de l'astigmatisme, mais bien la somme $R + R'$; en effet, la quantité R′, par exemple, représentant alors une longueur comptée en arrière de l'œil, tandis que la quantité R est comptée en avant, R et R′ doivent être affectées de signes contraires, ce qui transforme en somme la différence prise plus haut comme mesure de l'astigmatisme [1].

Correction théorique de l'astigmatisme. — Pour obtenir une correction de l'astigmatisme, il faudra, d'après les notions que nous venons de donner sur cette anomalie, rendre les deux méridiens principaux égaux en réfraction, c'est-à-dire faire coïncider en un même point les remotum des deux méridiens principaux; les deux foyers principaux, F et F′, de ces méridiens coïncideront eux-mêmes; les deux droites focales *vv′*, *hh′* se rencontreront et les divers rayons du faisceau réfracté qui doivent couper ces deux droites dans le plan desquelles ils ne sont pas situés, passeront tous par le point de rencontre de ces droites. Le faisceau réfracté

[1] Si l'on veut éviter cette considération des signes algébriques pour obtenir la mesure de l'astigmatisme, on peut raisonner de la manière suivante : Les méridiens principaux étant inégalement réfringents, on aura une mesure de l'astigmatisme en cherchant de combien de dioptries d'accommodation aurait besoin le méridien le moins réfringent pour devenir égal en réfraction au méridien le plus réfringent; or, dans le cas où l'un des méridiens est myope de R dioptries et l'autre hypermétrope de R′ dioptries, ce dernier aurait besoin d'abord de R′ dioptries d'accommodation pour devenir emmétrope, et à ce moment de R nouvelles dioptries d'accommodation pour devenir myope de R dioptries, comme l'autre méridien principal. Il faudrait donc au méridien hypermétrope R + R′ dioptries d'accommodation pour devenir égal en réfraction au méridien myope ; en conséquence, l'astigmatisme, dans ce cas, est mesuré par la somme R + R′.

sera par suite rendu homocentrique. Or la coïncidence des deux remotum sera obtenue si l'on peut avoir des verres ne produisant aucun effet réfringent dans le plan de l'un des méridiens principaux, et agissant, au contraire, dans le plan du méridien perpendiculaire, pour produire l'effet voulu. C'est précisément ce que l'on obtient avec le secours de lentilles dont l'une des faces est plane, tandis que l'autre est cylindrique. Ces verres peuvent être regardés comme obtenus en menant, dans un cylindre droit à base circulaire, un plan sécant parallèle à l'axe et détachant ainsi une petite portion de ce solide. Plaçons ce verre devant l'œil de manière à ce que ses génératrices soient parallèles à l'un des méridiens principaux : le verre produira sur les rayons contenus dans le plan de ce méridien l'effet d'une lame de verre à faces parallèles, puisque ce plan coupera les faces de la lentille suivant deux droites parallèles entre elles; ces rayons subiront un simple rejet latéral, d'ailleurs négligeable à cause de la faible épaisseur de la lentille. Le méridien principal perpendiculaire au précédent coupera au contraire la face plane du verre suivant une droite et la face cylindrique suivant un cercle, section droite du cylindre. L'effet du verre, dans ce plan, sera donc celui d'un ménisque plan convexe et le remotum de ce méridien pourra être reporté en tel ou tel poin que l'on voudra, suivant que la face cylindrique du verre sera convexe ou concave et que sa courbure sera plus ou moins grande.

Supposons d'abord que l'un des méridiens principaux de l'œil astigmate soit emmétrope, tandis que le méridien perpendiculaire présente une hypermétropie de $1^{d}.50$: on choisira dans ce cas un verre cylindrique convexe dont la section droite ait une courbure telle que son pouvoir dioptrique soit de $1^{d}.50$, et l'on placera ce verre devant l'œil de manière à ce que ses génératrices soient parallèles au plan du méridien emmétrope. Le pouvoir dioptrique, $1^{d}.50$, de la section droite du cylindre rendra également emmétrope le second méridien principal ; les deux remotum coïncideront en conséquence à l'infini et l'homocentricité sera rétablie dans le faisceau réfracté par l'œil, d'après ce que nous avons dit plus haut.

Lorsque les deux méridiens principaux de l'œil astigmate sont hypermétropes, l'un de 1^{d} par exemple, l'autre de 3^{d}, on placera de même devant cet œil un verre cylindrique convexe dont le pouvoir dioptrique, dans le plan de la section droite, soit de $3 - 1 = 2^{d}$, et on orientera le verre de manière à rendre ses génératrices parallèles au méridien dont le degré d'amétropie, 1^{d}, est le moins élevé. Le verre cylindrique corrigera de 2^{d} l'hypermétropie du méridien perpendiculaire ; ce dernier, hypermétrope d'abord de 3^{d}, ne présentera plus dès lors qu'une hypermétropie de $3 - 2 = 1^{d}$, et les deux méridiens principaux, possédant alors, grâce au verre cylindrique, le même degré de la même anomalie, auront leurs remotum confondus au même point. Le faisceau réfracté sera redevenu homocentrique et les troubles de la vision occasionnés par le défaut d'homocentricité auront disparu. L'œil astigmate, armé du verre cylindrique dont il vient d'être parlé, sera donc assimilable à un œil ordinaire qui présenterait une hypermétropie de 1^d. Cette hypermétropie sera d'ailleurs corrigée, si besoin est, d'après les règles établies dans un chapitre précédent, au moyen d'un verre sphérique convexe que l'on associera au verre cylindrique correcteur de l'astigmatisme.

Il en sera de même quand les méridiens principaux d'un œil astigmate seront myopes tous deux. On placera devant cet œil un verre cylindrique dont les génératrices soient parallèles au méridien présentant le degré le moins élevé de myopie, et le pouvoir dioptrique de ce verre, dans le plan de sa section droite, devra être choisi égal à la différence des degrés de myopie des deux méridiens principaux. La face cylindrique du verre devra d'ailleurs être concave. L'homocentricité du faisceau réfracté ainsi rétablie, et l'œil présentant dans ses deux méridiens principaux le même degré de myopie, cette anomalie sera ensuite corrigée au moyen d'un verre sphérique concave, associé au verre cylindrique et choisi d'après les règles que nous avons données précédemment.

Dans les cas, plus rares, où l'un des méridiens est myope, de 2^d par exemple, et l'autre hypermétrope de 1^d, on peut employer diverses combinaisons de verres pour corriger l'astigmatisme. Un verre cylindrique concave, de pouvoir dioptrique égal à 2^d dans sa section droite et dont les génératrices seront perpendiculaires au méridien myope, rendra ce méridien emmétrope; de même un verre cylindrique convexe, de pouvoir dioptrique égal à 1^d dans sa section droite et dont les génératrices seront perpendiculaires au méridien hypermétrope, rendra ce dernier emmétrope. On pourrait tout aussi bien rendre hypermétrope de 1^d le méridien myope de 2^d, au moyen d'un verre cylindrique concave placé comme tantôt, mais dont le pouvoir dioptrique, dans la section droite, serait de 3^d; ou encore rendre myope de 2^d le méridien hypermétrope de 1^d, au moyen d'un verre cylindrique convexe placé comme le cylindre convexe de tantôt, mais dont le pouvoir dioptrique, dans la section droite, serait de 3^d. L'astigmatisme serait chaque fois supprimé, puisqu'on aurait fait coïncider les remotum des méridiens principaux, soit à l'infini au moyen de deux verres cylindriques, l'un convexe et l'autre concave, soit à 1^d ou 1^m en arrière de l'œil au moyen d'un cylindre concave unique, soit à 2^d ou $0^m.50$ en avant de l'œil au moyen d'un cylindre convexe unique. Dans ces deux derniers cas, un verre sphérique convexe ou concave devra être ajouté à la lentille cylindrique pour rétablir la vision nette à l'infini. On choisira toujours l'un des deux derniers modes de correction comme étant d'une exécution plus facile.

Il serait au moins fort difficile et à coup sûr fort disgracieux d'adapter deux verres de chaque côté d'une monture de lunette ou de lorgnon; mais l'effet résultant de la combinaison d'une lentille cylindrique et d'une lentille sphérique peut être obtenu avec un verre unique dont l'une des faces est une portion de sphère, tandis que l'autre appartient à un cylindre; ce verre unique peut alors être considéré comme l'assemblage d'une lentille plan cylindrique et d'une lentille plan sphérique réunies entre elles par leur face plane. De même l'effet de deux verres cylindriques, l'un convexe, l'autre concave, pourrait être obtenu aussi au moyen d'un verre unique bicylindrique, convexe sur l'une de ses faces, concave sur l'autre.

Les verres cylindriques sont numérotés d'après le système de numérotage en dioptries que nous avons exposé dans l'un des premiers chapitres. Comme la courbure de leur face cylindrique, et par conséquent leur pouvoir dioptrique, varie suivant le plan dans lequel on le considère, on caractérise chaque verre d'après la valeur de son pouvoir dioptrique dans le plan perpendiculaire à l'axe, c'est-à-dire dans le plan de la section droite du cylindre auquel appartient sa face courbe. Un verre cylindrique convexe ou concave de 1, 2, 3... dioptries est donc une lentille dont les foyers principaux, réels ou virtuels, considérés par rapport à sa section droite, sont situés à 1^m, $0^m.50$, $0^m.33$, etc.

L'astigmatisme coïncidant souvent avec un état myopique ou hypermétropique d'un degré plus ou moins élevé, ce sont généralement des verres sphéro-cylindriques que l'on aura à prescrire. On conçoit par là combien est grand le nombre de combinaisons deux à deux que l'on peut avoir à réaliser avec un verre sphérique associé à un verre cylindrique. Il en résulte que les verres sphéro-cylindriques n'existent pas en magasin chez les opticiens et ne sont fabriqués que sur commande.

Causes de l'astigmatisme.—L'astigmatisme affecte en général les deux yeux à des degrés peu différents entre eux ; il n'est pas très rare toutefois de ne constater cette anomalie que sur un œil, ou du moins de constater sur un œil un astigmatisme élevé, tandis que l'œil congénère ne présente qu'un degré d'anomalie trop faible pour troubler sensiblement la vision et mériter une correction par des verres cylindriques.

L'existence de l'astigmatisme, qu'il affecte ou non les deux yeux, semble devoir être rapportée à plusieurs causes.

Javal a remarqué qu'en général, lorsque les degrés d'astigmatisme ne sont pas les mêmes pour les deux yeux, les rayons de courbure des méridiens principaux de l'œil le moins astigmate, rayons que nous apprendrons plus loin à mesurer, ont des valeurs comprises entre celles des rayons de courbure des méridiens principaux de l'œil le plus astigmate. Pour nous servir de la comparaison ingénieuse du savant Directeur du Laboratoire d'ophtalmologie à la Sorbonne, considérons un moment une sphère en caoutchouc, gonflée et reposant sur un plan horizontal. Si l'on presse verticalement sur cette sphère, la courbure de tous les méridiens verticaux augmentera, tandis que celle du méridien horizontal diminuera; cette augmentation d'une part, cette diminution de l'autre, seront d'ailleurs d'autant plus considérables que la déformation produite aura été plus grande. Si deux sphères, primitivement identiques entre elles, sont inégalement déformées par des pressions inégales, les courbures des méridiens verticaux et de l'équateur horizontal de la sphère soumise à la plus faible pression auront évidemment des valeurs comprises entre celles des courbures correspondantes de la sphère soumise à la pression la plus forte.

De là une explication très ingénieuse de l'astigmatisme et des particularités relatives aux courbures, comparées entre elles, des méridiens principaux des deux yeux d'une même personne. Non pas que ces yeux soient en réalité soumis à des pressions actives analogues à celles que nous avons supposées être exercées sur les sphères en caoutchouc; mais on conçoit que, par suite d'une forme vicieuse de la cavité orbitaire, le développement de l'œil ait été gêné en deux points diamétralement opposés de sa surface et qu'il soit résulté de là, lorsque le globe oculaire a atteint sa forme définitive, une déformation analogue à celle que nous avons produite tantôt sur les sphères en caoutchouc.

Ce n'est pas d'ailleurs la cavité orbitaire seule qui serait déformée lorsque les yeux sont affectés d'astigmatisme ; le crâne des astigmates est parfois très irrégulier, comme on peut s'en assurer en prenant le contour de la tête au moyen de l'instrument employé par les chapeliers sous le nom de conformateur ; la face elle-même peut présenter des défauts de symétrie ; une pommette est plus saillante que l'autre, le front est plus bombé à droite ou à gauche, les oreilles sont à des niveaux différents et la physionomie présente un aspect singulier, caractéristique, qui fera immédiatement soupçonner l'astigmatisme à une personne exercée.

Mais si, dans un certain nombre de cas, la déformation astigmatique de l'œil peut être rapportée à des causes extérieures et ayant agi passivement sur le globe, il en est d'autres dans lesquels l'asymétrie de courbure de la cornée paraît due à des causes ayant leur siège dans le globe lui-même.

Nous avons dit, en effet, plus haut comment on pourrait rendre compte de la forme allongée ou aplatie que présentent les yeux myopes ou hypermétropes, en admettant un défaut d'homogénéité des membranes du globe et par suite une résistance variable suivant les régions. Si une valeur plus faible de la résistance existe seulement en deux régions diamétralement opposées de l'équateur de la sclérotique, celle-ci présentera en ces points deux renflements auxquels Prouff a, avec raison, rapporté l'astigmatisme cornéen que l'on observe dans ce cas. La cornée, en effet, à cause de sa faible étendue relative, n'a pas une forme qui puisse être uniquement réglée par sa résistance propre. Toute déformation un peu notable de la sclérotique, surtout si elle est irrégulière comme celle dont il vient d'être parlé, entraîne une déformation analogue de la cornée et par suite donne naissance à un astigmatisme cornéen. En outre, celui-ci peut être dû également aux particularités présentées par la cornée elle-même : en effet, si, par suite d'un défaut d'homogénéité, la résistance varie d'un méridien à l'autre, chaque région méridienne prenant une courbure d'autant plus forte que sa résistance est moins grande, il en résultera encore une déformation astigmatique.

Une autre cause d'astigmatisme par asymétrie de courbure de la cornée, cause qui fournit de hauts degrés de cette anomalie, consiste dans la rétraction qui s'opère pendant la cicatrisation d'une plaie de la cornée. Le méridien parallèle à la plaie cicatrisée présente un maximum et le méridien perpendiculaire un minimum de courbure. C'est ce qui arrive, par exemple, chez les opérés de la cataracte, après la cicatrisation de la plaie faite dans la cornée pour donner issue au cristallin opacifié. Mais l'astigmatisme cornéen dû à une pareille opération n'est pas fixe et invariable comme l'astigmatisme congénital dont nous avons parlé plus haut; son degré, élevé immédiatement après la cicatrisation de la plaie, diminue progressivement pendant plusieurs mois, et peut devenir assez faible pour qu'il soit inutile de le corriger.

Historique de l'astigmatisme.—Malgré sa fréquence et les troubles considérables qu'il entraîne dans la vision, l'astigmatisme est resté complètement ignoré jusqu'au commencement du siècle : il était confondu en effet, sous le nom général d'amblyopie, avec les nombreuses affections que l'ophtalmoscope et l'ophtalmomètre, inventés par Helmholtz, ont permis de différencier nettement.

La première observation de cette anomalie est due à l'illustre physicien anglais Th. Young, qui, astigmate lui-même en même temps que myope, détermina les directions des méridiens principaux de ses yeux, mesura le degré de myopie de chacun d'eux et, par une observation minutieuse, put même conclure que son astigmatisme reconnaissait pour cause une obliquité de 10° environ de son cristallin par rapport à l'axe de l'œil. Le mathématicien Fischer, d'après une lettre publiée en 1810 par Gerson, dans sa Thèse inaugurale, avait de même constaté sur ses propres yeux un astigmatisme dû à une asymétrie de courbure de la cornée. Vers la même époque, un horloger du nom de Chamblant remarqua que sa vue s'améliorait lorsqu'il regardait à travers des verres cylindriques convenablement orientés. En 1818, Cassas, élève du peintre Gros, « ennuyé de voir le maître ajouter toujours des traits horizontaux sur ses dessins », se fit tailler par l'opticien Suscipi, à Rome, des verres qu'il montra à Javal en 1865 et qui, sphériques et convexes sur une face, affectent sensiblement sur la face opposée la forme d'un tore concave. L'astronome anglais Airy observa en 1827 son propre astigmatisme, en détermina les éléments, orientation et état de réfraction des méridiens principaux, mais ne se prononça pas sur la cause de l'anomalie. Sturm, en 1845, établit la théorie mathématique de la réfraction astigmatique régulière.

A partir de cette époque, les ouvrages médicaux publièrent quelques observations, toujours peu nombreuses, d'astigmatisme.

«C'est au colonel du génie Goulier, alors capitaine et professeur à l'École d'application de Metz, que revient l'honneur d'avoir reconnu la fréquence de l'astigmatisme et d'avoir, le premier, rendu la netteté de la vue à un grand nombre de personnes par le moyen de verres cylindriques. Dès le 12 juillet 1852, il consignait le résultat de ses observations dans un pli cacheté qu'il fit ouvrir en 1865 et dont le contenu fut alors reproduit dans les *Comptes rendus de l'Académie des Sciences*[1].»

Jusque-là, les déterminations d'astigmatisme

[1] E. Javal ; art. *Vision* du *Dictionnaire de Médecine et de Chirurgie.*

étaient longues, minutieuses et peu sûres. La patience d'abord, une grande habitude ensuite, pouvaient seules conduire l'observateur à des résultats exacts, en l'absence de tout procédé objectif de mesure et dans l'ignorance où l'on était encore du rôle joué par le cristallin, en vue de la correction de l'astigmatisme par asymétrie de courbure de la cornée. Aussi l'étude de l'astigmatisme est-elle entrée dans une période de progrès rapides en 1853, lorsque Helmholtz fit construire son *ophtalmomètre*. Cet instrument permet, en effet, de mesurer avec une grande exactitude la grandeur d'une image obtenue par réflexion sur la cornée et provenant d'un objet linéaire de grandeur donnée et situé dans le plan d'un méridien cornéen quelconque; la grandeur de l'image et celle de l'objet étant connues, ainsi que la distance de ce dernier au miroir cornéen, on en déduit le rayon de courbure du méridien dans lequel l'objet est situé. Des mesures successives, faites dans les divers méridiens, permettent de constater les différences de courbure des sections correspondantes, de déterminer l'orientation des plans principaux et d'évaluer l'astigmatisme cornéen.

Les mesures objectives ainsi prises montrèrent que :

1° Tous les yeux, peut-on dire, présentent une asymétrie de courbure de la cornée ;

2° L'astigmatisme total de l'œil, évalué, comme

nous l'avons dit plus haut, par la différence

$$R - R' = As$$

des degrés d'amétropie des remotum des méridiens principaux, est presque toujours inférieur au degré d'astigmatisme qui résulterait de la différence de courbure des méridiens principaux de la cornée.

Pour expliquer cette inégalité entre l'astigmatisme cornéen et l'astigmatisme total, que Donders avait nettement mise en évidence, Dobrowolski admit que le muscle ciliaire, chez les astigmates, se contracte irrégulièrement, c'est-à-dire inégalement, dans les divers méridiens; le cristallin présenterait alors une courbure maxima dans le plan qui contient les fibres musculaires le plus fortement contractées, minima dans le plan des fibres dont la contraction est la moins énergique. L'astigmate produirait d'ailleurs inconsciemment cette asymétrie de courbure du cristallin et l'orienterait de manière à compenser, autant que possible, l'asymétrie correspondante de la cornée et à conserver l'homocentricité de tout faisceau de rayons lumineux pénétrant dans l'œil. Nous verrons bientôt que les faits paraissent confirmer le rôle attribué au cristallin, ainsi que l'existence de cette déformation asymétrique de la lentille oculaire, déformation qui toutefois, nous devons le faire remarquer, n'a pas encore été observée objectivement.

L'ophtalmomètre de Helmholtz, en rendant possible des mesures objectives et précises de courbure de la cornée, a donc permis de déterminer la cause même de l'astigmatisme et de conclure, des faits d'observation, à l'existence de contractions irrégulières du muscle ciliaire chez les astigmates. Mais il faut ajouter que son maniement est assez difficile, qu'il exige une certaine habileté opératoire et que la mesure de la courbure d'un méridien demande un temps notable; aussi l'ophtalmomètre est-il uniquement un instrument de recherches. Sans doute les praticiens ont amplement profité, d'une façon indirecte, de l'invention de Helmholtz, par les remarques générales sur l'orientation des méridiens principaux, la valeur comparée des astigmatismes cornéen et total, etc., qui sont résultées des recherches faites avec l'ophtalmomètre. Mais la correction de l'astigmatisme serait restée longtemps encore en dehors de la pratique médicale courante si des méthodes plus simples de mesure, si des instruments d'un maniement plus facile, n'avaient été imaginés surtout par le Dr Javal, dont les travaux ont contribué pour une part si large à faciliter la tâche des praticiens, non seulement en ce qui concerne la correction de l'astigmatisme, mais encore pour toutes les questions qui se rattachent aux anomalies de la vision, à leurs causes et à leurs conséquences.

Contractions irrégulières du muscle ciliaire chez les astigmates.— Ces contractions irrégulières peuvent être une source abondante de mécomptes pour le praticien, qui doit en conséquence les prendre en considération et les mesurer en quelque sorte subjectivement avant de choisir le verre dont l'astigmate examiné devra faire usage ; elles se déduisent d'ailleurs de l'observation de faits qui paraissent inexplicables en dehors de cette hypothèse.

Soit, en effet, une personne dont les yeux présentent un astigmatisme par asymétrie de courbure de la cornée. Quelque faible que soit le degré de l'anomalie, il est incontestable que les deux méridiens principaux de l'œil, inégalement réfringents, ne seront jamais accommodés simultanément pour la même distance aussi longtemps que le cristallin restera sphérique ; la lentille organique, en effet, ajoutera alors des effets réfringents égaux aux effets réfringents inégaux des deux méridiens principaux de la cornée. Si donc nous faisons regarder, par un œil astigmate, un cadran dans le genre de celui qui est reproduit à gauche de la figure 42, les divers rayons ne devront jamais apparaître tous avec la même netteté. Une ligne seule devra être vue nettement, celle qui est perpendiculaire au méridien unique pour lequel l'œil s'est exactement accommodé au moment de l'observation. Or presque toujours, lorsque l'astigmatisme n'est pas d'un degré trop élevé et que le cadran est situé en deçà du remotum des deux méridiens principaux, l'astigmate, s'il est jeune encore, n'accuse aucune différence de netteté entre les diverses lignes du cadran. L'accommodation est donc simultanément exacte pour tous les méridiens, et cela ne paraît pouvoir être obtenu que par une

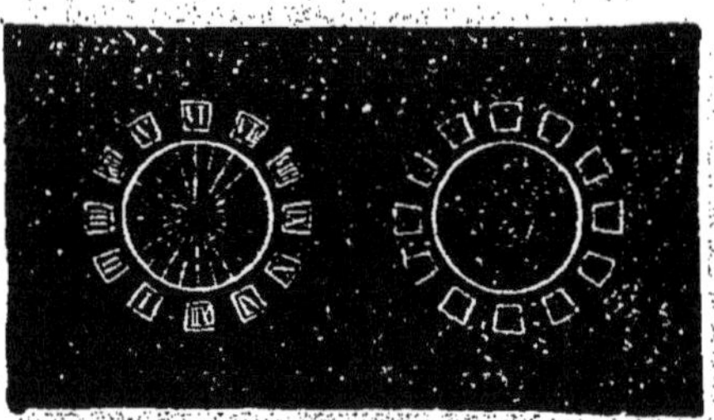

Fig. 42. — Cadran d'épreuve pour la détermination de l'astigmatisme.

asymétrie de courbure du cristallin inverse de celle de la cornée, le plan de plus forte courbure de la lentille oculaire coïncidant avec le plan de plus faible courbure de la surface cornéenne, et *vice versa*.

Si, par contre, le degré de l'astigmatisme est considérable, l'astigmate, placé en face du même cadran, verra nettement les lignes ayant une certaine direction, et confusément les rayons perpendiculaires aux précédents. C'est qu'alors l'asymétrie de courbure du cristallin nécessaire pour corriger l'asymétrie de la cornée est par trop considérable et que le muscle ciliaire ne peut la produire, même en contractant le plus inégalement qu'il lui est possible celles de ses fibres qui se trouvent dans les plans des méridiens principaux de la cornée.

En outre, lorsqu'on répète l'épreuve précédente après avoir atropinisé l'œil suffisamment pour être sûr que le muscle ciliaire est complètement paralysé, la différence de netteté des diverses lignes du cadran est accusée par tous les astigmates, même par ceux dont le degré de l'anomalie est assez faible pour ne pas nécessiter une correction par des verres cylindriques. Dans ce cas, on a mis le muscle ciliaire dans l'impossibilité de produire une déformation irrégulière du cristallin, et l'astigmatisme cornéen, non compensé par un astigmatisme inverse de la lentille oculaire, se manifeste subjectivement dans ses effets sur la netteté de la vision.

Il est tout aussi simple d'expliquer pourquoi un astigmatisme a pu passer inaperçu pendant de longues années, tant la netteté de la vision était grande, tandis que l'astigmate se plaint d'une diminution considérable d'acuité visuelle lorsqu'il avance en âge. Pendant la jeunesse et l'adolescence, en effet, on conçoit que le cristallin, de consistance presque fluide dans ses parties périphériques, puisse prendre une forme irrégulière sous l'influence de contractions inégales du muscle ciliaire dans les divers méridiens, et corriger ainsi l'astigmatisme cornéen. Plus tard, au contraire, la consistance du cristallin a augmenté ; le muscle ciliaire, toujours plein de force, peut bien se contracter irrégulièrement, mais les déformations que peut encore éprouver la lentille oculaire sont alors trop faibles pour corriger l'astigmatisme cornéen, dont les effets, masqués jusqu'alors, se font dès ce moment sentir.

Il est en outre rationnel d'admettre que le cerveau, non satisfait des impressions confuses qu'il reçoit au lieu des impressions nettes qui lui étaient jusqu'alors transmises, augmentera l'intensité de l'influx nerveux envoyé au muscle ciliaire pour obtenir de lui des contractions plus énergiques et plus inégales. De là, résultent la fatigue du muscle ciliaire et les phénomènes d'asthénopie dont se plaignent alors les astigmates : douleurs péri-orbitaires, maux de tête, que le repos des yeux fait disparaître, mais qui reparaissent bientôt quand le travail est repris.

La même hypothèse d'une contraction irrégulière du muscle ciliaire et d'une déformation asymétrique du cristallin rend compte encore d'un autre fait d'observation courante. Supposons que, sur un œil non atropinisé, on ait mesuré objectivement l'astigmatisme cornéen, et que l'on ait déduit de cette mesure la différence de réfraction des deux méridiens principaux de l'œil. Si l'on place devant cet œil le verre cylindrique qui, d'après ces données, doit faire coïncider les remotum de ses méridiens, on constate très souvent, d'après les réponses de l'astigmate, que ce verre est trop fort et qu'un verre plus faible, orienté en général comme le précédent, rend également nettes les lignes du cadran de la fig. 42 et corrige par suite exactement l'astigmatisme total. C'est que le muscle ciliaire, par ses contractions irrégulières, a provoqué une déformation asymétrique du cristallin capable de corriger, en partie seulement, l'astigmatisme cornéen; que cet état de contraction irrégulière doit être permanent chez l'astigmate pour procurer la netteté de la vision, et qu'il en est résulté un spasme de ce muscle analogue à celui que nous avons constaté chez l'hypermétrope, dont le muscle ciliaire doit être de même dans un état de contraction, égale il est vrai dans tous les méridiens, mais permanente aussi.

On voit combien l'hypothèse de contractions des fibres du muscle ciliaire inégales dans les divers méridiens rend facilement compte des phénomènes que l'on observe chez les astigmates, et combien cette hypothèse paraît ainsi justifiée.

Mais il est d'autres faits que la même hypothèse ne permet pas d'expliquer d'une façon aussi rationnelle. Chez certains astigmates, assez rares il est vrai, non seulement le verre exactement correcteur de l'astigmatisme total est inférieur à celui qu'indique l'astigmatisme cornéen, mais son axe doit être placé obliquement, ou même à 90° de la direction déduite des mesures objectives prises sur la cornée. Il semblerait donc que, dans le premier cas, le muscle ciliaire, en provoquant la déformation asymétrique du cristallin, n'aurait pas fait coïncider les méridiens principaux de la lentille oculaire déformée avec ceux de la cornée; que, dans le second cas, après avoir obtenu une correction complète de l'astigmatisme cornéen et par conséquent un maximum de netteté dans la vision, les contractions inégales des diverses fibres du muscle ciliaire seraient devenues plus différentes encore et auraient provoqué une surcorrection, c'est-à-dire un nouvel astigmatisme inverse de celui de la cornée. Ajoutons encore que, chez quelques rares astigmates, le degré total de l'anomalie est supérieur à l'astigmatisme cornéen seul, comme si le muscle ciliaire, en déformant irrégulièrement le cristallin, avait produit un astigmatisme de même sens que celui de la cornée, auquel il s'ajouterait.

Le rôle attribué au muscle ciliaire et au cristallin est évidemment ici assez peu probable. Les contractions irrégulières du muscle ciliaire, bien que n'étant en désaccord avec aucune donnée anatomique, ne sont pas cependant un fait normal et physiologique. C'est sous l'empire d'une nécessité impérieuse que l'astigmate agit ainsi, absolument comme l'hypermétrope qui louche d'un œil pour augmenter la convergence de ses axes visuels et rendre possible ainsi, dans l'organe congénère, le surcroît d'accommodation nécessaire pour obtenir des images rétiniennes nettes. C'est en tâtonnant, à coup sûr, que l'astigmate découvre inconsciemment cet ingénieux moyen d'améliorer sa vision. Est-il dès lors admissible qu'après avoir obtenu une correction exacte de l'astigmatisme cornéen et un maximum d'acuité, il produise une surcorrection qui rendra de nouveau confuses les images qu'il obtenait nettes auparavant? Peut-on croire également qu'il provoquera un astigmatisme cristallinien de même sens que celui de la cornée, puisque ses images rétiniennes, au lieu de devenir par là plus nettes, seront rendues plus confuses?

Sans doute il serait possible de donner la raison de ces singuliers résultats auxquels arrivent certains astigmates; il suffirait d'admettre que, suivant la distance à laquelle se trouve l'objet visé, une même différence d'effort développé par les fibres inégalement contractées du muscle ciliaire doit correspondre à des différences variables de pouvoir dioptrique du cristallin, dans les plans de ces fibres inégalement contractées. Mais, en l'absence de faits d'observation bien établis, ce ne serait là qu'une nouvelle hypothèse sur laquelle nous ne croyons pas devoir insister.

Une obliquité du cristallin peut de même rendre compte des particularités que nous avons citées plus haut, et cette explication semble être confirmée dès aujourd'hui par l'expérience.

En effet, à la suite de mensurations faites au Laboratoire d'ophtalmologie de la Sorbonne avec l'ophtalmomètre de Javal et Schiötz, que nous décrirons bientôt, Tscherning[1], après Helmholtz et quelques rares ophtalmologistes, a constaté que l'axe du cristallin ne coïncide pas généralement avec la ligne visuelle. La position oblique de la

[1] Tscherning; *Étude sur la position du cristallin de l'œil humain.* (Compt rend. Acad. des Sc., 1888.)

lentille oculaire est en général celle qui résulterait d'une rotation autour d'un axe vertical, le côté externe du cristallin allant en arrière; souvent toutefois l'obliquité du cristallin paraît résulter de la rotation précédente, à laquelle se serait ajoutée une seconde rotation autour d'un axe horizontal et transversal, la moitié supérieure de la lentille venant en avant. Or la première rotation entraîne un astigmatisme assimilable à un astigmatisme cornéen *contraire à la règle*, et l'ensemble des deux rotations un astigmatisme analogue à un astigmatisme cornéen à méridiens obliques. On voit combien devient simple et rationnelle, d'après ces résultats d'observation, l'explication des phénomènes de correction défectueuse ou de surcorrection, dont les contractions irrégulières du muscle ciliaire ne sauraient rendre compte. Peut-être même y a-t-il lieu de se demander si ces contractions irrégulières, entraînant une asymétrie de courbure de la lentille organique, existent réellement et si le muscle ciliaire ne peut, en contractant un petit nombre de ses fibres seulement, imprimer au cristallin une obliquité passagère et de direction telle que l'astigmatisme cornéen soit ainsi corrigé en partie ou en totalité.

Mesure et correction pratique de l'astigmatisme. — La valeur des diverses méthodes que l'on peut employer pour la détermination des éléments de l'astigmatisme est en grande partie relative : tel procédé, en effet, peut être, à bon droit, qualifié de défectueux, qui conduit cependant à des résultats précis lorsqu'il est mis en œuvre par des mains exercées. C'est le cas, par exemple, de la méthode fondée sur l'emploi de l'ophtalmoscope à réfraction, que quelques auteurs regardent comme la meilleure et préfèrent à toutes autres ; elle est simple en théorie sans doute, elle est objective, ce qui est un avantage appréciable ; mais elle est par contre d'une application difficile et exige une longue pratique des déterminations ophtalmoscopiques. Aussi, sans passer sous silence quelques-unes des méthodes auxquelles un semblable reproche peut être adressé, recommanderons-nous de préférence d'autres procédés qui demandent seulement un degré d'habitude que tout praticien peut facilement et rapidement acquérir.

Nous avons dit comment, avec l'*ophtalmoscope à réfraction*, on peut déterminer le degré d'amétropie d'un œil. Si l'œil examiné est affecté d'astigmatisme, et que l'observateur ne soit pas lui-même astigmate, ou que du moins il ait corrigé cette anomalie sur ses propres yeux, l'ensemble du fond de l'œil examiné ne lui apparaîtra pas également net dans toutes ses parties. En particulier, il ne pourra voir que successivement avec netteté les vaisseaux dont la direction coïncide avec l'un des deux méridiens principaux, puisque, les états de réfraction étant différents dans ces plans, l'observateur doit se mettre chaque fois dans des états d'accommodation différents. La détermination de la réfraction de chacun de ces méridiens devra donc être faite séparément, comme s'il s'agissait de deux yeux distincts; l'observateur devra déterminer successivement les deux verres qui lui font voir nettement les vaisseaux contenus dans les plans principaux de l'œil observé, son accommodation à lui étant complètement relâchée. Les numéros de ces verres feront connaître le degré d'amétropie de chacun des méridiens principaux, et leur différence donnera la valeur de l'astigmatisme total.

Cette méthode comporte d'abord toutes les causes d'erreur que nous avons énumérées à propos de la détermination du remotum avec l'ophtalmoscope. Dans le cas particulier que nous considérons ici, l'astigmatisme de l'observateur peut en outre fausser les résultats s'il n'est pas très exactement corrigé : un praticien expert aux mesures ophtalmoscopiques pourrait, en effet, sur un œil exempt d'asymétrie, mesurer son propre astigmatisme avec l'ophtalmoscope à réfraction.

Nous n'insisterons pas davantage sur cette méthode, car, nous l'avons dit plus haut, elle exige un long apprentissage pour conduire à des résultats exacts.

Le *procédé de Cuignet* peut être appliqué à la détermination des éléments de l'astigmatisme; on cherche successivement les deux verres qui font changer le sens relatif du déplacement de l'ombre pupillaire (Cf. pag. 156) dans les deux méridiens principaux, et la différence des numéros de ces verres indique la valeur de l'astigmatisme.

Cette méthode est objective et indépendante de l'astigmatisme de l'observateur.

Nous ne voulons pas contredire l'affirmation des auteurs qui assurent pouvoir déterminer l'astigmatisme, par ce procédé, à 1/2 dioptrie près. Mais si nous regardons comme difficile de préciser avec exactitude le moment où le changement de sens se produit sur un œil à surfaces réfringentes symétriques, à plus forte raison croyons-nous qu'une habileté longue à acquérir est indispensable pour apprécier le même phénomène séparément dans deux méridiens.

Les séries de lentilles de la *boîte d'essai* suffisent pour arriver à la détermination des éléments de l'astigmatisme et choisir les verres correcteurs. Le procédé, il est vrai, est subjectif; mais si l'on a bien présentes à l'esprit les particularités de la vision chez les astigmates, c'est encore l'un de ceux qui exigent, de la part du médecin, l'apprentissage le moins long pour conduire à des résultats exacts.

On doit, au moment d'une mesure, prendre quelques précautions dont l'utilité est évidente :

Le sujet doit tenir la tête droite; on serait exposé, sinon, à interpréter, par rapport à cette position, des phénomènes de vision liés à l'inclinaison de la tête et à attribuer, par suite, une direction fausse aux méridiens principaux de l'œil astigmate examiné;

L'observateur doit veiller à ce que l'astigmate ne cligne pas des yeux, car le rapprochement des paupières l'une de l'autre, en diminuant la surface d'entrée des rayons lumineux, diminue les troubles de la vision dus à l'astigmatisme;

Pour la même raison, lorsqu'il n'a pas été fait d'instillations préalables d'atropine dans l'œil à examiner, il ne faudra pas éclairer trop vivement les échelles typographiques ou les cadrans que doit regarder l'astigmate : le rétrécissement de la pupille que provoquerait, en effet, un éclairage intense tendrait à rapprocher le fonctionnement de l'œil de celui d'une chambre obscure.

Pour plus de clarté dans ce qui va suivre, nous supposerons successivement que l'œil n'a pas été, puis a été atropinisé.

I. — L'œil n'a pas été atropinisé.

L'astigmate, placé à 5 mètres du cadran de gauche de la fig. 42, ne voit nettement aucun des rayons ou en voit quelques-uns avec netteté.

A. — Dans le premier cas, les méridiens principaux sont myopes tous les deux, ou, plus rarement, sont hypermétropes tous les deux, leur proximum étant en outre virtuel.

a. — Si des verres sphériques négatifs améliorent la vision, les deux méridiens sont myopes, et le verre négatif le plus faible qui fait voir avec netteté un seul des rayons du cadran corrige la myopie du méridien le moins myope; son numéro indique donc le degré d'amétropie de ce méridien. D'après ce que nous avons dit précédemment sur la vision chez les astigmates, le méridien principal corrigé est celui qui est perpendiculaire à la seule ligne vue avec netteté, et l'autre méridien principal, perpendiculaire au premier, est parallèle à cette ligne.

Laissant en place le verre sphérique, choisi comme nous venons de le dire, on fait alors passer devant l'œil examiné des verres cylindriques concaves, de numéros croissants, et orientés de telle sorte que leur axe soit dans le plan du méridien corrigé. Le premier de ces verres cylindriques, avec lequel tous les rayons du cadran apparaîtront également nets, corrigera l'excès de réfraction du méridien le plus myope et son numéro donnera la valeur de l'astigmatisme cherché.

b. Si les verres sphériques négatifs troublent davantage la vision, tandis que les positifs l'améliorent, c'est que les deux méridiens principaux sont hypermétropes. En faisant passer devant l'œil des verres sphériques positifs de numéros croissants, l'astigmate accusera, pour l'un d'eux, la vision nette d'une seule des lignes du cadran; ce fait se produira lorsque, grâce à toute l'accommodation dont le sujet dispose encore, et avec l'aide du verre positif, le méridien le moins hypermétrope sera corrigé pour l'infini. On continue alors l'essai des verres sphériques croissants jusqu'au moment où la ligne vue nettement tantôt devient confuse. L'astigmate ayant dû, pendant cette seconde phase de l'épreuve, relâcher son accommodation, le plus fort de ces verres sphériques, avec lesquels la ligne en question reste encore nette, rétablit, en l'absence de l'accommodation, la vision nette à l'infini pour le méridien le moins hypermétrope ; le numéro de ce verre indique donc le degré d'amétropie de ce méridien, dont la direction est d'ailleurs perpendiculaire à celle de la ligne du cadran dont il vient d'être question.

On ajoute alors au verre sphérique, actuellement placé devant l'œil, des verres cylindriques de numéros croissants, et orientés de telle sorte que leur axe soit situé dans le méridien le moins hypermétrope; le premier, parmi ces verres, avec lequel toutes les lignes du cadran apparaîtront également nettes, fera connaître la différence de réfraction des deux méridiens principaux, et par suite la valeur de l'astigmatisme.

B. Considérons maintenant le cas où l'astigmate voit avec netteté, à l'œil nu, une ou plusieurs des lignes du cadran placé à 5 mètres.

On peut alors avoir affaire à toutes les variétés d'astigmatisme, sauf celles que nous venons de considérer : les deux méridiens peuvent en effet être hypermétropes, celui dont le degré d'amétropie est le moins fort étant, en général, accommodé pour l'infini ; en outre, l'un des méridiens peut être emmétrope et l'autre hypermétrope ou myope, la vision nette de quelques lignes du cadran étant alors presque toujours fournie par les rayons lumineux situés dans le méridien emmétrope.

Des verres sphériques convexes croissants feront immédiatement connaître l'état de réfraction du méridien actuellement accommodé pour l'infini. Si les plus faibles, parmi ces verres, diminuent la netteté avec laquelle sont vues une ou plusieurs lignes du cadran, ce méridien est emmétrope; si, par contre, la netteté continue à exister avec quelques-uns de ces verres, ce méridien est hypermétrope et son degré d'amétropie est donné par le numéro du plus fort des verres avec lesquels la ligne vue nettement à l'œil nu conserve sa netteté. Il est à peine besoin d'ajouter que la direction de ce méridien est perpendiculaire à la ligne en question.

On passe alors à l'essai des verres cylindriques, que l'on superpose, si c'est le cas, au verre correcteur de l'hypermétropie du méridien qui à l'œil nu était accommodé pour l'infini, et l'on oriente ces verres cylindriques de manière à ce que leur axe soit situé dans le plan de ce méridien.

a. Supposons d'abord que le méridien qui, à l'œil nu, est adapté à l'infini, ait été trouvé emmétrope. Si des cylindres concaves améliorent la vision, le second méridien principal est myope et le degré de l'astigmatisme est donné par le numéro du verre cylindrique qui, le premier, rend également nettes toutes les lignes du cadran. Si la vision est améliorée au contraire par des cylindres convexes, le second méridien est hypermétrope et le degré de l'astigmatisme est donné par le numéro du premier verre cylindrique avec lequel toutes les lignes du cadran sont vues avec une égale netteté.

b. Considérons maintenant le cas où le méridien qui, à l'œil nu, est adapté à l'infini, a été trouvé hypermétrope. En réalité le second méridien principal peut être : 1° myope, 2° hypermétrope à un degré moins élevé que le premier, si l'astigmate, lors de la vision au loin, est accommodé pour son méridien le plus amétrope c'est-à-dire le moins réfringent, par suite d'un certain degré d'hypermétropie latente, 3° hypermétrope, à un degré plus élevé que le premier. L'essai des verres cylindriques se fait comme dans le cas précédent, en laissant toutefois devant l'œil le verre sphérique déterminé comme nous l'avons dit plus haut. Le degré de l'astigmatisme est d'ailleurs donné encore par le premier des verres cylindriques croissants, concaves ou convexes, avec lesquels les lignes du cadran apparaissent toutes également nettes.

Ajoutons que, quelle que soit la nature de l'amétropie du méridien qui, à l'œil nu, est adapté à l'infini, une remarque générale faite plus haut permet de prévoir si le second méridien est plus ou moins réfringent que le premier. Dans la très grande majorité des cas, en effet, l'astigmatisme étant conforme à la règle, le méridien vertical, ou celui des deux méridiens qui est le plus voisin de la verticale, est en même temps le plus réfringent. Si donc la ligne vue nettement à l'œil nu est horizontale ou sensiblement horizontale, c'est le méridien vertical qui est actuellement adapté; le méridien horizontal, qui est généralement moins réfringent, sera donc presque à coup sûr hypermétrope. Si c'est au contraire la ligne verticale que l'astigmate voit nettement à l'œil nu, son méridien horizontal est actuellement adapté pour l'infini, et le vertical, très probablement plus réfringent, sera presque sûrement myope.

D'après les particularités que nous venons de faire connaître et qui caractérisent les diverses variétés d'astigmatisme, il semble que la détermination des éléments de cette anomalie de réfraction soit chose assez facile, même dans le cas où nous nous sommes placés, c'est-à-dire lorsque l'œil n'a pas été atropinisé. Il n'en est pas ainsi malheureusement: il faut compter, en effet, non seulement avec l'existence possible d'une contraction permanente et régulière du muscle ciliaire, mais encore avec l'astigmatisme cristallinien, quelle qu'en soit la nature, qu'il soit dû à une obliquité ou à une déformation asymétrique de la lentille oculaire. Or c'est là un facteur dont l'intervention masque ou mélange souvent les caractères distinctifs que nous avons énumérés dans les pages précédentes. C'est ainsi qu'il est relativement rare d'amener l'astigmate à ne voir avec netteté qu'une seule des lignes du cadran de la fig. 42. De même, lors de deux déterminations consécutives destinées à se contrôler l'une par l'autre, l'astigmate pourra faire avec la plus entière bonne foi des réponses absolument contradictoires; les lignes désignées comme vues nettement au moment de la deuxième épreuve seront, par exemple, très différentes de celles dont la vision était nette lors du premier essai. Aussi est-il nécessaire, nous sommes tenté de dire indispensable, de paralyser le muscle ciliaire par l'atropine toutes les fois que la chose est possible et que l'astigmate possède encore un pouvoir accommodatif assez considérable.

Nous avons cru utile cependant de considérer en détail le cas où l'essai des verres est fait sur un œil jouissant de toute sa faculté d'accommodation. C'est qu'il est une règle, à notre avis, dont il ne faut presque jamais se départir; cette règle, que nous justifierons plus loin, consiste à ne choisir les verres correcteurs d'un astigmatisme, mesuré objectivement ou subjectivement sur un œil atropinisé, qu'après une nouvelle détermination faite avec les verres de la boîte d'essai lorsque l'action du mydriatique a cessé de se faire sentir. Or les diverses particularités énumérées dans les pages précédentes sont alors indispensables pour interpréter judicieusement les réponses de l'astigmate.

II. — Passons maintenant au cas où l'œil a été atropinisé.

La non-intervention de l'accommodation rend les mesures plus faciles et plus sûres.

A. La vision nette, à plusieurs mètres, de l'une des lignes du cadran indiquera que le méridien perpendiculaire à cette ligne est emmétrope. On fera alors l'essai de verres cylindriques concaves ou convexes, dont l'axe sera orienté suivant le méridien emmétrope et dans le choix desquels on pourra se laisser guider d'abord par l'hypothèse d'un astigmatisme conforme à la règle, ainsi que nous l'avons dit plus haut. Le numéro de celui de ces verres cylindriques qui rendra également nettes toutes les lignes du cadran fera connaître le degré de l'astigmatisme.

B. Si aucun des méridiens n'est emmétrope, on procédera d'abord à l'essai de verres sphériques concaves puis convexes ; le numéro du verre, avec lequel l'une des lignes du cadran apparaîtra nette, indiquera le degré d'amétropie du méridien perpendiculaire à cette ligne. En se plaçant encore dans l'hypothèse d'un astigmatisme conforme à la règle et orientant l'axe des verres cylindriques concaves ou convexes dans le méridien actuellement corrigé, le degré de l'astigmatisme sera, comme dans les autres cas, égal au numéro du verre cylindrique qui aura rendu également nettes toutes les lignes du cadran.

Remarquons que, dans le cas où l'œil a été atropinisé, la détermination des éléments de l'astigmatisme peut être faite, au besoin, avec les seuls verres sphériques; il suffit en effet de déterminer alors les deux verres qui font voir successivement et séparément avec netteté l'une des lignes du cadran, puis la ligne perpendiculaire.

La détermination des éléments de l'astigmatisme au moyen de verres sphériques et cylindriques est facilitée par l'emploi de l'optomètre de Javal (fig. 19, pag. 114). L'appareil se compose de deux disques concentriques d'égal diamètre, qui portent le long de leur circonférence, l'un une double série de verres sphériques concaves et convexes, l'autre une double série de verres cylindriques concaves et convexes.

Ces disques peuvent tourner indépendamment l'un de l'autre autour de leur centre, de telle sorte que l'un quelconque des verres cylindriques et l'un quelconque des verres sphériques peuvent être simultanément amenés en face des ouvertures A, A, derrière lesquelles est placé l'œil soumis à l'examen. Un ingénieux système d'engrenage permet, au moyen d'un bouton B, d'agir en même temps sur tous les verres cylindriques et de faire tourner simultanément chacun d'eux d'un même angle autour de leur axe optique. L'enchâssement de ces verres a d'ailleurs été fait de telle sorte que les cylindres d'une même série (convexes ou concaves) se présentent tous devant les ouvertures

A, A avec la même orientation indiquée par une aiguille qui se meut sur un cadran gradué ; l'axe des cylindres convexes est en outre toujours orienté à 90° de la direction de l'axe des cylindres concaves.

La détermination des éléments de l'astigmatisme par l'emploi des verres de la boîte d'essai peut manquer de certitude même après des instillations d'atropine. Lorsqu'en effet l'acuité de l'œil examiné est faible, les réponses du sujet sont souvent trop peu affirmatives pour qu'on puisse en tirer des indications certaines. On n'est jamais sûr en outre que le muscle ciliaire ait été amené au repos dans tous ses méridiens, et que le degré d'astigmatisme trouvé soit exactement celui qui correspond au défaut de symétrie de l'œil. Enfin l'absence d'indications objectives sur la direction des méridiens principaux et sur leur réfringence relative oblige à des tâtonnements qui rendent toujours les mesures un peu longues et laborieuses. On conçoit combien les déterminations seraient plus sûres et plus rapides si l'on pouvait, par un procédé objectif, mesurer en quelque sorte les causes mêmes de l'astigmatisme, asymétrie de la cornée et du cristallin ou obliquité de la lentille oculaire. Or l'*ophtalmomètre pratique* de Javal et Schiötz répond admirablement à l'un de ces desiderata. Cet instrument fournit en effet, en quelques secondes, la direction des méridiens principaux et la valeur, en dioptries, de l'astigmatisme dû à une asymétrie de courbure de la cornée ; on apprend d'ailleurs à se servir de l'*ophtalmomètre* en moins de temps qu'il n'en faut pour en comprendre la théorie, qui est cependant très simple. On voit que jamais qualificatif n'a été mieux justifié que celui de *pratique* appliqué à cet instrument.

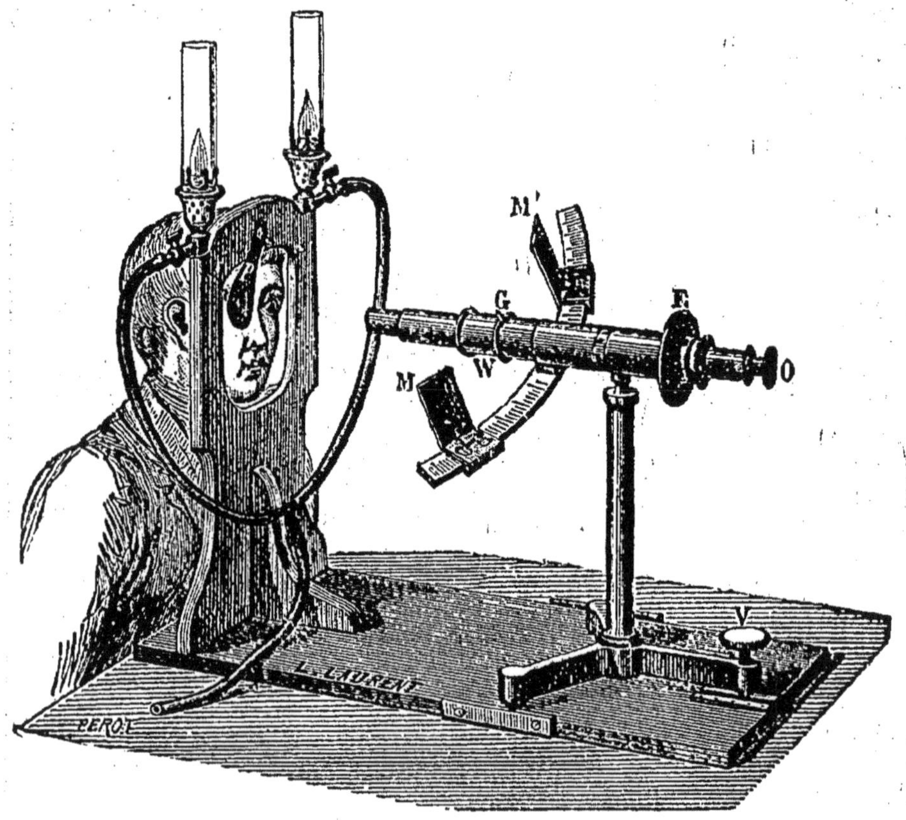

Fig. 43. — Ophtalmomètre pratique de Javal et Schiötz.

L'*ophtalmomètre pratique* de Javal et Schiötz se compose d'une lunette GO (fig. 43) formée de deux objectifs de même distance focale et d'un oculaire O. Entre les deux objectifs est fixé en W un prisme biréfringent qui donne deux images de tout objet que l'on regarde à travers la lunette. L'œil à examiner est placé au foyer du premier objectif, derrière un cadre qui sert à fixer la tête, comme l'indique la figure, et on obtient au foyer du deuxième objectif une image égale à l'objet et renversée que l'on regarde à travers l'oculaire O. La lunette est d'ailleurs portée sur untré pied auquel on peut imprimer de petits déplacements ; on peut ainsi diriger l'instrument vers l'œil soupçonné d'astigmatisme et mettre exactement au point pour l'image de réflexion fournie par la cornée astigmate. Un arc gradué, le long duquel peuvent courir deux mires M et M', est mobile autour de l'axe de la lunette et son orientation est à chaque instant indiquée par une aiguille qui se meut sur un cercle divisé E.

Les mires, en émail blanc, sont formées, l'une d'un rectangle, l'autre d'un triangle rectangle moitié du rectangle précédent et dont l'hypothénuse présente une série de marches en escalier. Lorsque ces mires occupent une position quelconque sur l'arc gradué, leurs images par réflexion sur la cornée sont dédoublées par le prisme biréfringent et offrent à l'observateur qui regarde à travers la lunette GO un ensemble tel que celui de la figure 44.

On détermine les directions des méridiens de courbure minima et maxima en même temps que l'on effectue la mesure de l'astigmatisme cornéen ;

ces directions se reconnaissent à ce que ce sont les seules pour lesquelles les petits côtés du rectangle

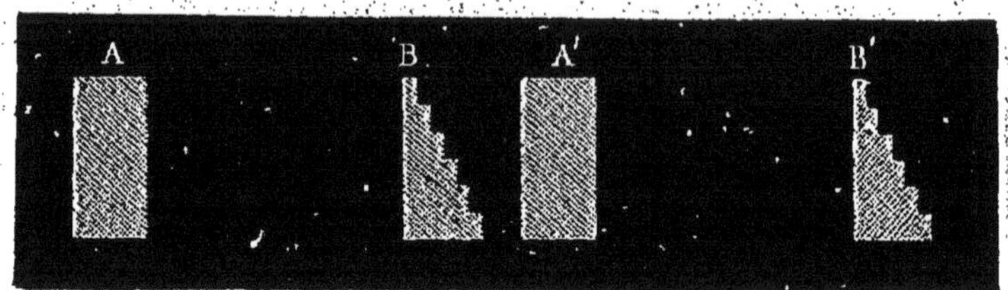

Fig. 44. — Images cornéennes des mires dédoublées par le prisme biréfringent.

A' se trouvent sur les prolongements des lignes analogues de l'image B de la mire en escalier. Lorsque, au contraire, l'arc qui supporte les mires ne coïncide pas avec l'un ou l'autre des plans des méridiens principaux, les mires sont en quelque sorte dénivelées l'une par rapport à l'autre.

Pour faire une détermination, on oriente l'arc qui supporte les mires dans le plan du méridien principal le plus voisin de l'horizontale ; en d'autres termes, on cherche quelle est la direction, voisine de l'horizontale, qu'il faut donner à l'arc pour que les petits côtés de la mire rectangle soient le prolongement des lignes correspondantes de la mire en escalier. On déplace en même temps l'une des mires de manière à ce que les deux images A' et B de la fig. 44 soient exactement affrontées, comme l'indique la fig. 45. On fait alors tourner l'arc qui supporte les mires de manière à le placer dans le plan du second méridien principal, ce que l'on reconnaît encore à ce que les petits côtés de la mire rectangle sont les prolongements des lignes analogues de la mire en escalier.

Deux cas peuvent se présenter. La courbure peut être plus forte dans le nouveau méridien principal

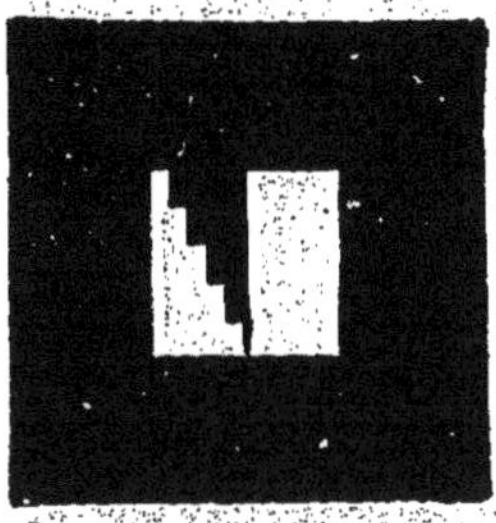

Fig. 45. — Affrontement des images dans le méridien de courbure minima.

que dans le premier ; les deux images A′ et B de la figure 44, au lieu d'être exactement affrontées comme sur la figure 45, empiètent alors l'une sur

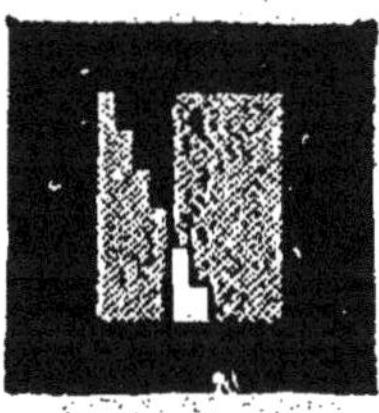

Fig. 46. — Empiètement des images dans le méridien de courbure maxima.

l'autre de une ou plusieurs marches (fig. 46), ce dont on s'aperçoit facilement, car l'éclairement de la partie commune aux deux images est double de celui des régions environnantes. Il peut arriver, au contraire, que le second méridien présente une courbure moins forte que le premier ; les deux mêmes images, au lieu d'empiéter l'une sur l'autre, comme dans le cas précédent, sont alors écartées entre elles. Dans ce cas, il faut établir pour ce second méridien l'affrontement de la fig. 45, et ramener l'arc des mires dans le premier méridien principal, afin d'obtenir un empiètement des deux images l'une sur l'autre.

Dans l'un et l'autre cas, le nombre des marches de la mire en escalier recouvertes par la mire rectangle donne la valeur de l'astigmatisme cornéen, mesuré en dioptries ; les deux positions successives de l'aiguille sur le cadran E (fig. 43), font en outre connaître l'orientation des deux plans principaux. La figure 46, sur laquelle l'empiètement est de deux marches, correspond donc à un astigmatisme cornéen de deux dioptries ; en d'autres termes, si le cristallin ne s'est pas déformé asymétriquement ou s'il n'est pas oblique par rapport à la ligne visuelle, un verre cylindrique de deux dioptries, concave ou convexe d'ailleurs suivant le cas, corrigera entièrement l'astigmatisme en question.

Si l'on était sûr que le cristallin n'intervienne pas, soit par une déformation asymétrique, soit par une certaine obliquité, pour modifier la valeur de l'astigmatisme cornéen, la mesure objective effectuée avec l'ophtalmomètre suffirait donc pour fixer le numéro du verre cylindrique à prescrire. Mais à cause de l'existence presque constante de contractions irrégulières du muscle ciliaire chez les astigmates, et d'une obliquité possible du cristallin, il est indispensable de procéder, en outre, à un essai de verres, essai qui est rendu plus facile et plus rapide par les indications objectives de l'instrument de Javal et Schiötz.

On utilise pour cet essai, soit la monture représentée fig. 18 (pag. 112), soit l'optomètre de Javal (fig. 19, pag. 114), et l'on place d'abord devant l'œil le cylindre correcteur de l'astigmatisme cornéen mesuré objectivement. D'après l'histoire faite par l'astigmate des troubles de la vision dont il a à se plaindre, ou d'après les réponses aux questions qu'on lui adresse, on peut souvent conclure, soit à un état commun de myopie ou d'hypermétropie des deux méridiens principaux de l'œil, soit à un état d'emmétropie pour l'un des méridiens et de myopie ou d'hypermétropie pour l'autre; on sait alors s'il faut employer de préférence un cylindre concave ou convexe. Dans le cas d'une indication en faveur d'un verre cylindrique convexe (les deux méridiens principaux étant hypermétropes ou l'un d'eux étant emmétrope et l'autre hypermétrope), l'axe du cylindre sera orienté dans le méridien *le plus réfringent*, celui dans lequel la cornée, d'après les mesures à l'ophtalmomètre, a la courbure la plus accusée (méridien emmétrope, ou le moins hypermétrope). Si, au contraire, c'est un verre cylindrique concave que l'on est amené à choisir (les deux méridiens principaux étant myopes, ou l'un d'eux étant emmétrope et l'autre myope), l'axe du cylindre sera orienté dans le méridien *le moins réfringent,* celui dans lequel la courbure de la cornée est la plus faible (méridien emmétrope ou le moins myope).

On superpose alors au cylindre choisi des verres sphériques croissants, de même signe que le verre cylindrique, jusqu'à ce que toutes les lignes du cadran horaire de la fig. 42 soient vues avec une égale netteté. Comme l'astigmatisme total peut être différent de l'astigmatisme cornéen, il est indispensable de substituer au cylindre primitivement choisi un cylindre un peu plus fort, puis un cylindre un peu plus faible, et de chercher pour chacun d'eux le verre sphérique qui donne à l'œil examiné la meilleure acuité. On se servira, pour ces déterminations, non plus du cadran horaire, mais d'une échelle d'acuité à caractères typographiques. Enfin il est également nécessaire de changer l'orientation des verres cylindriques et de placer même leur axe à 90° de la direction primitive, car l'expérience a montré que, soit par suite d'une obliquité, soit à cause d'une dissymétrie du cristallin, les méridiens principaux de l'astigmatisme total peuvent être différents de ceux de l'astigmatisme cornéen.

Lorsqu'il n'existera aucune raison pour essayer de préférence un cylindre convexe ou concave, la difficulté des épreuves n'est pas pour cela augmentée. On place, par exemple, devant l'œil le cylindre concave dont le numéro est égal au nombre de dioptries d'astigmatisme indiqué par la mesure ophtalmométrique, et l'on oriente l'axe de ce verre dans le plan du méridien de courbure minima. Quel que soit l'état relatif et absolu d'amétropie des deux méridiens principaux de la cornée, ces deux méridiens seront ainsi rendus également réfringents. On procède alors successivement à l'essai de verres concaves, puis convexes, et l'on cherche, comme nous venons de le dire, la combinaison de verres et l'orientation d'axe qui donne à l'œil astigmate la meilleure acuité.

Cette combinaison déterminée, les directions des méridiens principaux de l'astigmatisme total sont données par l'orientation actuelle du verre cylindrique. En outre, d'une part le degré d'amétropie du méridien qui coïncide avec l'axe du cylindre est égal au numéro du verre sphérique, puisque le verre cylindrique ne possède aucun effet réfringent dans tout plan parallèle à son axe; d'autre part le degré d'amétropie du méridien perpendiculaire à l'axe du cylindre est égal à la somme des numéros des verres sphérique et cylindrique si ces verres sont de même nature, où à la différence de ces numéros si ces verres sont de signe contraire.

Supposons, par exemple, que la combinaison à laquelle on s'arrête soit celle du cylindre $+ 1^{d}.5$ à axe vertical, associé au verre sphérique $+ 2^{d}$. L'un des méridiens principaux est alors vertical et présente une hypermétropie de 2^{d}; l'autre méridien, horizontal, est hypermétrope de $2^d + 1^d.5 = 3^d.5$.

Supposons, au contraire, que l'acuité maxima soit obtenue avec le cylindre $-2^d.5$ à axe horizontal, associé au verre sphérique $+1^d.5$. L'un des méridiens principaux, horizontal, est alors hypermétrope de $+1^d.5$; l'autre méridien, vertical, présente un degré d'amétropie de $-2^d.5 + 1^d.5 = -1^d$; ce dernier méridien est donc myope de 1^d.

Il est à peine besoin d'ajouter que si la meilleure acuité est obtenue avec un cylindre seul, l'un des méridiens est emmétrope.

Les éléments de l'astigmatisme étant déterminés par l'un des procédés que nous venons de décrire, il reste à choisir les verres dont l'astigmate devra faire usage.

Avant de faire ce choix, si le sujet n'est pas d'un âge avancé, c'est-à-dire s'il possède encore un certain nombre de dioptries d'accommodation, nous croyons presque indispensable, avons-nous dit plus haut, de procéder à une nouvelle détermination lorsque les effets de l'atropine ont cessé de se faire sentir. On connaîtra ainsi, d'une part le but à atteindre, correction du degré d'astigmatisme trouvé après atropinisation, d'autre part la fraction de ce degré d'astigmatisme que le sujet corrige habituellement avec son muscle ciliaire.

Or, bien que cette intervention de l'accommodation soit souvent, pour l'astigmate, une cause d'asthénopie, il faut se garder, au début, de vouloir la supprimer entièrement par des cylindres correcteurs de l'astigmatisme total. Le changement brusque de mode de contraction qui résulterait, pour le muscle ciliaire, de cette correction complète serait, pendant plusieurs jours au moins, désagréable et souvent même aussi pénible pour l'astigmate que les efforts d'accommodation irrégulière qui étaient nécessaires avant l'usage des verres cylindriques. Sans doute, en opérant ainsi, on arrive à donner d'emblée à l'astigmate une acuité presque maxima; mais il ne nous semble pas que celui-ci se trouve toujours bien d'une notable amélioration de sa vision. Habitué souvent à interpréter d'une façon suffisamment détaillée, pour son usage, les images confuses que reçoit sa rétine, ce n'est pas toujours de sa mauvaise acuité visuelle que se plaint l'astigmate, mais plutôt des phénomènes d'asthénopie dont il souffre pendant le travail. Si les verres prescrits le fatiguent; si, en même temps, l'accroissement d'acuité lui est on peut presque dire désagréable au début, peut-être n'aura-il pas la constance d'attendre qu'une nouvelle habitude à acquérir le débarrasse de ces ennuis; les verres seront mis de côté.

Le mieux est donc de fractionner la correction en quelque sorte et de ne prescrire au début que des verres cylindriques égaux ou peu supérieurs au degré d'astigmatisme trouvé sans atropinisation préalable. L'astigmate doit alors être prévenu que ces verres ne sont pas définitifs et que leur numéro devra être prochainement augmenté, surtout si l'asthénopie se manifestait de nouveau.

Quant au degré à partir duquel l'astigmatisme doit être corrigé, il dépend de plusieurs circonstances. Un hypermétrope ou un emmétrope jeune et jouissant d'une bonne santé corrigera, en général, sans fatigue un astigmatisme cornéen de 1^d à $1^d.5$. Il pourra même avoir une acuité visuelle absolument normale et son astigmatisme ne pourra alors être reconnu que par une mesure objective faite avec l'ophtalmomètre ou par une mesure subjective faite après atropinisation. Les phénomènes d'asthénopie ne se feront sentir pour lui qu'au moment où l'âge aura diminué son pouvoir accommodatif dans une proportion assez notable. Il n'est pas rare cependant de voir des personnes jeunes encore, chez lesquelles un astigmatisme de $0^d.50$ ou $0^d.75$ abaisse l'acuité au-dessous de sa valeur normale, et qui se trouveraient très bien de l'usage d'un verre cylindrique faible.

En somme donc, chez les emmétropes et les hypermétropes, on corrigera l'astigmatisme seulement lorsque cette anomalie abaissera l'acuité au-dessous de la valeur nécessaire pour l'exercice de la profession du sujet, ou lorsque celui-ci se plaindra d'asthénopie; c'est surtout dans ce dernier cas que la correction est utile.

Il ne semble pas que l'on doive se montrer aussi tolérant chez les myopes. G. Martin a remarqué en effet que, chez ceux-ci, le maximum de largeur du croissant papillaire, qui est l'un des signes ophtalmoscopiques de la myopie et qui indique un commencement de lésions des membranes profondes de l'œil, se trouve presque toujours dans le plan du méridien cornéen de plus faible courbure, et par conséquent dans le plan des fibres ciliaires les plus contractées. La contraction irrégulière du muscle ciliaire serait, d'après cela, l'une des causes déterminantes de la myopie, et s'il ne faut pas aller jusqu'à corriger, chez tous les enfants, un astigmatisme même faible, du moins semble-t-il que l'on devrait agir ainsi pour tous ceux dont les yeux présentent un premier degré de myopie.

Ajoutons encore que le choix du verre sphérique qui, suivant le cas, doit être associé au cylindre correcteur de l'astigmatisme, est entièrement soumis aux règles que nous avons indiquées à propos de la correction de la myopie et de l'hypermétropie.

L'*ophtalmomètre pratique* de Javal et Schiötz présente un inconvénient qui, pour être d'ordre extrascientifique, n'en mérite pas moins d'être pris en considération : son prix est assez élevé. Aussi divers oculistes, de Wecker et Masselon, Tscherning, Dubois et Leroy, ont-ils cherché à réaliser des simplifications dans l'ophtalmomètre pratique ou à construire des instruments nouveaux et moins coûteux.

Le *disque* de de Wecker et Masselon porte quatre bandes de carton blanc qui forment les côtés d'un carré, et dont deux sont mobiles de manière à ce que le carré puisse être transformé en rectangle. L'image du carré, vue par réflexion sur une cornée astigmate, affecte la forme d'un parallélogramme si les côtés du carré ont une direction quelconque par rapport aux méridiens principaux de l'œil, ou d'un rectangle si ces côtés sont parallèles à ces méridiens. On oriente d'abord le disque de manière à réaliser ce parallélisme, puis on transforme le carré du disque en un rectangle tel que son image par réflexion soit carrée. Deux systèmes de graduation font alors connaître les directions des méridiens principaux et la valeur de l'astigmatisme cornéen. On voit que l'œil de l'observateur, placé en arrière d'une ouverture percée au centre du disque, doit apprécier par lui-même deux faits : passage de l'image cornéenne de la forme parallélogramme à la forme rectangle et transformation de ce rectangle en un carré. Aussi le disque de de Wecker et Masselon exige-t-il, de la part de l'observateur, une habitude assez grande pour conduire à des résultats médiocrement exacts, à la condition encore que l'observateur ne soit pas astigmate ou que son astigmatisme soit corrigé.

Les instruments de Tscherning d'une part, de Dubois et Leroy de l'autre, sont des simplifications économiques de l'*ophtalmomètre pratique.*

Astigmatisme irrégulier. — La déformation de la cornée caractérisée par l'existence de deux méridiens sensiblement perpendiculaires entre eux et présentant, l'un une courbure maxima, l'autre une courbure minima, n'est malheureusement pas la seule qu'il soit donné d'observer. Les ulcérations de la cornée, si fréquentes surtout chez les enfants, laissent presque toujours après elles des déformations absolument irrégulières, entraînant des troubles de la vision qui ne sont pas diminués par les verres cylindriques; il importe donc de reconnaître ces cas.

Il suffit pour cela d'observer l'image par réflexion sur la cornée d'un objet vivement éclairé et situé en face de l'œil soumis à l'examen, une fenêtre par exemple; cette image présentera une déformation irrégulière si la cornée est elle-même irrégulièrement déformée. Au lieu d'une fenêtre, il est préférable de choisir comme objet un disque portant une série de cercles concentriques diversement colorés et percé d'une ouverture centrale à travers laquelle on regarde. L'*ophtalmomètre pratique* peut être muni, perpendiculairement à son axe, d'un pareil disque; le prisme biréfringent devient alors inutile et doit être enlevé. En regardant à travers l'instrument, on aperçoit ainsi d'un seul coup, suivant l'heureuse expression de Javal, « toute la topographie de la cornée ». Les images cornéennes des cercles du disque, dans le cas d'une déformation avec méridiens principaux perpendiculaires entre eux, et par conséquent corrigeable par des verres cylindriques, auront la forme d'ellipses à grand axe situé dans le méridien cornéen de moindre courbure; toute déformation irrégulière de la cornée sera, au contraire, accusée par une irrégularité correspondante des images cornéennes des cercles en tel ou tel point de leur circonférence.

XV.

ANISOMÉTROPIE.

Dans tout ce que nous avons dit jusqu'à présent sur la correction des anomalies de la vision, nous avons implicitement supposé que les deux yeux du sujet étaient égaux en réfraction, c'est-à-dire présentaient des degrés égaux de la même anomalie. On conçoit que cette condition ne soit rigoureusement réalisée que chez un petit nombre de personnes et qu'une certaine différence de réfraction entre les deux yeux, ou, pour employer le terme adopté, qu'un certain degré d'*anisométropie* soit la règle générale, comme c'est la règle générale aussi que tout œil présente un certain degré d'amétropie. Dans la grande majorité des cas, le degré d'anisométropie est assez faible pour pouvoir être négligé; mais il n'en est pas toujours ainsi, et nous dirons bientôt quelle est alors la conduite à tenir.

On a signalé, comme accompagnant l'anisométropie, une asymétrie de la face ou une irrégularité du crâne qui peut être facilement constatée au moyen du conformateur des chapeliers. L'anisométropie, en rapport d'après cela avec la forme de l'orbite, ne serait ainsi qu'une conséquence locale d'un défaut de symétrie qui affecterait la tête tout entière. L'observation confirme, en effet, dans un certain nombre de cas, cette manière de voir. Mais il n'est pas rare de constater des degrés assez forts d'anisométropie chez des personnes dont la tête est aussi régulière que possible, ce qui conduit à admettre que la cause de la différence de réfraction existant entre les deux yeux peut être toute locale et n'intéresser que les seuls globes oculaires. Ces considérations ne s'appliquent évidemment qu'à l'anisométropie congénitale, et il est à peine besoin de faire remarquer que l'anisométropie peut être acquise, comme c'est par exemple le cas chez les personnes qui ont subi sur un seul œil l'extraction du cristallin.

On rencontre sur les deux yeux des anisométropes toutes les combinaisons possibles des anomalies de la réfraction statique, mais le plus fréquemment l'anisométropie est due à des degrés différents d'astigmatisme. La conduite à tenir ne dépend pas d'ailleurs de la nature de l'amétropie ou des amétropies constatées.

Il n'existe pas de règle générale applicable à la correction de tous les cas d'anisométropie. Il faut en effet tenir le plus grand compte de l'habitude qu'a prise l'anisométrope de se servir de ses yeux tels qu'ils sont, et ne pas lui prescrire quand même et d'emblée les verres qui donnent à chacun de ceux-ci leur acuité maxima.

Dans le plus grand nombre de cas, pourvu que l'acuité de chaque œil soit suffisamment bonne après correction de l'amétropie existante, il sera possible d'arriver à égaliser la réfraction, sans plaintes de la part du sujet; il faudra seulement, si l'anisométropie est un peu forte, ne pas la corriger entièrement dès le début.

Chez un certain nombre de personnes, l'un des yeux, emmétrope ou peu hypermétrope ou légèrement myope, sert à la vision au loin, tandis que l'autre, myope, sert à la vision de près. Généralement il faudra s'abstenir, dans ces cas, de toute tentative d'égalisation de la réfraction si l'amétrope est adulte et habitué depuis longtemps à utiliser successivement chacun de ses yeux, suivant la distance à laquelle il regarde.

Les cas les plus fréquents d'anisométropie sont ceux, avons-nous dit, dans lesquels les deux yeux d'une même personne sont astigmates à des degrés différents. Il ne faut pas hésiter alors à prescrire des cylindres inégaux pour chaque œil, ces verres étant d'ailleurs choisis suivant les indications que nous avons données relativement à la correction de l'astigmatisme.

XVI.

VÉRIFICATION DES VERRES DE LUNETTES[1].

Lorsque les verres correcteurs d'une amétropie ont été choisis d'après les principes exposés dans les chapitres précédents, il importe encore de s'as-

[1] L'usage des lentilles comme verres de lunettes ne paraît pas être antérieur à la fin du XIIIe siècle ou au commencement du XIVe.

Il n'existe aucun mot, grec ou latin, dont lunettes soit la traduction. Ce fait est d'autant plus étonnant que les Romains au moins étaient fort habiles pour travailler le verre, et qu'ils connaissaient, par expérience, les effets que produisent sur la vision les milieux transparents terminés par des surfaces convexes ou concaves.

«Des caractères menus et embrouillés, dit en effet Suétone*, lus au travers d'un globe de verre plein d'eau, sont plus gros à l'œil et plus distincts» (Traduction Pessonneaux). Voilà pour les systèmes réfringents convexes.

Quant aux systèmes réfringents concaves, les Romains en connaissaient aussi l'action favorable sur la vision des yeux myopes. Néron, nous dit Suétone (*Néron,* chap. LI), avait les yeux bleus et la vue faible (oculis cœsiis et hebetioribus), ce qui, alors comme aujourd'hui, ne peut se traduire que par myopie. Pline le Jeune d'ailleurs est plus explicite

* Suétone; *Questions naturelles,* livr. I, chap. VI.

surer que la prescription a été fidèlement exécutée par l'opticien auquel l'amétrope s'est adressé.

Nous avons dit, en effet, combien il importait, dans les cas de myopie progressive, de choisir

encore (*Hist. nat.*, chap. XVI, nº 5) : « Le troisième rang, parmi les pierres précieuses, appartient aux émeraudes... Le plus souvent les émeraudes sont concaves pour *réunir* les rayons lumineux ; aussi y a-t-il une convention qui les protège, on ne les grave pas... L'empereur Néron regardait avec une émeraude les combats de gladiateurs. » (Traduction Littré.)

A cela se bornent les connaissances des anciens sur les anomalies de la vision et leur correction par des milieux réfringents concaves ou convexes.

Vers 1364, au contraire, l'usage des verres de lunettes paraît répandu déjà depuis un assez grand nombre d'années. On lit, en effet, dans la lettre à la postérité de Pétrarque* : « Ma vue, longtemps très perçante, m'a abandonné à plus de soixante ans ; j'espérais mieux, il m'en a coûté d'être obligé de recourir aux lunettes (auxilium oculorum**) ». Pétrarque, mort en 1374 à l'âge de 70 ans, s'est donc servi de lunettes vers 1364, et il ne parle pas de ce moyen de venir en aide à ses yeux comme d'une découverte récente, ce qu'il n'aurait pas manqué de faire, pensons-nous, si les lunettes n'avaient pas été d'un usage courant à cette époque.

Quel est donc celui qui, le premier, rendit aux hommes ce service d'employer les lentilles concaves ou convexes à la correction des anomalies de la vision ? Une inscription trouvée à Florence paraît désigner, comme étant ce bienfaiteur de l'humanité, un gentilhomme florentin du nom de Salvinus Armatus, mort en 1317. En effet, il existait, au commence-

---

* Pétrarque ; *Lettres familières.*

** Traduction Beraud, in *Recueil de Versions.*

rigoureusement le verre correcteur de manière à supprimer tout effort d'accommodation, et, dans les cas d'astigmatisme, de déterminer exactement l'orientation du verre cylindrique, afin d'augmenter l'acuité et de supprimer l'asthénopie dont se plaint presque constamment l'astigmate. Tout le bénéfice que le malade doit retirer des mesures prises dans le cabinet du médecin sera perdu si une erreur est commise sur le numéro ou l'orientation des lentilles correctrices au moment de leur enchâssement dans la monture.

Telle chose n'est pas très fréquente lorsqu'on

ment de ce siècle, dans l'église Sainte-Marie Majeure de Florence, une inscription tumulaire ainsi conçue :

Qui giace
Salvino degli Armati
Inventore degli Occhiali
Dio gli perdoni le peccata *.

Salvinus Armatus est-il réellement l'inventeur des lunettes? Il y a tout lieu de le croire malgré cette assertion de Larousse, répétée par beaucoup d'autres sans que personne l'ait jamais contrôlée, à savoir que, selon Ducange, les lunettes auraient été connues dès 1150. Larousse, en effet, s'il fait allusion à Ducange, ne le cite pas ; or comme Ducange a écrit son *Glossarium mediæ et infimæ latinatis* en trois volumes in-folio, son *Glossarium græcitatis infimæ* en deux volumes également in-folio, on conçoit que les auteurs aient préféré accepter l'assertion de Larousse plutôt que d'aller fouiller dans les cinq in-folios de Ducange.

* Volkmann's *Nachrichten von Italien*, I, 542.

s'adresse à l'un des grands opticiens de Paris qui, parfaitement au courant des procédés de vérification dont nous allons parler, savent combien il importe que l'ordonnance du médecin soit fidèlement exécutée et apportent tous leurs soins à atteindre ce but, ce qu'une pratique journalière leur rend d'ailleurs plus facile.

Nous sommes moins bien servis en province, où le médecin est même souvent obligé de formuler ses prescriptions suivant l'ancienne notation en pouces, s'il veut être compris de l'opticien. Or ce dernier fait venir ses verres sphériques par paquet; les fabricants lui fournissent en outre, montés en lunettes et en lorgnons, des verres dont le numéro est marqué au diamant, ou plus simplement à l'encre sur un fragment de papier collé à la surface de la lentille. Rien ne garantit qu'une erreur n'a pas été commise, soit lors du numérotage, soit lors de la mise en paquet. Nous avons eu la curiosité de prendre chez un opticien, aussi consciencieux d'ailleurs qu'aucun de ses collègues, des paquets de verres, et nous avons constaté sur des lentilles concaves des erreurs de numérotage de plus d'une dioptrie; il en a été de même pour plusieurs verres montés, et quelques-uns de ceux-ci présentaient en outre un décentrage qui, sur une paire de lunettes à verres convexes, dépassait 8^{mm}.

On voit donc que la vérification des verres fournis par un opticien d'après une ordonnance n'est pas toujours chose superflue; aussi avons-nous cru utile de consacrer un chapitre spécial à l'indication des procédés les plus simples que l'on peut employer pour déterminer le numéro ou le centrage d'un verre sphérique et l'orientation d'un verre cylindrique.

DÉTERMINATION DU NUMÉRO D'UN VERRE SPHÉRIQUE. — Les procédés, décrits dans tous les ouvrages classiques, que l'on emploie pour la mesure de la distance focale des lentilles de Laboratoire peuvent être appliqués aux verres de lunettes; pour ceux-ci, on a en outre imaginé des focomètres spéciaux. Parmi toutes ces méthodes, nous en décrirons deux : l'une, moins exacte, mais qui n'exige que la possession d'une série de lentilles de numéros connus; l'autre, plus précise, fondée il est vrai sur l'emploi d'un focomètre, mais d'un focomètre que chacun peut construire soi-même avec les ressources que présente la boîte d'essai, et qui fournit en outre un bon procédé pour la détermination de l'orientation de l'axe d'un verre cylindrique.

Procédé dit des opticiens. — Il est fondé sur l'observation de la déviation prismatique qu'une lentille imprime aux rayons qui la traversent vers sa périphérie.

Soit une lentille positive (fig. 47) et un faisceau incident très fin SI qui, après réfraction, a la direction I'S'; un œil situé en S' verrait l'image du point S quelque part sur la direction I'S' ou sur son prolongement en arrière de la lentille, suivant la distance de l'objet S au verre convergent. Si

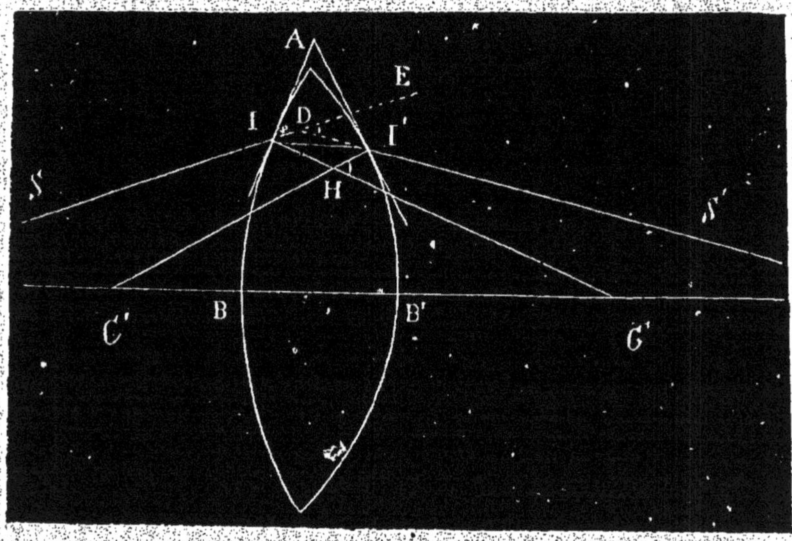

Fig. 47. — Déviation prismatique à la périphérie des verres sphériques.

l'on mène les plans tangents IA, I'A aux points où les faisceaux incident et réfracté rencontrent les deux faces de la lentille, on voit que la déviation angulaire subie par le faisceau SI est précisément celle qu'imprimerait un prisme en verre dont l'angle de réfringence serait IAI'.

Supposons qu'un observateur place d'abord la lentille convergente devant l'un de ses yeux de manière à recevoir par la partie centrale du verre les rayons venus d'un objet situé en avant, à une distance plus petite que la distance focale; puis que ce même observateur abaisse la lentille de telle sorte que les mêmes rayons, avant de pénétrer dans son œil, traversent maintenant cette lentille dans la région II'. L'image de l'objet, située alors sur le prolongement de S'I, sera vue plus haut que précédemment. Donc, lorsque la lentille est abaissée, l'image de l'objet considéré s'élève. On démontrerait de même que, si l'on élève la lentille devant l'œil, l'image du même objet est vue plus bas que primitivement. En d'autres termes, *lorsqu'on imprime de petits déplacements à une lentille positive placée à une petite distance de l'œil, l'image d'un objet situé en deçà du foyer principal se déplace en sens inverse du mouvement de la lentille.*

Un raisonnement complètement analogue montrerait que, *si la lentille est négative, le déplacement de l'image se produit dans le même sens que le déplacement de la lentille.*

Ces faits fournissent tout d'abord un moyen très simple de reconnaître si une lentille est concave ou convexe, positive ou négative. Voici maintenant comment on les utilise pour déterminer le *numéro* ou *pouvoir dioptrique* d'un verre de lunettes. Le signe ou la nature du verre à déterminer étant connu, on cherche quel est, parmi les verres de signe contraire contenus dans la boîte d'essai, celui qui le neutralise exactement; cette neutralisation est obtenue lorsque, les deux verres étant au contact et placés devant l'œil, si on leur imprime de petits déplacements, l'image d'un objet vu à travers ces deux lentilles reste immobile, comme cela arriverait en faisant l'expérience avec une lame de verre à faces parallèles. Le numéro cherché est alors égal à celui du verre de la boîte d'essai qui a amené la neutralisation.

Ce procédé, suffisamment exact dans la pratique pour des verres faibles, conduit à des résultats peu précis lorsqu'on l'applique à des lentilles de numéro élevé. On démontre, en effet, que le pouvoir dioptrique Φ de l'ensemble de deux verres de numéros F et F′ est donné par la formule :

$$\Phi = F + F' - dFF',$$

dans laquelle *d* représente la distance du second point principal du premier verre au premier point principal du second. Lors donc que deux verres de même numéro mais de signe contraire, l'un convergent F, l'autre divergent F′, sont associés, les deux premiers termes du second membre F et F′ étant égaux et de signe contraire se détruisent; en outre, à cause du signe négatif de F′, le troisième terme du second membre devient positif; il en résulte que l'effet produit par l'ensemble des deux verres est égal à celui d'une lentille positive de numéro

$$\Phi = dFF'.$$

Si les verres sont faibles et placés au contact, la distance *d* est très petite et le produit *d*FF′ est sensiblement nul; il en résulte que l'effet de l'ensemble des deux lentilles peut être assimilé alors à celui d'une lame de verre à faces parallèles; c'est ce que nous avons supposé plus haut. Mais si les verres sont forts et que par suite les courbures de leurs faces soient très prononcées, la distance d est assez grande pour que le produit d F F′ ne soit plus négligeable; en d'autres termes, deux verres forts, de même numéro et de signe contraire, ne se neutralisent pas, même lorsqu'ils sont placés au contact. On peut s'en assurer en juxtaposant de tels verres pris dans la boîte d'essai et constatant que, si on les déplace devant l'œil, les images vues au travers se meuvent en sens inverse du mouvement des lentilles.

Procédé du focomètre de Badal. — L'instrument (fig. 48) se compose de deux tubes *du*, *eo* qui glissent l'un dans l'autre. Le tube extérieur *du* porte, à 10 centim. de son extrémité *d*, une lentille positive de 10 dioptries, mobile autour d'une charnière *s* et pouvant, par suite, être placée dans les positions *l* ou *l′*. Une monture métallique *p*, munie d'un ressort à boudin *r*, sert à maintenir appliquée contre l'extrémité *d* la lentille dont on veut déterminer le numéro. Le tube intérieur est muni à son extrémité *e* d'une plaque de verre dépoli qui sert d'écran pour recevoir les images données par le système des deux lentilles.

Lorsque aucun verre n'est fixé en *p* et que la lentille de l'appareil occupe la position *l′*, l'image d'un objet situé à l'infini, ou du moins à une distance très grande, se forme à $0^m.10$ au delà de *l'*, et c'est en ce point qu'il faudra amener l'écran *e* pour que

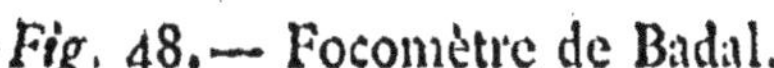

Fig. 48. — Focomètre de Badal.

l'œil placé en *o* voie nettement cette image. Si maintenant l'on fixe en *p* une lentille positive ou négative dont l'effet s'ajoutera à celui de la lentille *l'* ou s'en retranchera, pour recevoir de nouveau l'image sur l'écran *e*, il faudra, suivant le cas, enfoncer ou retirer le tube *eo* de quantités qui dépendront du numéro ou pouvoir dioptrique de la lentille ajoutée en *p*. Or il est facile de démontrer que, la lentille *p* coïncidant avec le foyer principal de la lentille de 10 dioptries *l'*, si l'on fait varier d'une dioptrie le numéro ou pouvoir dioptrique du verre fixé en *p*, il faut déplacer l'écran *e*, et par suite le tube *eo*, de 1 centim. Pour graduer l'instrument, c'est-à-dire pour obtenir par la position de l'écran *e*, le numéro du verre fixé en *p*, on marquera donc *zéro*, sur le tube mobile, en face de l'extrémité *u*, lorsqu'on aura amené l'écran *e* dans une position telle que l'œil de l'observateur, placé en *o*, voie nettement l'image des objets éloignés qui sont fournis par la seule lentille *l'*; on portera ensuite de part et d'autre de ce point *zéro* des longueurs égales à 1, 2, 3... centim. Un verre inconnu étant fixé en *p*, si, pour recevoir sur l'écran *e* l'image nette d'un objet éloigné, il faut enfoncer le tube *eo* jusqu'à ce que la division 6 de la graduation se trouve en face de l'extrémité *u*, cela voudra dire que le numéro du verre fixé en *p* est de 6 dioptries.

Lorsque le verre à essayer est positif et de 10 dioptries, le tube *eo* doit être enfoncé de 10 centim. à partir de sa position initiale ; l'écran *e* rencontre par suite la lentille *l'* et l'instrument ne peut plus fonctionner. Il faut alors placer la lentille du focomètre dans la position *l* et chercher, au moyen de l'écran *e*, la position du foyer principal de la lentille *p* agissant seule. Dès ce moment, à des accroissements égaux du pouvoir dioptrique du verre à essayer ne correspondent plus des déplacements égaux du tube mobile, et une graduation spéciale doit alors être établie, expérimentalement, par exemple, en opérant sur des lentilles de numéros connus.

Il est facile de réaliser l'instrument de Badal avec les ressources que présente une boîte d'essai et une règle divisée en centimètres. Fixons, par un moyen quelconque, le trou ou la fente sténopéique à l'extrémité d'une règle ; au delà et à une distance égale à sa longueur focale, fixons de même une lentille convergente (à $0^m.10$, par exemple, si nous employons une lentille de 10 dioptries). L'ensemble de ces deux pièces fournit un faisceau de rayons parallèles lorsque l'on place une source lumineuse en avant du trou sténopéique, puisque ce trou, qui joue alors le rôle de point lumineux, est placé au foyer de la lentille convergente. Fixons encore, à plus de $0^m.10$ au delà de cette première lentille, un verre de 10 dioptries et employons comme écran mobile la plaque de verre dépolie de la boîte d'essai; marquons enfin *zéro* à $0^m.10$ au delà de la deuxième lentille et affectons des numéros 1, 2, 3... les divisions qui se trouvent de part et d'autre du *zéro*. Si, entre les deux lentilles et à $0^m.10$ de la seconde, nous fixons le verre à déterminer, et que nous disposions une source lumineuse en avant du trou ou de la fente sténopéique, le numéro de la division sur laquelle il faudra placer le verre dépoli pour recevoir l'image nette de la fente ou du trou donnera le numéro du verre à déterminer.

DÉTERMINATION DU CENTRE D'UN VERRE SPHÉRIQUE. — Le procédé le plus simple, et le seul que nous décrirons parce qu'il est suffisamment exact pour les besoins de la pratique, est celui de Knapp.

On regarde, à travers le verre placé devant l'œil, deux lignes perpendiculaires entre elles; ces lignes doivent être assez longues pour qu'une portion de chacune d'elles puisse être vue directement en même temps que l'on aperçoit à travers la lentille les images des parties de ces lignes voisines de leur point d'intersection. Si la vision s'effectue par une région périphérique de la lentille, l'effet prismatique produit par le verre sur les rayons qui arrivent à l'œil fait que les images des portions des lignes vues à travers la lentille ne sont pas sur le prolongement des portions de ces mêmes lignes que l'observateur peut voir directement. On déplace alors le verre devant l'œil jusqu'au moment où les images vues à travers la lentille et les portions de lignes vues directement sont les prolongements les unes des autres. Le point de la lentille où se projette alors l'intersection des lignes visées est le centre du verre; on peut, pour plus de sûreté, le marquer d'un point à l'encre au moment où l'on détermine sa position; ce point doit se trouver au centre de la monture, à moins que le verre n'ait dû être décentré, auquel cas on vérifiera si le centre a été déplacé dans le sens et de la quantité voulus.

La vérification du centrage d'un verre ne sera réellement utile que si le verre placé devant l'œil amétrope y occupe bien la position voulue, centre du verre en face du centre de la pupille, ou centre du verre distant du centre de la pupille de la quantité indiquée par la prescription de l'oculiste. Or, la distance du centre des deux pupilles variant d'une personne à l'autre, cette distance devra être mesurée pour chaque amétrope et les lunettes devront être choisies d'après cette distance. Si les verres doivent être montés en lorgnon, l'épaisseur du nez intervient, en même temps que la forme de la monture, pour régler la position des centres des verres relativement aux centres des pupilles ; il faudra toujours que, en face de ces derniers, se trouvent les centres des bagues métalliques du lorgnon dans lesquelles les lentilles correctrices seront enchâssées. Il n'est pas très rare de rencontrer des personnes chez lesquelles des phénomènes d'asthénopie sont exclusivement attribuables à une position excentrique des verres devant l'œil, position due uniquement à leur monture de lorgnon. Il est plus fréquent encore de voir des myopes dont le lorgnon a une forme telle que la vision s'effectue par la portion périphérique et externe de chaque verre ; or ce fait entraîne une augmentation de convergence des axes visuels, alors que cette convergence doit être autant que possible supprimée afin de diminuer les chances de progression de la myopie.

Le choix d'une monture de lunettes ou de lorgnon exige donc quelque attention.

Détermination des numéros d'un verre sphéro-cylindrique et de la direction de l'axe du cylindre. — Si l'on regarde à travers un verre sphéro-cylindrique deux lignes parallèles assez longues pour que des portions de chacune d'elles soient vues directement, tandis que d'autres portions sont vues à travers la lentille, ces dernières seront dirigées obliquement par rapport aux premières, sauf dans le cas où l'axe du cylindre est parallèle ou perpendiculaire aux lignes considérées. L'explication de ces faits résulte de l'action prismatique assez complexe exercée par un verre sphéro-cylindrique sur les rayons qui le traversent à la périphérie ; nous nous contenterons d'énoncer ces faits, en ajoutant qu'on peut prendre pour lignes parallèles les bords verticaux d'une échelle d'acuité.

Pour vérifier un verre sphéro-cylindrique, on commencera par l'orienter devant l'œil de telle sorte que l'axe du cylindre soit horizontal ou vertical, c'est-à-dire, d'après ce qui précède, de telle sorte que les portions de ligne vues à travers la lentille soient parallèles aux portions vues directement ; celles-ci seront d'ailleurs plus rapprochées ou plus éloignées entre elles que celles-là, suivant le signe du verre à essayer. On superpose alors au verre sphéro-cylindrique un verre concave ou convexe tel que l'écartement des lignes vues à travers l'ensemble des deux lentilles soit le même qu'à l'œil nu : le numéro du verre sphérique qui réalise cette égalité d'écartement est égal et de signe contraire à celui que présente le verre sphéro-cylindrique dans sa section horizontale actuelle.

Supprimant le verre sphérique, faisons tourner le verre cylindrique de 90° dans son plan et cherchons un nouveau verre sphérique, concave ou convexe suivant le cas, et tel que, ajouté au cylindre, il ramène l'écartement des lignes parallèles vues à travers ces deux lentilles à être le même qu'à l'œil nu. Le numéro de ce nouveau verre sphérique sera égal et de signe contraire à celui du verre sphéro-cylindrique dans sa section horizontale actuelle.

Si le verre est convexe ou concave sur ses deux faces à la fois, l'axe du cylindre sera dirigé suivant celle des deux sections considérées plus haut dont le numéro est le plus faible, puisque, la face cylindrique du verre présentant une courbure nulle suivant cette section, la face sphérique agit alors seule. Dans le cas plus rare où l'une des faces du verre à vérifier est convexe, tandis que l'autre est concave, l'axe est dirigé suivant la section dont le numéro est algébriquement le plus fort, puisque, suivant la section perpendiculaire à l'axe du cylindre, les courbures des deux faces du verre agissent en sens contraires sur les rayons qui les traversent.

Ce procédé peut être surtout employé pour chercher les numéros des verres cylindriques ou sphéro-cylindriques faibles; mais son exactitude diminue à mesure que ces numéros sont plus élevés, et cela par la raison donnée plus haut à propos du procédé de vérification des verres sphériques dit des opticiens. En outre, il ne donne qu'avec une approximation insuffisante la direction de l'axe du cylindre, en l'absence de cercle gradué permettant de noter exactement cette direction.

Le phacomètre de Badal, au contraire, permet de déterminer avec une assez grande approximation la direction de l'axe et les numéros d'un verre sphéro-cylindrique ; il suffit pour cela d'ajouter à l'instrument primitif, tel que nous l'avons décrit plus haut, une pièce et une graduation supplémentaire.

A l'extrémité *p* de l'instrument on fixe une allonge portant perpendiculairement à l'axe de l'instrument : 1° une plaque métallique percée d'une ouverture centrale étroite ; 2° entre la plaque et le phacomètre, une lentille dont le foyer coïncide avec l'ouverture de la plaque. Grâce à ce dispositif, les rayons venus d'une source lumineuse placée au-delà de la plaque arrivent à l'état de parallélisme sur le verre à essayer. Sur l'écran *e* en verre dépoli du tube rentrant, on trace un trait noir suivant le diamètre qui aboutit à la génératrice de ce tube, le long de laquelle est établie la graduation en dioptries. Enfin on grave, le long de la circonférence *u* du tube extérieur, une division en degrés.

La forme du faisceau réfracté par le verre sphéro-cylindrique fixé en *p* est celle que nous avons indiquée à propos de l'astigmatisme (pag. 281) ; les rayons de ce faisceau rencontrent tous deux droites focales. En déplaçant le tube *eo* de manière à faire successivement former sur l'écran *e* l'image nette de ces droites focales et lisant chaque fois la division de la graduation du phacomètre qui se trouve en face de l'extrémité *u* du tube extérieur, on aura les numéros ou pouvoirs dioptriques du verre sphéro-cylindrique dans ses deux sections parallèle et perpendiculaire à l'axe.

Quant à la direction de l'axe du cylindre, on la déterminera d'après les considérations suivantes: si les faces du verre à essayer sont toutes les deux convexes ou toutes les deux concaves, l'axe est parallèle à celle des droites focales qui, lorsqu'elle se forme sur l'écran *e*, fait connaître le plus fort des deux numéros du verre; si au contraire l'une des faces du verre est convexe et l'autre concave, l'axe est parallèle à celle des droites focales qui, lorsqu'elle se forme sur l'écran *e*, fait connaître le plus faible des deux numéros du verre sphéro-cylindrique. On fera donc former sur l'écran *e* la droite focale parallèle à l'axe du cylindre, on fera tourner le tube rentrant autour de son axe jusqu'à ce que le diamètre tracé en noir sur l'écran *e* se confonde avec cette droite focale, et le numéro de la graduation circulaire, gravée en *u* sur le tube extérieur, qui se trouve alors en face de la génératrice graduée du tube rentrant, fera connaître l'orientation de l'axe du verre sphéro-cylindrique.

Si l'on réalise le phacomètre de Badal au moyen des éléments fournis par la boîte d'essai, on déterminera les deux numéros d'un verre sphéro-cylindrique comme nous venons de l'indiquer, en supposant que l'on fasse usage de l'instrument lui-même; pour avoir en outre la direction de l'axe, il suffira de munir l'écran en verre dépoli d'une graduation circulaire faite sur papier et collée sur sa circonférence, et de déterminer par ce moyen l'orientation de celle des droites focales qui est parallèle à l'axe du cylindre.

VÉRIFICATION DES VERRES NEUTRES OU A FACES PLANES ET PARALLÈLES. — On a à prescrire de tels verres dans le cas où un seul des yeux d'une personne est amétrope. Des verres neutres, mais présentant une teinte fumée, bleue, etc., sont fréquemment employés, en outre, pour protéger l'œil contre les inconvénients d'un éclairage trop intense.

De tels verres, obtenus en usant par glissement dans tous les sens une lame de verre sur une surface saupoudrée de sable très fin, sont toujours rigoureusement plans, par suite même de leur mode de fabrication : les surfaces planes sont les seules, en effet, qui puissent glisser dans tous les sens l'une sur l'autre.

Mais les deux faces du verre, et cela arrive souvent, peuvent ne pas être parallèles entre elles. Le verre constitue alors un prisme et imprime une déviation aux rayons qui le traversent avant d'arriver à l'œil ; ce dernier doit dès lors se placer en état de strabisme dans une direction perpendiculaire à l'arête de réfringence du prisme formé par les deux faces du verre. Ce strabisme, nullement gênant lorsque l'arête du prisme est verticale et que l'œil doit se dévier dans le sens horizontal, est au contraire insupportable et peut être même la cause de maux de tête, pour beaucoup de personnes, lorsque la déviation de l'œil est provoquée dans une direction verticale ou oblique.

Pour reconnaître si les faces d'un verre neutre sont inclinées l'une par rapport à l'autre ou parallèles entre elles, on cherche si ce verre produit ou non une déviation prismatique. Quand on place devant un œil un prisme, à arête verticale par exemple, et que l'on regarde, à travers le verre, une ligne verticale assez longue pour qu'une portion en soit vue directement, la portion de cette ligne vue à travers le prisme est déviée du côté de l'arête du prisme. D'où le procédé suivant de vérification : le verre neutre étant tenu devant l'œil, on le fait tourner dans son plan tout en regardant au travers une longue ligne verticale; si, pendant cette rotation, il arrive un moment où la portion de la ligne vue à travers le verre est déviée à droite ou à gauche par rapport à la portion vue directement, le verre est prismatique et son arête est verticale au moment où la déviation est maxima; l'angle du prisme formé par les faces du verre est d'ailleurs d'autant plus grand que la déviation observée est elle-même plus considérable, en supposant invariable la distance de l'observateur à la ligne observée. Les faces du verre sont au contraire parallèles si, pendant la rotation, la portion de la ligne vue à travers le verre est toujours sur le prolongement de la partie de la même ligne vue directement.

TABLE DES MATIÈRES

Pages

Introduction, par M. E. Javal....... V

I. — Ce que l'on entend par anomalies de la vision............................ I

II. — Description sommaire de l'œil..... 3

III. — Valeur des éléments dioptriques de l'œil.......................... 13

Courbure, 14.— Indices de réfraction des milieux transparents de l'œil, 18. — Distances de la cornée aux deux faces du cristallin et épaisseur du cristallin, 21. — Centrage de l'œil humain, 22 — Œil schématique, 23.— Œil réduit, 25.— Lignes visuelles et ligne de regard. Angles α et γ, 28.

IV. — Accommodation.............. 31

V. — Caractères distinctifs des divers états de l'œil. — État normal : Emmétropie. — Anomalies de la réfraction statique : Myopie et Hypermétropie. — Anomalie de la réfraction dynamique : Presbytie......... 48

VI. — Numérotage des verres de lunettes et mesure des distances en ophtalmologie. 65

Numérotage des verres, 65.— Mesure des distances, 75.

VII. — Degré d'une amétropie........ 83

VIII. — ACUITÉ VISUELLE. — DÉTERMINATION DU PUNCTUM REMOTUM OU DU DEGRÉ D'AMÉTROPIE. 90

Acuité visuelle, 91. — Mesure du degré d'amétropie, 106. — Méthode de Donders, 110. — Méthode optométrique, 124. — Procédé de l'ophtalmoscope, 136. — Procédé de Cuignet, 156.

IX. — DÉTERMINATION DU PUNCTUM PROXIMUM. — POUVOIR ACCOMMODATIF. 162

Détermination du proximum, 162. — Procédé de la boîte de verres, 163. — Procédé de l'optomètre, 165. — Procédé clinique, 166. — Pouvoir accommodatif, 168. — Optomètre de Bull, 173. — Indépendance du pouvoir accommodatif d'un œil et de son état d'amétropie, 174. — Variation du pouvoir accommodatif avec l'âge, 176.

X. — POUVOIR DE CONVERGENCE. — RELATION ENTRE LA CONVERGENCE ET L'ACCOMMODATION. 187

Pouvoir de convergence; sa mesure en angles métriques, 187. — Relations entre la convergence et l'accommodation, 198. — Pouvoir accommodatif relatif, binoculaire, absolu, 210. — Formation du strabisme convergent chez les hypermétropes et divergent chez les myopes, 213.

XI. — PRESBYOPIE OU PRESBYTIE. 219

XII. — HYPERMÉTROPIE. 239

XIII. — MYOPIE. 252

XIV. — ASTIGMATISME. 278

Particularités de la vision chez les astigmates, 278. — Astigmatisme simple, composé et mixte. Mesure de l'astigmatisme, 285. — Correction théorique de l'astigmatisme, 289. — Causes de l'astigmatisme, 295. — Historique de l'astigmatisme, 99. — Contractions irrégulières du muscle ciliaire chez les astigmates, 303. — Mesure et correction pratique de l'astigmatisme, 311. — Astigmatisme irrégulier, 338.

XV. — ANISOMÉTROPIE. 340

XVI. — VÉRIFICATION DES VERRES DE LUNETTES. 343

Détermination du numéro d'un verre sphérique, 347. — Procédé dit des opticiens, 347. — Procédé du focomètre de Badal, 351. — Détermination du centre d'un verre sphérique 354. — Détermination des numéros d'un verre sphéro-cylindrique et de la direction de l'axe du cylindre, 356. — Vérification des verres neutres ou à faces planes et parallèles, 361.

FIN.

Montpellier. — Typ. CHARLES BOEHM.

Montpellier. — Typ. CHARLES BOEHM.

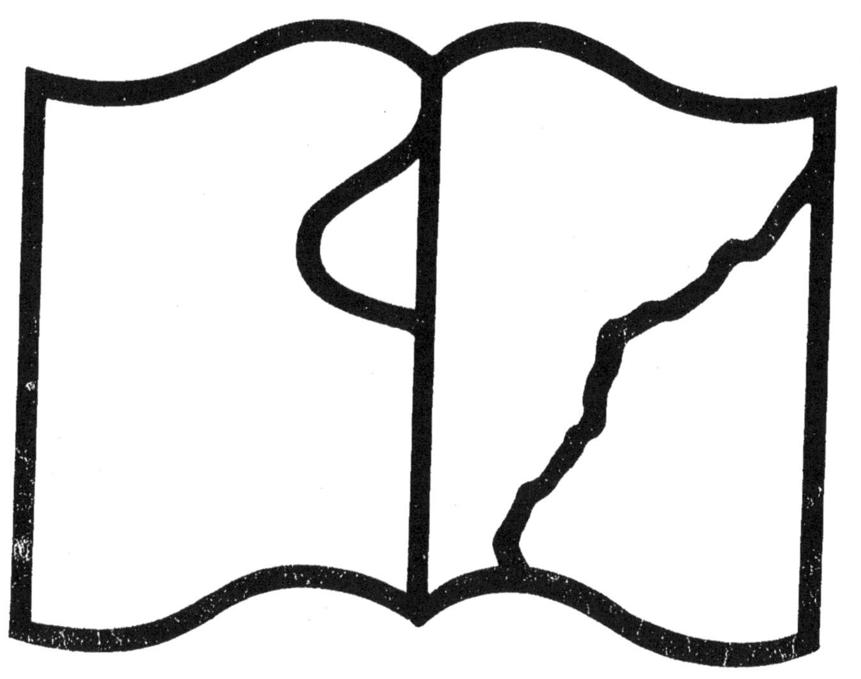

Texte détérioré — reliure défectueuse

NF Z 43-120-11

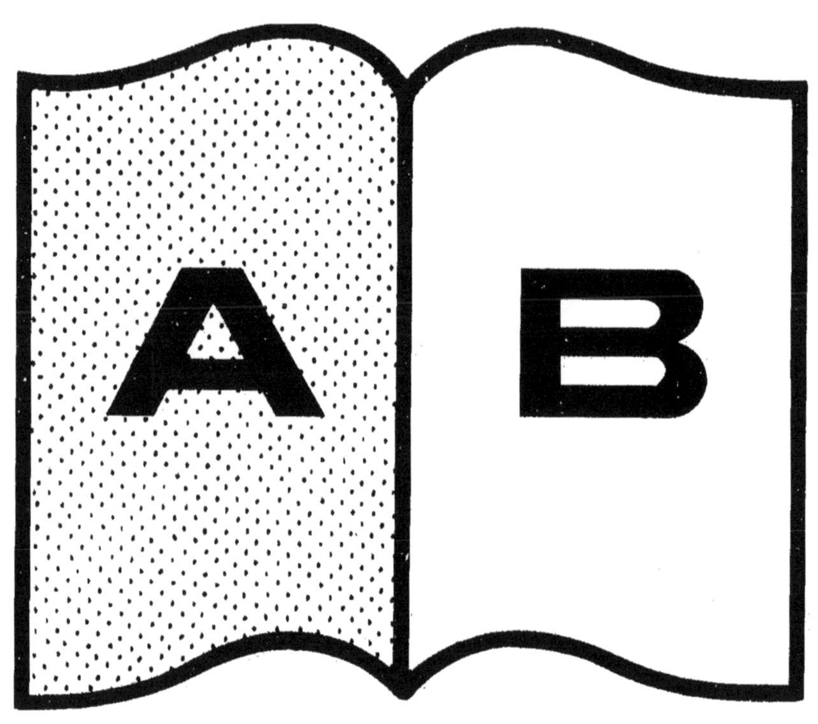

Contraste insuffisant

NF Z 43-120-14

www.ingramcontent.com/pod-product-compliance
Ingram Content Group UK Ltd.
Pitfield, Milton Keynes, MK11 3LW, UK
UKHW020301230726
13925UKWH00001B/168

9 782013 585125